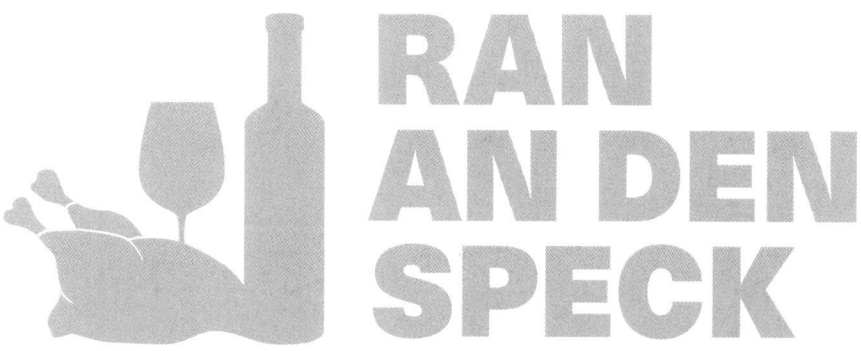

RAN AN DEN SPECK

Die leckerste Diät der Welt

Radiokoch, Gastro-Kritiker, Genussmensch **Helmut Gote**

Sportwissenschaftler und Stoffwechselspezialist Prof. Dr. **Ingo Froböse**

Fotografie **Klaus Arras**

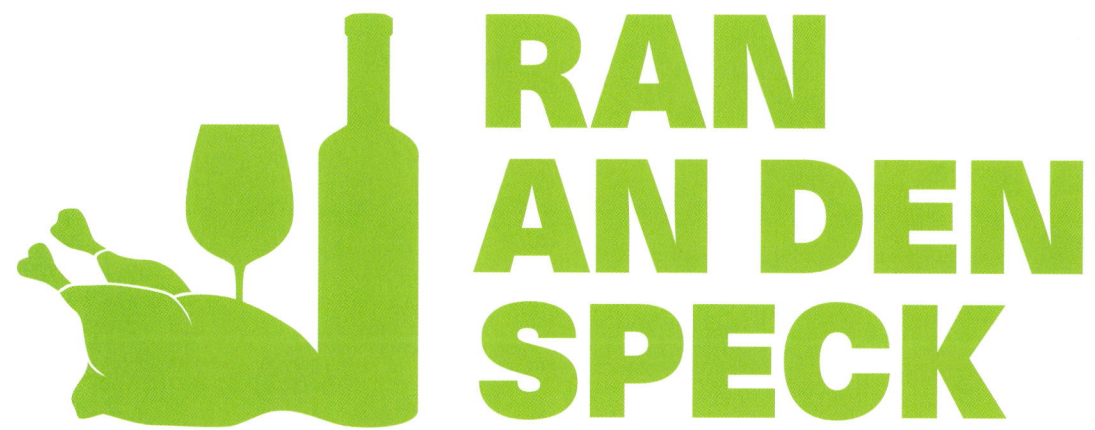

RAN AN DEN SPECK

Die leckerste Diät der Welt

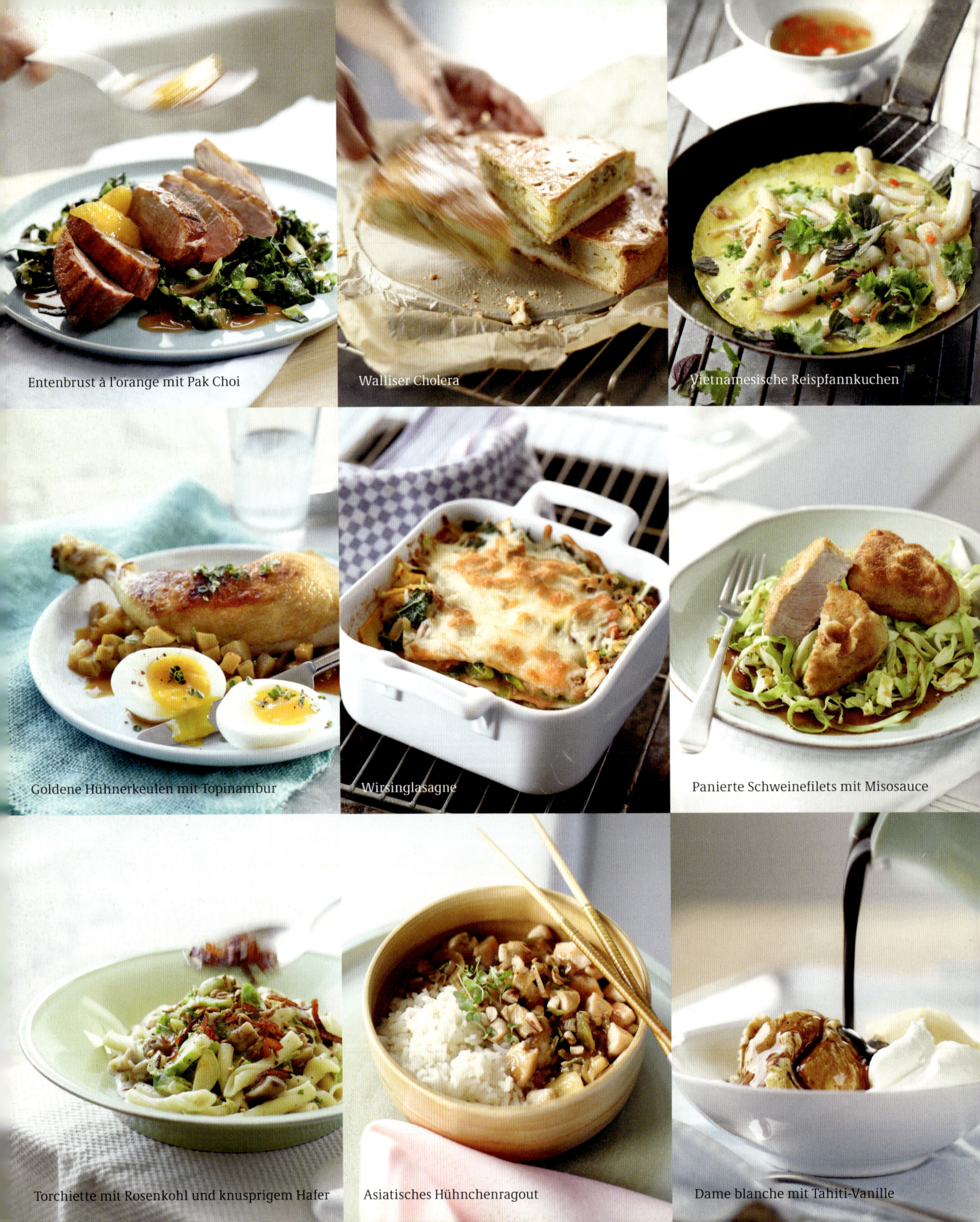

Entenbrust à l'orange mit Pak Choi

Walliser Cholera

Vietnamesische Reispfannkuchen

Goldene Hühnerkeulen mit Topinambur

Wirsinglasagne

Panierte Schweinefilets mit Misosauce

Torchiette mit Rosenkohl und knusprigem Hafer

Asiatisches Hühnchenragout

Dame blanche mit Tahiti-Vanille

INHALT

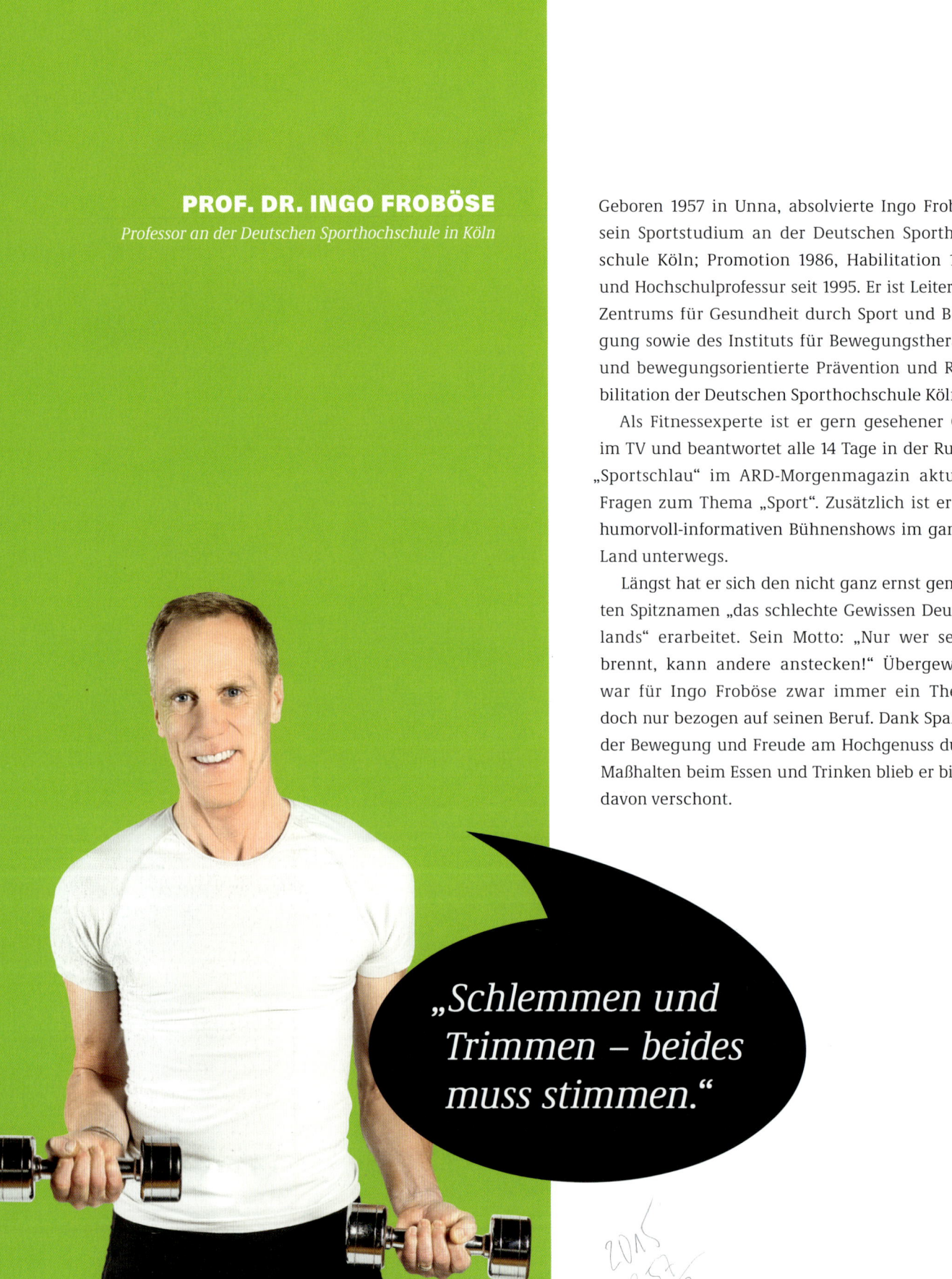

PROF. DR. INGO FROBÖSE

Professor an der Deutschen Sporthochschule in Köln

Geboren 1957 in Unna, absolvierte Ingo Froböse sein Sportstudium an der Deutschen Sporthochschule Köln; Promotion 1986, Habilitation 1993 und Hochschulprofessur seit 1995. Er ist Leiter des Zentrums für Gesundheit durch Sport und Bewegung sowie des Instituts für Bewegungstherapie und bewegungsorientierte Prävention und Rehabilitation der Deutschen Sporthochschule Köln.

Als Fitnessexperte ist er gern gesehener Gast im TV und beantwortet alle 14 Tage in der Rubrik „Sportschlau" im ARD-Morgenmagazin aktuelle Fragen zum Thema „Sport". Zusätzlich ist er mit humorvoll-informativen Bühnenshows im ganzen Land unterwegs.

Längst hat er sich den nicht ganz ernst gemeinten Spitznamen „das schlechte Gewissen Deutschlands" erarbeitet. Sein Motto: „Nur wer selber brennt, kann andere anstecken!" Übergewicht war für Ingo Froböse zwar immer ein Thema, doch nur bezogen auf seinen Beruf. Dank Spaß an der Bewegung und Freude am Hochgenuss durch Maßhalten beim Essen und Trinken blieb er bisher davon verschont.

„Schlemmen und Trimmen – beides muss stimmen."

Helmut Gote, ebenfalls Jahrgang 1957, stammt aus Bottrop und ist kulinarischer Journalist. Der leidenschaftliche Radiokoch und bekennende Butter-Sahne-Speck-Fan ist WDR-Hörern seit vielen Jahren unter der Rubrik „Einfach Gote" bekannt, in der er regelmäßig bei WDR 2 lustvoll originelle Rezepte serviert, die sich vom allseits verbreiteten Minimalismus auf dem Teller gehaltvoll unterscheiden. Auf WDR 5 ist er Chefautor und ständiger Studiogast bei „Gans und gar", einer außergewöhnlichen Hörfunksendung, die sich subjektiv und pointiert um alles dreht, was aus Sicht des Genießers mit Essen und Trinken zu tun hat. Dazu gehören natürlich auch Getränke für den verwöhnten Gaumen von Wein bis Whisky.

Als Autor und Restaurantkritiker ist Helmut Gote bereits mit mehreren Kochbüchern und Restaurantführern erfolgreich. Seine keineswegs ironisch gemeinte Antwort auf die Frage, was er vom Abnehmen hält: „Mir kommt keine Diät ohne Butter, Sahne und mal ein Glas guten Rotweins auf den Tisch." Immerhin sind bereits etwa 5 Kilogramm „Hüfte" dank „Ran an den Speck" in „Oberarme" umgebaut.

HELMUT GOTE

Radiokoch und Fachjournalist für Essen und Trinken

„Na dann: Ran an den Speck!"

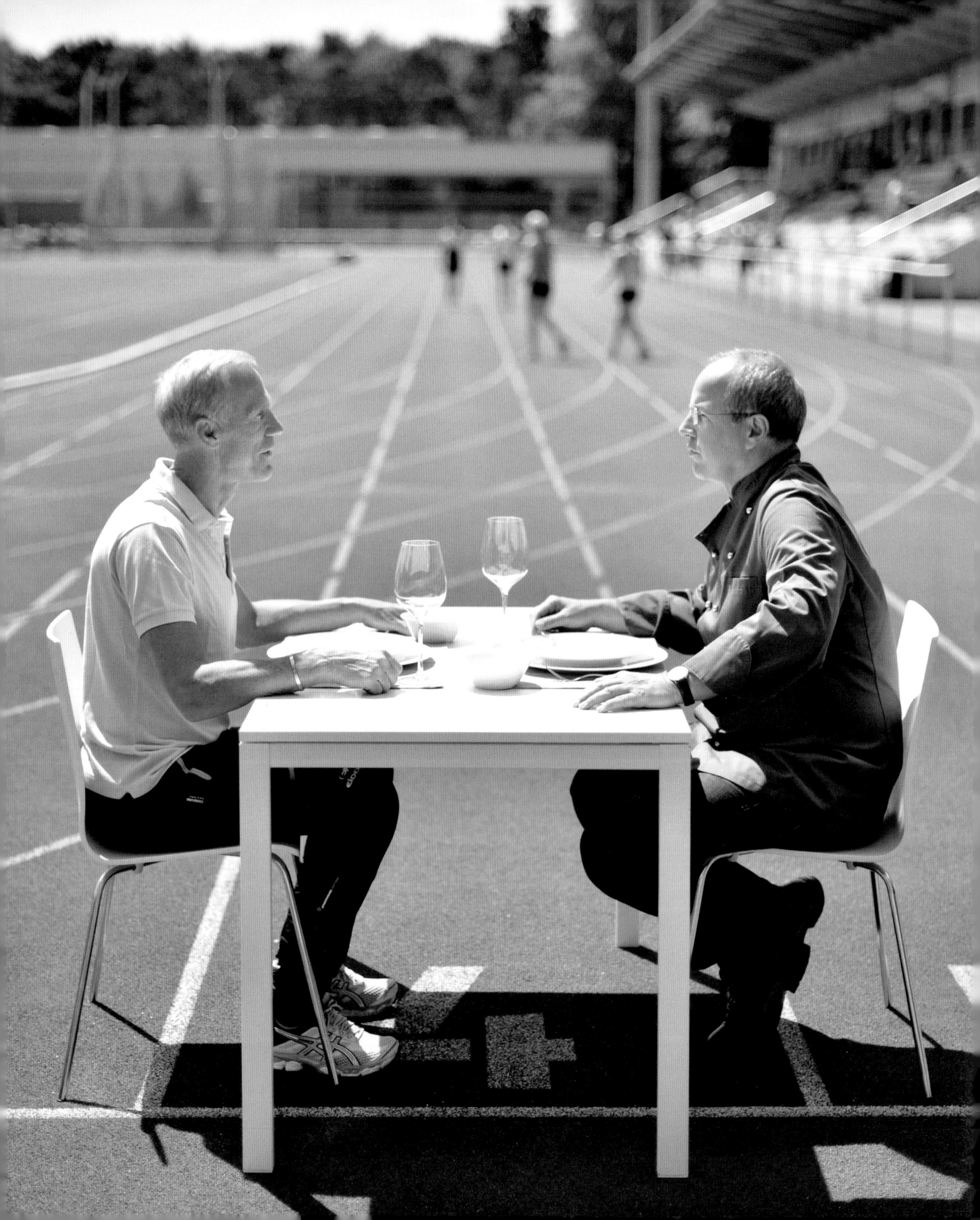

ZWEI WELTEN, EIN GENIALES ERNÄHRUNGSKONZEPT

I. F. „Ganz egal, wie man isst, am Ende des Jahres zählt die Bilanz aus verbrauchten und zugeführten Kalorien. Isst man zu viel, wird man dicker. Schnelle Diäten aber machen auch dick: Sie sorgen dafür, dass der Körper für die nächste Dürreperiode mit größeren Speckpolstern vorsorgt."

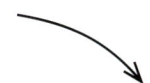

H. G. „Ein paar Kalorien zu viel machen mir eigentlich schon Spaß. Aber genau das kann man überwinden mit noch mehr Spaß und bewusstem Genuss mit besserer Qualität der Lebensmittel. Und plötzlich reichen auch 10 Prozent weniger, weil nicht mehr nur die Menge, sondern vor allem auch die Qualität und der Geschmack Befriedigung bringen. Verblüffend einfach eigentlich."

I. F. „Und wenn es dann noch gelingt, mit ein paar einfachen Tricks täglich etwas mehr Kalorien zu verbrauchen, schmelzen die überflüssigen Kilos schnell und ohne Jo-Jo-Effekt ab."

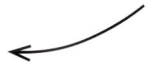

WARUM DIE LECKER-SCHLANK-DIÄT (LSD) AUCH DANN KLAPPT, WENN ALLES BISHER VERSAGT HAT:

Diäten funktionieren üblicherweise über einen kurzfristigen Verzicht und eine Unterversorgung. Das hält niemand lange durch. Zudem wird der Körper seinen Instinkten folgen und evolutionsbedingt dagegenhalten. Die LSD ist etwas langsamer, aber sie macht so viel Spaß, dass man eigentlich gar keinen Willen braucht – oder bestenfalls den Willen, in Zukunft noch leckerer und besser zu essen

Das Belohnungszentrum in unserem Gehirn steuert unser Verhalten oft mehr, als uns lieb ist – bis zur Sucht. Aber auch wenn es bisher auf XXL-Portionen, Pommes, Chips und Schokolade geeicht war, lässt es sich durch positive Reize erfolgreich umtrainieren. Bei der LSD reagiert unser Belohnungszentrum bereits nach wenigen Tagen auf die optimale Versorgung mit Nährstoffen, den Fortfall belastender Substanzen, den Sport und die Reize des bewussten Genusses hochqualitativer Lebensmittel.

DER „GOTE" UND DER „BÖSE"

Helmut Gote, butterliebender Radiokoch, und Ingo Froböse, Professor für Präven-tion und Rehabilitation im Sport, im Zwiegespräch über die Entstehung dieses Buches und die Frage der Fragen: Wie bleibt oder wird man schlank, ohne auf den Genuss zu verzichten?

Es ist eine eher ungewöhnliche Ausgangssitua-tion für ein Kochbuch, dass ein Hochschulpro-fessor mit einem Radiokoch einen Ernährungs-ratgeber erarbeitet. Wie ist es dazu gekommen?

Ingo Froböse (I. F.) Grundsätzlich ist das sicher inhaltlich ungewöhnlich, aber wenn man mal ein bisschen darüber nachdenkt, dann geht es ja bei uns im Sport um eine Verbrauchssituation: Wir verbrennen Energie, wir verbrennen Nähr- und Vitalstoffe – und die müssen zugeführt werden. Und immer in einer hohen Qualität. Das schafft der Sportler nicht, dafür braucht er einen Koch.

Herr Gote, Sie sind in Ihren Kochshows eher für gute Butter, Speck und Sahne bekannt. Jetzt gibt's plötzlich „Schmalhans"?

Helmut Gote (H. G.) „Schmalhans" geht mit mir nicht. Bei mir gilt eher: Was gut schmeckt, ist auch gesund. Das war schon bei meiner Oma so. Da wir als Kinder immer gesund waren und meine Oma auch immer mit viel Butter gekocht hat, war für mich immer der Schluss: Butter ist gesund. Und eigentlich haben wir früher schon immer so geges-sen, wie es heute als ausgewogene Ernährung empfohlen wird. Also wenig Fleisch, wenig Kar-toffeln und viel Gemüse aus dem Garten. Aber ich

habe im Laufe der Jahre dann festgestellt, dass die Butter möglicherweise ein bisschen überhand-genommen hat.

Herr Gote, es gibt doch genug Diäten. Warum hilft davon keine?

H. G. Weil Diäten einfach keinen Spaß machen. Ich glaube, es ist wie bei vielen anderen Dingen auch: dass man langfristig nichts beibehält, was einem keinen Spaß macht. Nur der Druck oder die Moral helfen auf Dauer nicht. Das heißt, wenn ich mich mit einer Diät unter Druck setze, funktio-niert sie zwar anfänglich, aber sobald ich wieder in den normalen Alltag zurückkehre, nehme ich alte, schlechte Gewohnheiten wieder auf – und dann geht der Effekt wieder flöten: der berühmte Jo-Jo-Effekt. Ich weiß heute aus eigener Erfahrung: Wenn man sich den Spaß am Essen bewahrt und ein paar Aspekte vielleicht etwas mehr berück-sichtigt als vorher, funktioniert das besser als Selbstkasteiung. Also Mengen etwas runter, Sport-aktivitäten etwas rauf, dann kriegt man eine Mischung hin, bei der Genuss im Vordergrund steht und Vernunft leichtfällt. So lässt sich dann relativ einfach und unaufgeregt Gewicht verlie-ren und anschließend halten.

Herr Froböse, zum Jo-Jo-Effekt. Was ist schwieriger: das Gewicht zu halten oder das Abnehmen?

I. F. Letztendlich ist Abnehmen das Einfachste, was man machen kann. Man muss einfach ein bisschen Kalorien sparen. Das heißt, die Energiebilanz muss negativ sein, dann rauscht normalerweise das Körpergewicht wenigstens temporär in den Keller. Aber langfristig das Gewicht zu halten, das gelingt nur, indem man maßvoll lebt und man eine gewisse Regulation, eine Balance von Verbrauch und Zufuhr für sich selbst findet. Also: Das Gewicht zu halten, ist mit deutlichem Abstand die schwierigere Disziplin.

H. G. Und leider darf man mit zunehmendem Alter immer weniger Kalorien zu sich nehmen. Das habe ich auch jahrelang unterschätzt: Wenn man das Gleiche tut und dabei älter wird, nimmt man zu. Das ist gemein – und darauf kommt man auch nicht. Das stellt man erst fest, wenn 10 Kilo mehr auf der Hüfte sind.

I. F. Das trifft nur bedingt zu. Es kommt darauf an, wie man seinen Motor bis dahin schon abgewirtschaftet hat. Denn normalerweise ist es ja so, dass Autos, wenn sie in der Garage stehen, natürlich nicht besser werden. Wenn Sie aber einen Wagen regelmäßig fahren, selbst einen Oldtimer, behält der seine Performance. Das Gleiche gilt für uns Menschen. Das bedeutet: Wenn wir uns nicht damit abfinden, dass wir eine Degression in unseren Funktionen haben, durch Training eben, haben wir auch nur maximal eine geringe Degression in unserem Energieverbrauch.

H. G. Ich finde, ich halte meinen Motor am Laufen, und ich verstehe nicht, warum der Motor nicht so viel Benzin nimmt, wie ich ihm zuführe.

I. F. Einen gewissen Abfall haben wir natürlich schon. Aber der ist bei Weitem nicht so groß, wie man annimmt. Wir verlieren nicht 10 Prozent Leistungsfähigkeit pro Dekade, weil wir älter werden, wie man oft liest, sondern weil wir von unseren Muskeln keinen Gebrauch mehr machen. 1 bis 2 Prozent verlieren wir schon. Das müssen wir regulieren, aber das war es auch.

H. G. Also Bewegung erhöhen oder Butter sparen?

I. F. Maßvoll von beidem, empfehle ich.

Herr Froböse, was ist von Low Carb oder Low Fat zu halten?

I. F. Wenn wir mal ehrlich sind: gar nichts. Es gibt viele Menschen, die haben sich ohne Fett fett gehungert, weil Fett eine ganz wichtige Komponente für viele Funktionen unseres Körpers ist. Wir haben keine Haare, wir haben keine Nägel, wenn wir keine Fette haben. Fette komplett zu negieren, ist für den Zelltod letztendlich mit verantwortlich, denn viele unserer körperlichen Funktionen laufen so nicht. Ohne Kohlenhydrate funktioniert es aber auch nicht. Low funktioniert fast nichts, gerade wenn ich zum Beispiel Leistung erbringen muss. Denn Kohlenhydrate sind der Master-Sprit des menschlichen Organismus. Fazit: Wir brauchen Kohlenhydrate, Fette und Eiweiße in einem vernünftigen Maß, nicht zu viel und nicht zu wenig, nur dann kann der Körper optimal funktionieren.

[handschriftliche Notiz am Rand: low heißt nicht ohne sondern weniger]

Warum ist Genuss bei langsamem Abnehmen so wichtig?

H. G. Weil Genuss den Spaß bringt, gern weiterzumachen, statt zu leiden. Ich erhöhe nur per Bewegung um 10 Prozent meinen Tagesbedarf oder ich verringere die Zufuhr um 10 Prozent. Das ist nicht viel, weder bei der Essensmenge noch beim Sport. Man muss eine Balance schaffen, in der man sich wohlfühlt. Eigentlich glaube ich, dass das Sinnvollste ist zu sagen: Wir machen nichts Radikales mehr, sondern wir gewöhnen uns einen Lebensstil an, der sowohl mit dem Essen als auch mit der Bewegung dauerhaft Spaß macht. Denn wenn wir denken, es ist schön, machen wir es auch auf Dauer.

I. F. Es ist ja so, dass Gesundheit und auch Abnehmen völlig abstrakte Begriffe sind, die mit dem Wohlbefinden gar nichts zu tun haben. Wir sind aber aus unserer Evolution heraus primär motivgesteuert, auch in Bezug auf unsere Triebe. Dazu gehört natürlich auch eine hohe Lebensqualität mit relativ wenig negativen Einflüssen. So tickt der Körper nämlich. Er möchte immer in Ruhe gelassen werden, ihm muss es gut gehen, dann ist er zufrieden. Das bedeutet, alles, was ihn stresst, ihn also in eine Belastungssituation hineinbringt, sollte vermieden werden. Dazu gehört entweder viel zu viel Aktivität oder viel zu wenig Essen, beides stresst ihn und ist damit falsch.

H. G. Auch wenn wir uns in manchen Dingen einig sind: Der Selbstkontrollfaktor ist viel höher bei ihm als bei mir und den meisten Menschen. Das heißt, er geht ohne Großaufgebot an Willen zum Beispiel fast jeden Tag laufen. Ich dagegen habe jeden Tag den Genussmechanismus am Laufen, den ich versuchen muss zu kontrollieren. Ich glaube, kein Mensch – außer der Professor – schafft das so einfach. Es ist ja auch seine Art von Lebensstil, wenn man so will. Meiner ist eher zu sagen: „Okay, wenn du dir jetzt am Wochenende richtig einen gibst, also sowohl weintechnisch als auch fünf Gänge, dann musst du am Montag über die Disziplin gegensteuern." Also nicht jeden Tag zu sagen, ich halte einen bestimmten Kontrolllevel ein, sondern zu sagen: Zu meinem Lebensstil gehört auch, sich mal gehenzulassen, und das Gehenlassen am Tag darauf oder am übernächsten Tag mit erhöhten Aktivitäten oder weniger Zufuhr wieder einzuorden. Das ist für mich auf Dauer einfacher und lustvoller als das Erlernen einer eisernen Disziplin.

I. F. Ich habe gar keinen bewussten Kontrollmechanismus. Ich kontrolliere mich nicht, sondern ich erspüre und erfühle mich. Das ist das Entscheidende. Ich habe auch eine sinusförmige Bedürfnissituation: Mal esse ich etwas mehr, mal etwas weniger, mal treibe ich mehr Sport, mal etwas weniger. Das heißt, ich reguliere mich sinusförmig, meine Ausschläge sind nur niedriger als Herrn Gotes Ausschläge. Ich habe also viel flachere Kurven als er mit seinen extremen Kilimandscharos dazwischen.

Wie viel haben Sie denn schon abgenommen, Herr Gote?

H. G. Ich habe, seit ich den Professor kennengelernt habe, 5 Kilogramm abgenommen, ohne aber nur einen Tag Diät zu leben. Es hat mich auch gereizt, selbst herauszukriegen, ob das wirklich geht. Das Gewicht zu halten, war auch vorher nie mein Problem. Das heißt, meine Balance war im Reinen. Das Abnehmen ist für mich ein bisschen schwieriger. Aber dass es funktioniert, sehe ich an mir. Die 5 Kilo sprechen eine eigene Sprache. Zudem habe ich mehr Muskeln als im vergangenen Jahr, das fällt vielen bereits auf.

I. F. Ich freue mich über Herrn Gotes Erfolg, das muss man wirklich sagen. Diese 5 Kilogramm sind ja nicht dadurch entstanden, dass er sich kasteien musste oder ich ihm bestimmte Dinge einfach aufoktroyiert habe. Was bei unserem gesamten Programm im Mittelpunkt steht, ist eine gewisse Harmonie und damit eine Sensibilisierung auf die Bedürfnisse des Körpers. Wenn man das in eine Balance bringt – und mehr haben wir nicht getan –, erfolgt zwangsläufig eine gewisse Regulation auch beim Körpergewicht.

Wie ist denn überhaupt die Idee zu dem Buch entstanden?

H. G. Grundsätzlich wusste ich schon immer, dass es nur funktioniert, auf Dauer ein bisschen abzunehmen und das Gewicht zu halten, wenn der

Genuss nicht zu kurz kommt. Das Zweite ist, dass vor fünf, sechs Jahren das Thema „Vernunftmäßiges Essen" größer geworden ist. Ich war damals der Koch beim ARD-Morgenmagazin und Professor Froböse ist dort ja wöchentlich als Sportwissenschaftler auf Sendung. Die Redaktion ist genau auf unsere Idee gekommen: Geht das, fit sein und genießen? Und kann man das miteinander kombinieren? Die haben uns dann zusammen ins Studio eingeladen. Das war der Ursprung.

I. F. Da waren Sie das Testobjekt.

H. G. Damals hat er mich vor laufenden Kameras, als ich das Olivenöl in die Pfanne goss, eines hemmungslosen Umgangs mit dem Fett bezichtigt. Aber er konnte auch nicht sagen, dass es nicht schmeckt.

I. F. Er hat so recht.

H. G. Es ist sehr gut angekommen bei den Zuschauern, und dann haben wir gedacht, dass wir diesen Wunsch nach Genuss und Gesundheit in Buchform mit Rezepten umsetzen müssen.

I. F. Ich denke, und das habe ich bei Herrn Gote auch gelernt, dass der Genuss einer der wichtigsten Faktoren ist, um auch die Lebensqualität nach vorn zu tragen. Und Genuss gehört ja sowieso bei mir beim Sporttreiben seit vielen Jahren immer dazu. Nur dass der Genuss auch bei der Ernährung viel bedeutsamer ist, das habe ich von ihm gelernt. Und die Reduktion beim Essen auf Kalorien, Vitalstoffe und Nährstoffe ist mir mittlerweile auch viel zu wenig. Ich genieße nun auch das Schmelzen der Schokolade. Ich reduziere den Rotwein nicht mehr auf Antioxidantien, sondern auch da wird mir der Ausbau im Barrique bedeutsamer. Da habe ich viel gelernt, mit großem Lustgewinn. Helmut Gotes Rezepte schmecken großartig. Ich durfte dabei die Zutaten vorauswählen, damit alle Nährstoffe in Idealverteilung vorkommen.

Noch eine Frage: Sind andere Diäten eigentlich alle zu schnell?

I. F. Wenn wir das Thema „Diät" einmal richtig verstehen würden, sollte das ja eine Veränderung hin zu einem normalen, gesunden Lebensstil sein. Das meine ich mit Diät. Wir reduzieren sie im Augenblick leider sehr stark auf eine Kalorienreduktion. Diese Kalorienreduktion scheint aber nur dann erfolgreich zu sein, wenn wir den Menschen irgendwelche unrealistischen Dinge versprechen. Da überholen sich alle immer gegenseitig mit irgendwelchen Versprechungen. Diese Diäten sind letztendlich zu schnell, weil der Körper sich nicht in eine Balanceveränderung hineinzwingen lassen möchte. Wenn wir ihn stressen und sogar in Hungersnot bringen, haben wir immer noch ein evolutionäres Programm in uns, das sich dagegen wehrt. Wir haben 200 Milliarden Fettzellen zu unserem Gegner gemacht, die immer wieder – tagein, tagaus – fragen: Wo bleibt das Futter? Und das machen alle Diäten. Sie kämpfen also nicht mit, sondern gegen unsere Zellen – und das ist das Problem.

H. G. Ich würde sowieso am liebsten das Wort „Diät" auch in unserem Buch komplett streichen. Ich würde es ersetzen durch: genießerischer Lebensstil mit angewandten Kontrollmechanismen.

I. F. Ich würde es anders nennen. Ich würde sagen, wir versuchen, einen maßvollen Lebensstil mit hohen lukullischen Genüssen und viel Bewegung zu verbreiten.

H. G. Und Ausschlagen nach oben.

I. F. Und nach unten.

Der Interviewer hat sich übrigens zu geeigneter Zeit aus dem Gespräch zurückgezogen und ganz im Sinne des Buches das letzte Besprechungscroissant genossen.

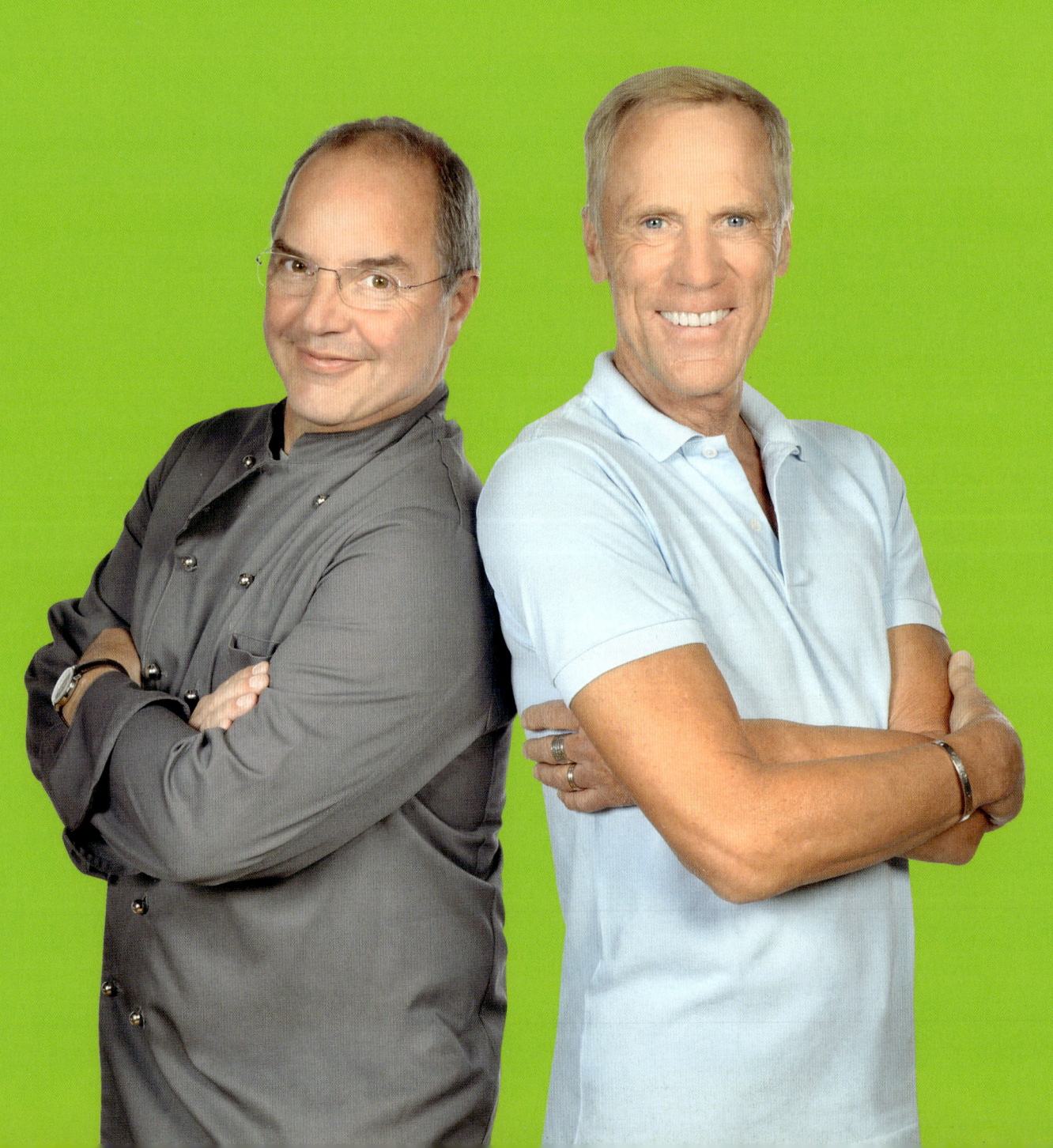

RAN
AN DEN SPECK

Die leckerste Diät der Welt

H. G. „*Kein Zweifel: Die gesellschaftliche Diskussion übers Essen und Trinken ist in Deutschland auf einem fast hysterischen Niveau angekommen, das kaum noch Raum für entspanntes Genießen übrig lässt.*"

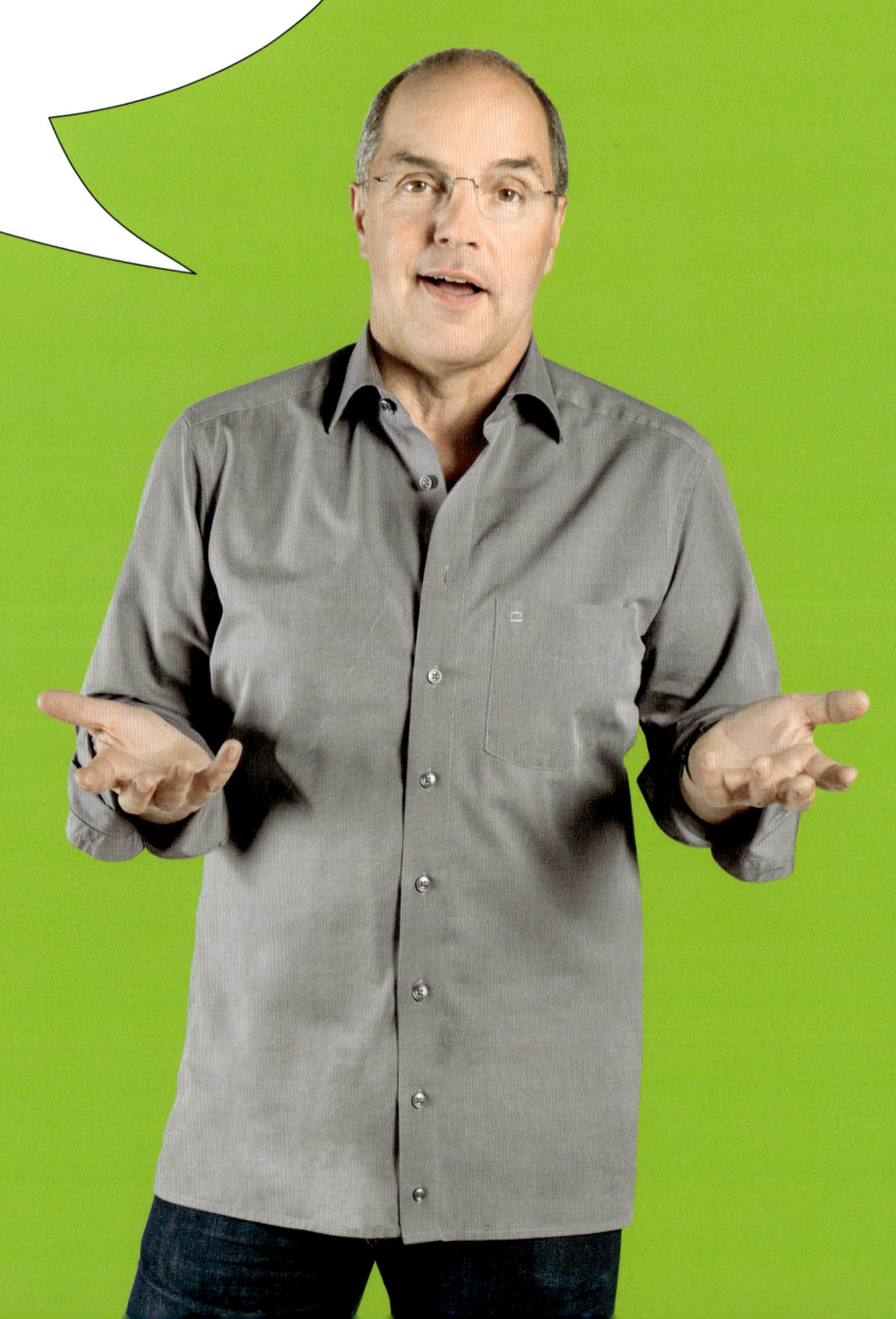

ZUM ERNST DER LAGE DES GENIESSENS IN DEUTSCHLAND

Angefacht von Ernährungswissenschaftlern, Diät-experten, Gesundheitsaposteln, Trennköstlern, Vegetariern und anderen Gesinnungsessern jeder Art erleben wir fast täglich ein mediales Trommel-feuer auf alles, was da kreucht und fleucht, blüht und wächst. Grillfleisch? Krebsgefahr. Hülsenfrüchte? Blähungen. Butter? Cholesterin. Schweinefleisch? Herzinfarktrisiko. Hühnchen? Tierquälerei. Thunfisch? Rote Liste. Und so weiter. Brav folgt der Deutsche all diesen Warnungen und Empfehlungen, bis er selbst nicht mehr weiß, was er eigentlich noch essen darf und warum. Wir sind vermutlich das einzige Land auf der Welt, in dem man genießerisches Essen und Trinken mit Sün-digen gleichsetzt.

Gleichzeitig gaben zwei Drittel aller Deutschen 2015 bei einer Umfrage des Magazins „Der Spiegel" an, dass zum Beispiel gesundheitliche Überlegun-gen sehr wohl Einfluss darauf hätten, was sie täg-lich essen und trinken. Und was ist in deutschen Kantinen die absolute Nummer eins der Lieblings-gerichte? Currywurst mit Pommes.

So viel zum Unterschied zwischen Wunsch und Wirklichkeit oder Theorie und Praxis. Tatsächlich kaufen die meisten Deutschen ihre Lebensmittel weit mehr nach Niedrigpreis als nach Qualität,

Geschmack oder Nährwert und weit mehr an der Bequemlichkeit orientiert als an frischer Zube-reitung oder Geschmack. Gleichzeitig werden wir immer dicker, essen immer mehr Fleisch ohne Rücksicht auf die Art der Zucht, sterben immer häufiger an erkrankten Herzkranzgefä-ßen und plagen uns mit Nahrungsmittelaller-gien, von denen man die allermeisten bis zum Ende des vergangenen Jahrhunderts noch gar nicht kannte.

Trotzdem würde fast jeder Zweite natürlich gern etwas abnehmen oder gesünder leben. Dabei glaubt der Deutsche anscheinend an eins so fest wie an das Amen in der Kirche: Vor der Absolu-tion kommt das Opfer – für Abnehm- und Gesund-heitsprogramme muss man sich quälen, sonst wirken sie nicht. Also stürzt er sich auf Gouda light zum Abnehmen oder für die Gesundheit auf mit Bakterien angereicherten Joghurt. Auf die Idee, einfach gute Lebensmittel zu genießen und dabei ganz entspannt gesund zu werden, zu blei-ben und sogar noch Kilos zu verlieren, kommt er gar nicht erst.

Eine gigantische Industrie aus Diätprodukten und Mittelchen lebt nicht schlecht davon. Und so werden jeden Tag neue, immer absurdere Ideen geboren, wie man seinem Körper beibringt, die nächste Woche möglichst ohne Kohlenhydrate, ohne Fette oder vielleicht auch mal ohne Weizen auszukommen, am besten bei gleichzeitigem Beginn eines Hardcore-Triathlon-Programms. Smartphone-Apps, Zeitschriften und Lifestyle-Magazine, Service-Sendungen im Fernsehen sowie Hunderte von Ratgebern und Kochbüchern in den Regalen des Buchhandels bieten vollmundig schnelle Hilfe an, die immer den gleichen Weg beschreitet: den Weg des Leidens und Verzichtens, verbunden mit immer neuen Heilsversprechen.

Das alles bringt den Körper nicht selten bis an den Rand einer ernsthaften Mangelversorgung, denn man verliert eben nicht nur an Gewicht, sondern auch an Leistung, und nimmt anschließend durch den Jo-Jo-Effekt oftmals sogar mehr wieder zu. Mit jedem neuen Kilo Gewichtszunahme wächst gleichzeitig das Interesse am nächsten Selbstversuch, es entsteht ein verhängnisvoller Kreislauf mit noch mehr Diätratgebern und Gesundheitsprodukten und permanent schlechtem Gewissen.

„Der Deutsche glaubt, für Abnehm- und Gesundheitsprogramme muss man sich quälen, sonst wirken sie nicht."

Die meisten angefangenen Diäten oder Phasen gesunder Ernährung enden ganz spontan vorzeitig, viele bereits am ersten oder zweiten Tag. Der Körper reagiert nämlich mit der sogenannten Diätdepression – also mit schlechter Laune und Leistungsschwäche, gefolgt von physiologisch begründetem Heißhunger – auf jede wesentliche Einschränkung der üblichen Nahrungsmenge. Umgehend wird das Verlangen stärker als der tatsächlich vorhandene Wille, die Diät oder Ernährungsumstellung ist gescheitert. Mühsam repariert der Körper in den Folgetagen die Mangelversorgungen und beugt der nächsten Attacke mit 1 oder 2 Kilogramm mehr Notversorgung auf den Hüften vor.

Aber es geht auch anders. In „Ran an den Speck" zeigen wir Ihnen einen Weg, der verlässlich zum gesunden Genuss und dauerhaft zum angestrebten Gewicht führt – ohne Notfallprogramm des Körpers. Als Kompass hilft dabei Professor Froböse mit seinen sportwissenschaftlichen Erkenntnissen zum Nahrungsbedarf des Körpers, um im Sinne von Fitness und Beweglichkeit geschmeidig zu funktionieren und die zugelieferten Kalorien zu verbrennen. Gleichzeitig erklärt er Ihnen, wie Sie mit einfachen Übungen dauerhaft den Verbrauch Ihres Körpers erhöhen, sogar wenn Sie gerade nur auf dem Sofa liegen.

Am Steuer steht der Koch mit außergewöhnlichen Rezepten, die Lust aufs Essen machen, den Genuss in den Vordergrund stellen und trotzdem zum Ziel des gewünschten Gewichts führen: mit einer kaum spürbaren Unterschreitung Ihres Tagesbedarfs an Kalorien in der Größenordnung eines belegten Brötchens, für alle, die nicht nur fitter, sondern auch schlanker werden wollen.

In diesem Sinne: Viel Spaß und viel Erfolg mit „Ran an den Speck". Und immer guten Appetit!

WENN SIE ZU VIEL ESSEN, GENIESSEN SIE NOCH ZU WENIG

Wenn schon Kalorien, dann richtig lecker, mit Zeit und Genuss.

Die wahre Bedrohung unserer Fitness und unserer Gesundheit sind nicht Butter, Eier und Käse. Es sind neben der Trägheit, sich aufzuraffen, vor allem die unzähligen, medial aufgeblasenen Ratschläge, Tipps und Apps der Vernunft-Gutmenschen von Ernährungswissenschaftlern, ökobewegten Moralaposteln und Gesundheitsfanatikern bis zu Gesinnungsessern wie Vegetariern und Veganern, die auf uns einprasseln wie dicke Tropfen eines heftigen Regenschauers auf die Fensterscheibe. Kein Wunder, dass uns dabei die klare Sicht verloren geht. Egal, was man macht, immer denkt man, man macht es falsch. Warum eigentlich?

Dagegen gibt es ein Rezept ohne Patent. Ganz wichtig zunächst einmal dafür: Keine Panik, von mancher Erkenntnis führt einfach kein Weg zurück! Und diese Erkenntnis heißt: wenn schon Kalorien, dann richtig lecker und mit Zeit und Genuss. Niemals eben mal to go schnell reingepfiffen mit anschließendem schlechtem Gewissen. Fangen wir beim Espresso oder Cappuccino an: In der Porzellantasse serviert, schmeckt er im gemütlichen Sitzen wesentlich besser als aus dem zu heißen Pappbecher im Gehen. Gleichzeitig macht er auf diese Art viel zufriedener.

In dem Wie liegt einer der Schlüssel zum gesund-fitten Leben ohne schlechtes Gewissen. Es sollte nicht in erster Linie die Menge sein, die uns wirklich befriedigt, sondern die Qualität und der Geschmack. Dazu trägt die Art sehr viel bei, wie sinnlich wir mit unserem Essen und Trinken umgehen – egal, ob beim Frühstück oder Zwischensnack oder beim schönen Dinner.

Die Begeisterung für eine hohe geschmackliche Qualität wächst dann schnell von ganz allein, sie wird bald fast automatisch der Maßstab für Ihre Zufriedenheit.

Bis hierhin fällt Ihre Zustimmung vermutlich leicht. Also wagen wir uns noch einen Schritt weiter. Auch wenn Sie es noch nicht so recht glauben wollen, aber mit der allmählichen Umstellung auf ganz bewusstes Genießen kommen Sie dem langfristigen Ziel der Fitness und auch Ihrem Wunschgewicht sehr viel näher als mit jeder schnellen Radikaldiät. Gerade durch die intensive Beschäftigung mit dem alltäglichen Essen und Trinken habe ich fast nebenbei festgestellt, dass der sinnliche Umgang mit qualitativ hochwertigen Nahrungsmitteln – und zwar bei jedem Schritt vom Einkaufen bis zum Kochen – zu einer größeren Befriedigung der Esslust führt und das unsinnige Nebenbeimümmeln damit ein Ende nimmt.

Hohe geschmackliche Qualität beim Essen und Trinken wie auch das Mehr an Zeit wirken sich dabei übrigens auch positiv auf die Größe der Portionen aus, die wir zu uns nehmen. Die Regeln sind also erst mal einfach: so oft wie möglich so lecker wie möglich. Immer genug, aber nie zu viel. Zum echten Genuss gehört, das werden Sie schnell merken, auch die Zeit nach dem Essen. Nach einem guten, maßvollen Essen werden Sie feststellen, dass Sie sich viel besser fühlen, gerade weil das Essen von hoher Qualität und nicht zu üppig war.

Dabei ist es ein großer Vorteil, selbst zu kochen. Zum einen ist es eine der sinnlichsten Freizeitbeschäftigungen überhaupt, zum anderen entscheiden Sie alles selbst: was Sie einkaufen, wo Sie einkaufen, was Sie essen wollen und wie Sie es würzen. Sie entscheiden über die Qualität, die Mengen, die Frische und die Zusammensetzung. Düfte, Farben, Aromen, Geruch, Geschmack – das alles fängt schon beim Einkauf auf dem Wochenmarkt oder in Feinkostgeschäften an und setzt

sich bei der Zubereitung in der Küche fort. Ohne Hektik, mit sorgfältigem Vergnügen am Schnippeln und Abschmecken, mit viel Freude an den Lebensmitteln, die man gerade frisch ausgewählt und nach Hause gebracht hat. Gern auch ein Gläschen Wein dazu.

Die nächste Frage wäre fast unwillkürlich: Was soll ich denn in diesem Sinne essen? Die Antwort ist ganz einfach: alles, was Sie wollen, nur eben im richtigen Verhältnis von Fett, Kohlenhydraten, Eiweiß etc. Doch dazu kann Ihnen der Professor später mehr erzählen.

Für die Küche gilt durchweg immer das offene Visier. Denn es gibt keine bösen oder schlechten Lebensmittel, sondern nur eine hohe oder niedrige Qualität.

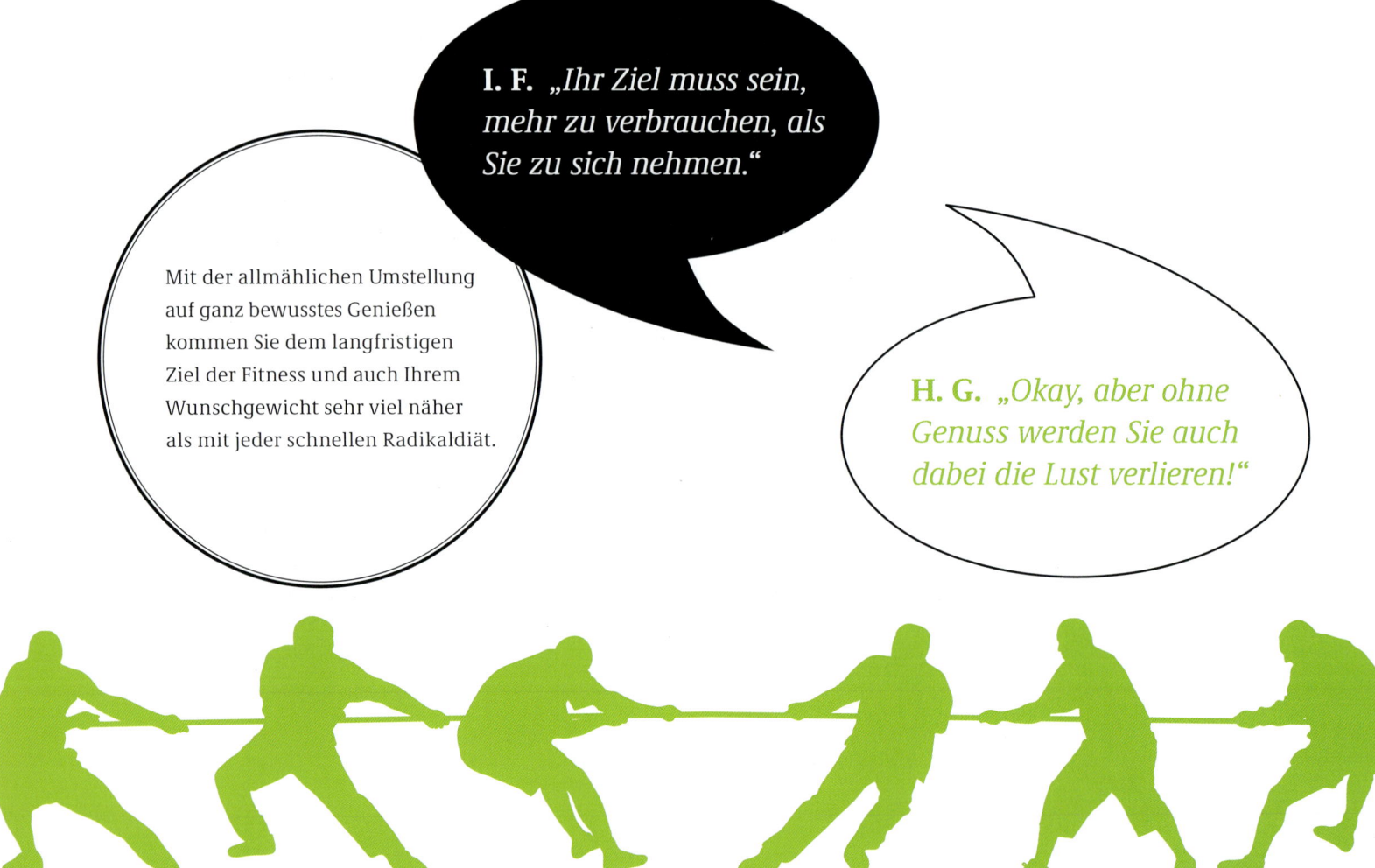

I. F. *„Ihr Ziel muss sein, mehr zu verbrauchen, als Sie zu sich nehmen."*

Mit der allmählichen Umstellung auf ganz bewusstes Genießen kommen Sie dem langfristigen Ziel der Fitness und auch Ihrem Wunschgewicht sehr viel näher als mit jeder schnellen Radikaldiät.

H. G. *„Okay, aber ohne Genuss werden Sie auch dabei die Lust verlieren!"*

BLOSS KEINE ANGST MEHR VOR BUTTER ODER SPECK

Nehmen wir doch mal als Beispiel den Bauchspeck. Durchwachsener Bauchspeck, möglichst von einem Bioschwein alter Rasse, ist eine Delikatesse, die es problemlos mit vermeintlich edleren Fleischsorten wie Rumpsteak oder Lammkeule aufnehmen kann. Auch der schiere fette Speck – frisch, geräuchert oder als Schmalz – ist in meinem Kühlschrank immer zu finden, weil er bei einer ganze Reihe von Gerichten seine würzig speckige Rolle spielen kann – sei es als knuspriger Frühstücksspeck zum Spiegelei, zum Caesar Salad oder als saftige dicke Scheibe im geschmorten Grünkohl.

Sollte Ihnen nun unwillkürlich das Wasser im Mund zusammengelaufen sein: Schön, dann haben Sie genau in meinem Sinn reagiert – nämlich mit Appetit und Lust auf gutes Essen statt mit Kalorienfurcht und Diätreflex. Weder Speck noch Butter sind eine grundsätzliche Bedrohung für uns. Gutes Fett an sich ist nicht böse, Fett verursacht nicht schon an sich Hüftspeck. Nach den Empfehlungen der Deutschen Gesellschaft für Ernährung sollte der Anteil des Fetts in unserem täglichen Essen sogar durchschnittlich rund 30 Prozent betragen, weil unser Körper das so braucht, um zu funktionieren.

Unser Gehirn ist übrigens das erste Organ, das empfindlich auf Fettentzug reagiert: Es verliert an Leistungsfähigkeit.

Wenn wir also schon Fett für unser Gehirn brauchen, sollten wir doch auch da wieder den Genuss vorziehen, vielleicht eben lieber den leckeren Speck und nicht diese geschmacks- und kalorienreduzierten Produkte.

Mein Lieblingsbeispiel für die richtige Sichtweise ist dieses: Ein tolles Püree von 1 Kilo Kartoffeln mit 200 Gramm Butter hört sich zwar heftig an, aber da Kartoffeln praktisch kein Fett enthalten und die Butter nicht nur aus Fett besteht, liegt in diesem Fall der Fettanteil des Pürees eben nur bei rund 13 Prozent. Mal ehrlich: Das hätten Sie nicht gedacht, oder? Eine banale Leberwurst dagegen kommt auf durchschnittlich rund 50 bis 60 Prozent Fett, nur sieht man es nicht.

Die Liste solcher Beispiele ließe sich endlos fortsetzen. Wenn wir uns also Gedanken machen wollen, wie wir generell mit Fett sinnvoll umgehen können, müssen wir uns unser Essen sorgfältig ansehen. Gerade darin liegt neben dem besseren Geschmack auch einer der größten Vorteile des Selbstkochens im Vergleich zu industriell hergestellten Lebensmitteln: Da wissen wir, was drin

> Wenn Sie abnehmen wollen, essen Sie immer nur **90 Prozent** von dem, was der Körper eigentlich verbraucht.

ist, und wir können selbst bestimmen, wie viel von welcher Zutat hineinkommt.

Aus Sicht des Kochs und des Genießers ist Fett erst einmal gut, weil es ein wichtiger Geschmacksträger ist. Je hochwertiger, desto besser: Olivenöl und andere Pflanzenöle, tierische Fette wie Schmalz oder Butter – das sind die Zutaten, die in der Küche zum besseren Geschmack beitragen – egal, ob bei Salat und Gemüse, Geflügel, Fisch oder Fleisch, Kuchen und Gebäck. Nehmen wir noch Crème fraîche, Sahne, Käse und Eier dazu, ist die Galerie der Lebensmittel fast schon komplett, die besonders in der eigenen Küche grundsätzlich zum Motto „Ran an den Speck" gehört, immer garniert mit der Lust am Essen, Trinken und Genießen. Im Gegensatz dazu finden sich in vielen Fertigprodukten gehärtete Fette, minderwertige, oft chemisch gepresste Öle. Das sind meist ungesunde Fette, die zudem keinen echten Genuss oder Mehrwert für den Körper bringen.

Mit der Frage nach guten Fetten stellt sich zumindest gefühlt auch die Frage nach den bösen Fetten auf den Hüften. Oder anders formuliert: Wie kommen wir an den eigenen Speck ran, wenn wir abnehmen wollen – und zwar ohne Quälerei? Durchaus auch eine bedenkenswerte Alternative für nur leicht angedickte Männer und Frauen ohne Gesundheitsgefährdung: Wie schaffen wir es,

nicht immer mehr Speck aufzulegen, sondern sozusagen auf Halten zu spielen?

Dieses Ziel lässt sich auch und gerade einfacher erreichen, indem man zunächst eindeutige Prioritäten setzt: für Geschmack, für Genuss, für die dazu notwendige Zeit und Muße und für das richtige Maß auf dem Teller ohne Völlerei – das aber bei jeder Gelegenheit. Und das heißt, immer nur 90 Prozent von dem zu essen, was der Körper eigentlich verbraucht, wenn Sie auch abnehmen wollen. Klingt zunächst anstrengend, wird aber wie beim Sport mit jeder täglichen Übung leichter und bald darauf ganz selbstverständlich, wenn man sich kontinuierlich daran hält. Verglichen mit dem, was Ihnen handelsübliche Diäten an Essen anbieten, sind 90 Prozent des Tagesbedarfs ziemlich viel. So viel, dass Sie kaum den Unterschied zum normalen Essalltag wahrnehmen werden. Ein gut belegtes Brötchen weniger am Tag, das ist eigentlich so gut wie nichts. Macht aber in einem einzigen Jahr summa summarum etwa 8 Kilo weniger auf den Hüften. Nicht schlecht, oder?

Um aber später wieder 100 Prozent nehmen und bei schöner Gelegenheit auch mal über die Stränge schlagen zu können, nutzen wir bei „Ran an den Speck" einen zusätzlichen Effekt aus der einfachen Erkenntnis, dass Muskelmasse mehr Kalorien verbraucht als jedes andere Gewebe. Bereits

2 Kilo mehr Muskulatur haben die gleiche Wirkung wie ein Brötchen weniger am Tag. Das wären schon über 16 Kilogramm Gewichtsverlust in einem Jahr, für die meisten von uns wäre das schon viel zu viel.

Zur Erinnerung: Wir reden hier über eine vollkommen dem Genuss gewidmete, fröhliche Gute-Laune-Küche, nicht übers Hungern und Darben.

Dabei ist es vergleichsweise sehr einfach, 2 Kilo mehr Muskeln zu bekommen, selbst wenn man schon viel Sport macht. Fast niemand trainiert nämlich seine Kraft- und seine Ausdauermuskulatur gleichzeitig. Meistens steht eines von beidem klar im Vordergrund – oder eben keine der Muskelgruppen. Auch dazu weiß unser Sportprofessor natürlich fundiert mehr.

Aber fit werden ist kein Sprint auf der Tartanbahn mit kurzem Adrenalinausstoß, sondern ein gemütlicher Dauerlauf in schöner Landschaft. Auch beim Sport gilt, dass die Übung den Meister macht und so zur gewohnten Verhaltensweise wird, über die man über kurz oder lang gar nicht mehr nachdenken muss. Also bleiben Sie entspannt und überfordern Sie sich nicht.

Wie jede Veränderung beginnt auch der Aufbau von mehr Muskeln im Kopf. Dort gibt es eine Abteilung, die heutzutage im Zeitalter von Internet, Medienhype und Appisierung immer häufiger zu kurz kommt: der gesunde Menschenverstand.

„Mit Lässigkeit und Konstanz entspannt zum Ziel."

Seine Anwendung kostet nichts, macht durchaus Vergnügen, ist effizient, sehr persönlich auf uns zugeschnitten und kann schnell dazu beitragen, unsere Lebensqualität deutlich zu erhöhen.

Hier geht es nur um das Setzen von Prioritäten – was ist uns wirklich wichtig und warum? Sowohl den Freizeitsport als auch das Freizeitkochen werden wir auf Dauer nur wirklich mit Zufriedenheit betreiben, wenn wir es neben dem Nutzen immer wieder mit Vergnügen tun.

H. G. *„Es gibt keine bösen oder schlechten Lebensmittel, sondern nur eine hohe oder niedrige Qualität."*

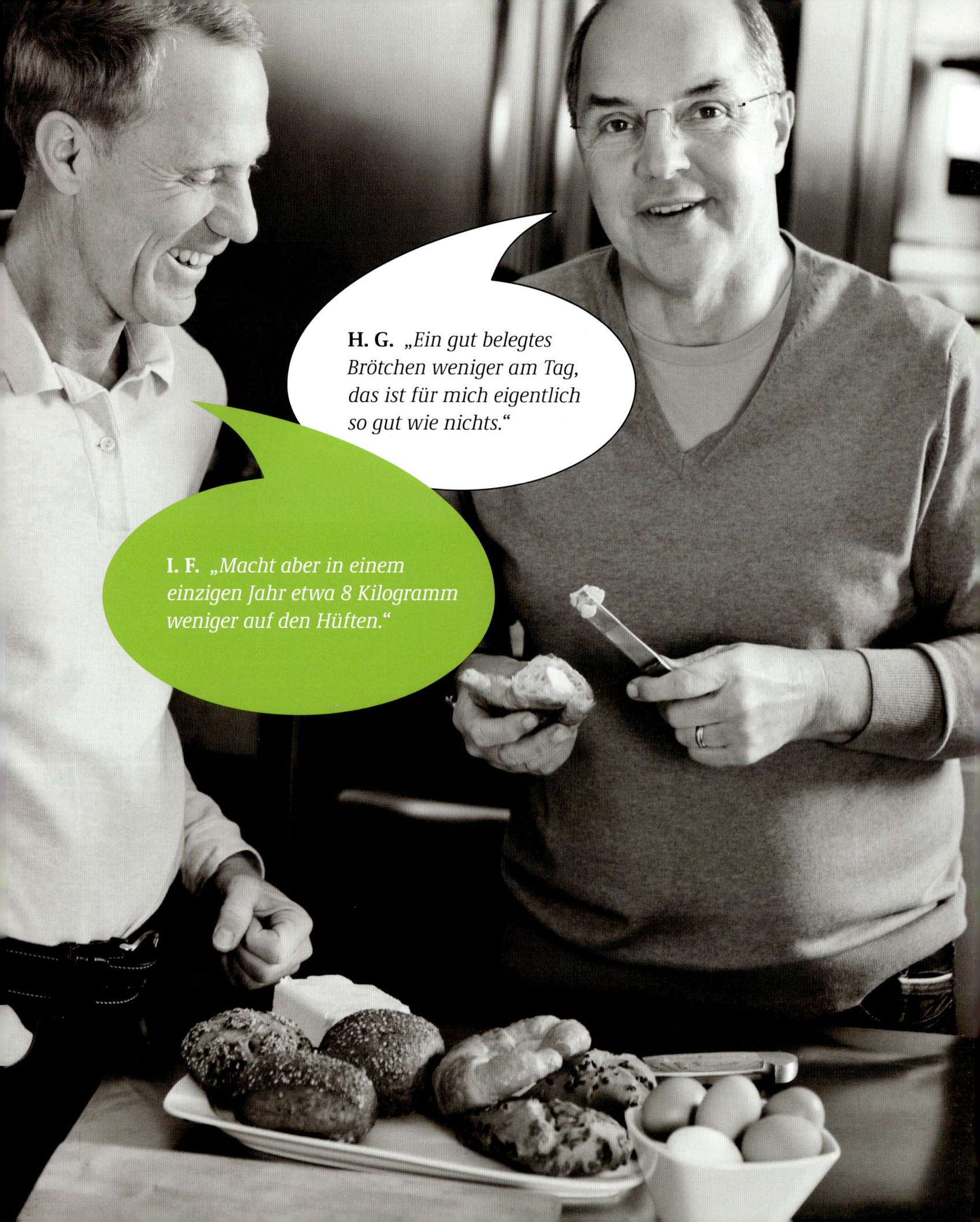

I. F. *„Sie können eine Verbrennungs-maschine wie den Körper nicht dazu bringen, weniger effektiv zu sein. Aber Sie können ihn dazu bringen, mehr zu verbrauchen."*

Wie können wir also auch bei unserer alltäglichen Ernährung das Angenehme mit dem Nützlichen verbinden, also den Genuss und den Sport? Pragmatisch beantwortet: das eine tun und das andere nicht lassen. Womit wir wieder bei den Prioritäten sind. Rücken wir doch das Kochen und Genießen sowie den Freizeitsport, die Fitnessübungen und damit unsere Gesundheit auf der Rangliste der Alltagsprioritäten deutlich weiter nach oben.

Wie, keine Zeit? Ich habe noch nie gehört, dass jemand gesagt hat, er habe nicht genug Zeit für das Daddeln auf dem Smartphone oder das Surfen im Internet.

Wie, keine Lust? Die kommt von allein, wenn Sie erst einmal entdecken, welch sinnliches Vergnügen Ausdauersport und Kochen sein können, vorausgesetzt, Sie finden die richtige persönliche Dosis für sich selbst.

Wie, zu banal? Dann gehen Sie sofort weiter zu den Rezepten und kochen Sie frisch, abwechslungsreich und gesund. Und natürlich: Bewegen Sie sich regelmäßig! Dann können Sie sich schon nach kurzer Zeit über erkennbare Erfolge in puncto Lebensqualität freuen, die sich unweigerlich einstellen werden. Und Ihr Zielgewicht werden Sie ebenfalls mühelos erreichen.

H. G. *„Richtig, sagt der Koch, also ran an den Speck – in der Küche und auf dem Sportplatz."*

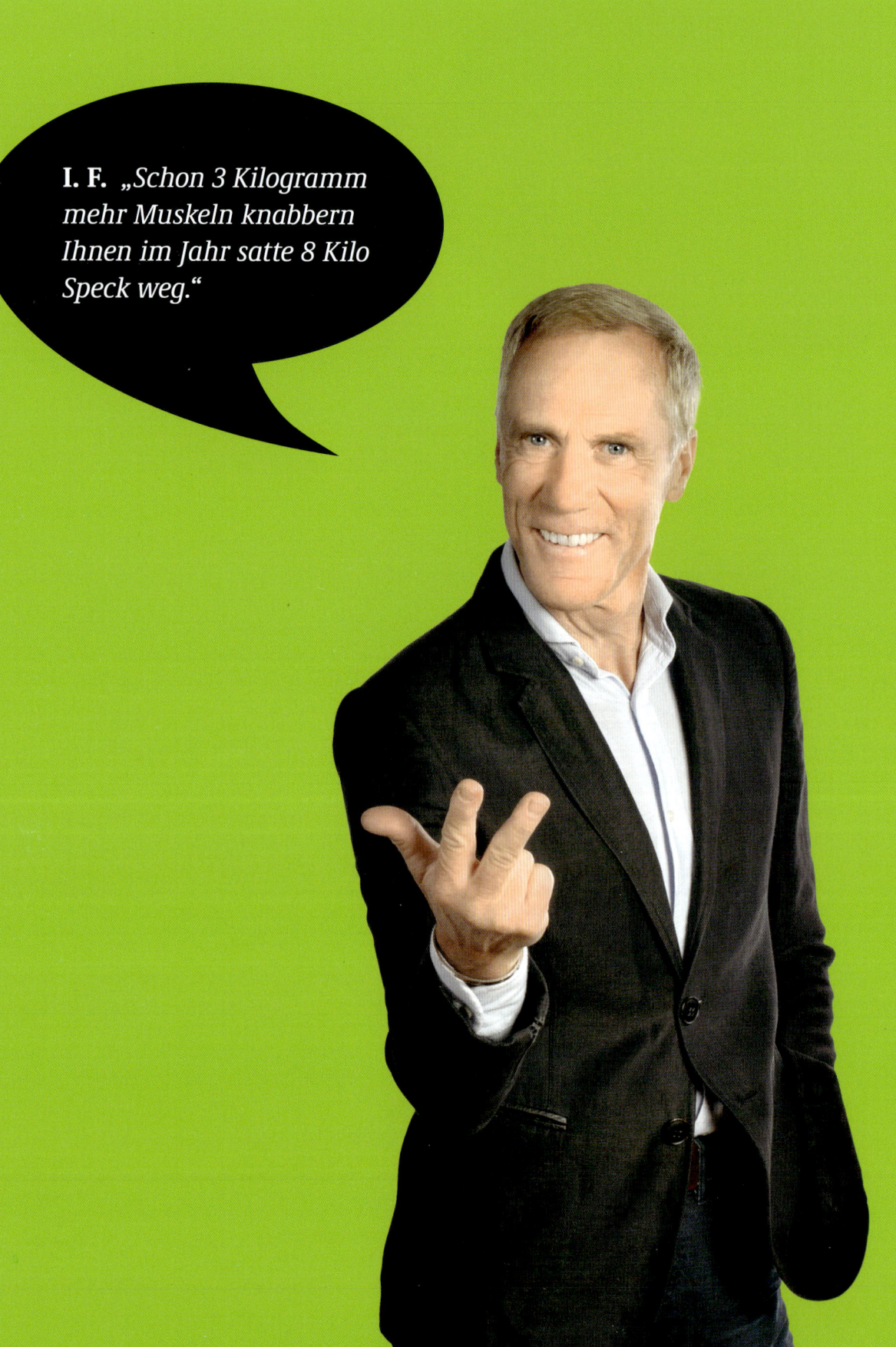

I. F. „*Schon 3 Kilogramm mehr Muskeln knabbern Ihnen im Jahr satte 8 Kilo Speck weg.*"

DAS 16-KILO-WENIGER-JAHR MIT EINEM EINFACHEN TRICK

Wie man seinen Körper dazu bringt, einfach mehr zu verbrauchen.

Immer wieder höre ich: „Mehr Muskeln brauche ich nicht." Muskeln haben kein gutes Image – und Kraft oder Schnelligkeit sind für viele Menschen zunächst nicht so wichtig. Während Ausdauertraining einen Heiligenschein mit sich trägt, muss das Krafttraining sich immer rechtfertigen. Schade eigentlich, denn Muskeln sind wahre Wunderwaffen für die Fitness und Ihre Gesundheit – und nebenbei verbrennen sie quasi Fett, ohne überhaupt beansprucht zu werden. Und das lohnt sich! Den Effekt aus dem ersten Kapitel, den Sie mit einer leicht reduzierten Kalorienaufnahme von etwa 10 Prozent unter dem rechnerischen Tagesverbrauch haben (Tabelle siehe unten), können Sie mit gezieltem Muskelaufbau leicht verdoppeln.

656 Muskeln hat der Mensch in seinem Besitz und unter Kontrolle – gemeint sind damit die sogenannten Skelettmuskeln, die uns bewegen.

„Musculus" stammt übersetzt aus dem Griechischen und kann mit „Mäuschen" übersetzt werden. Diese Mäuschen machen bei einem gut trainierten Sportler mehr als 30 Prozent des Körpergewichts aus – was etwa 20 bis 30 Kilo Muskelmasse entspricht. Das sieht schon super aus, denn Muskeln machen nun einmal eine gute Figur!

SO VIEL MÜSSEN SIE TÄGLICH ESSEN:

Meine Stoffwechselformel für Ihre Fitness

Frau: $1{,}0 \times kg\ Körpergewicht \times 24 = x\ kcal$

Mann: $1{,}1 \times kg\ Körpergewicht \times 24 = x\ kcal$

(Körpergewicht = Normalgewicht, d. h. Körpergröße in cm – 100)

Beispielrechnung Helmut Gote (Größe: 180 cm)

$1{,}1 \times 80 \times 24 = 2.112$ kcal pro Tag

Übergewichtige verbrauchen etwas mehr, aber eben nicht proportional zum Normalgewicht. Bei einem BMI von > 30 rechnen Sie deshalb bitte 10 bis 15 Prozent und ab einem BMI von > 40 maximal 20 Prozent zu Ihrem täglichen Kalorienbedarf hinzu.

I. F. *„Muskeln sind wahre Stoffwechselbeschleuniger."*

30 Kilogramm Muskelmasse eines Sportlers verbrennen jeden Tag etwa 1.500 Kilokalorien in Ruhe – also auch, wenn Sie gar nichts tun. Denn Muskeln sind wahre Energievernichter und treiben den Stoffwechsel an. In einem Jahr sind das also 550.000 kcal, was 60 bis 70 Kilogramm Fett entspricht. Wenn Sie und Ihre Muskeln auch noch

„Das Ziel: einen energiefressenden Stoffwechsel entwickeln."

körperlich aktiv sind, wird es natürlich deutlich mehr. Das heißt aber auch, dass Sie ohne Muskeln niemals abnehmen oder einen energiefressenden Stoffwechsel bekommen können. Jede Kalorie zu viel landet ohne Muskeln auf der Hüfte, das musste auch Helmut Gote am eigenen Körper erfahren. Als er damals zu mir kam, berichtete er von seinem umfangreichen Ausdauertraining: gleich mehrfach die Woche 3.000 Meter schwimmen. Er konnte sich einfach nicht vorstellen, wie man bei einem solchen Sportprogramm nicht abnehmen kann. Seitdem er aber zusätzlich die Kraft- und Schnelligkeitsmuskeln trainiert, kann er weiter schlemmen und die Pfunde wandeln

sich zusehends in feste Muskelmasse oder verschwinden nach und nach. Denn seine inzwischen antrainierten zusätzlichen Muskeln verbrennen rund um die Uhr, also 24 Stunden pro Tag, Energie. Das geschieht aber nicht von allein, denn auch Muskeln brauchen tägliche Zuwendung und Liebe – und die heißt Training! Damit Ihre Muskeln mehr Energie verbrennen, müssen Sie den Hubraum der Muskeln, also die Muskelmasse, vergrößern und sich mehr PS besorgen. Den Hubraum bekommen Sie dadurch, dass Sie besonders die großen Muskelgruppen an den Beinen, dem Gesäß, dem Bauch und am Rücken trainieren und dabei die Muskeln richtig müde machen. Muskeln müssen brennen, damit sie wachsen, so lautet mein Leitspruch.

Tipp: *Wählen Sie die Belastung so, dass die Muskeln wirklich ausgepowert sind. Je langsamer die Bewegung ist, umso schneller geht das. Machen Sie zum Beispiel täglich ganz langsam Kniebeugen und Sie werden sehen, wie schnell der Oberschenkel brennt. Genau das ist richtig!*

So sollten Sie alle Muskeln trainieren – egal, ob im Fitnessstudio an den Geräten oder mit dem eigenen Körpergewicht zu Hause. Und mehr PS bekommen Ihre Muskeln dadurch, indem Sie

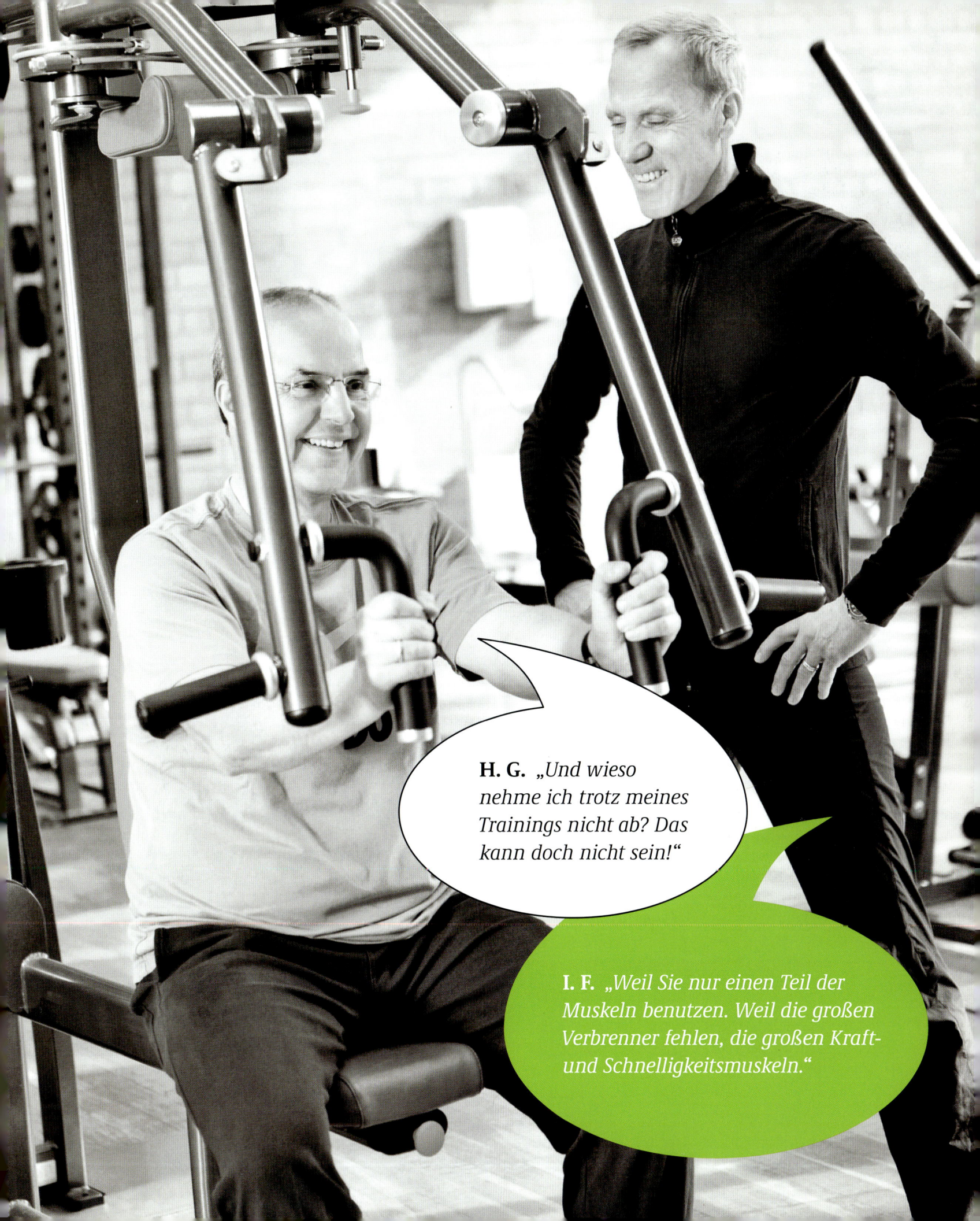

einerseits die Ausdauer trainieren, aber auch speziell die großen Muskelfasern einbeziehen. Das machen Sie durch schnelle Bewegungen und intensive Reize. Es können also ruhig schon mal hohe Lasten sein, wenn Sie Ihre Muskeln umfassend trainieren wollen – und vor allem, wenn Sie einen Stoffwechselturbo bekommen wollen.

Wichtig: Wer Muskeln aufbauen möchte, darf in dieser Phase nicht zu sehr an Kalorien sparen. Gerade Proteine und Fette sind für den Aufbau der Muskeln extrem wichtig und damit muss die Muskulatur ausreichend versorgt sein. Denn wenn Sie zu wenig essen und zu viele Kalorien sparen, gibt es keinen Aufbau von Muskeln – Muskeln werden dann sogar abgebaut. Also keine Kalorien sparen! Gerade in intensiven Muskelaufbauphasen kann der Kalorienbedarf schon mal 300 bis 400 kcal oberhalb des errechneten Tagesbedarfssatzes liegen. Das ideale Muskeltraining sollte:

- umfassend sein und möglichst viele Muskeln einbeziehen,
- brennend sein, damit die Muskeln wachsen,
- intensiv sein, damit die schnellen Muskelfasern aus dem Winterschlaf geweckt werden; hohe Belastungen und ganz wenige Wiederholungen sind dafür richtig,
- abwechslungsreich sein, damit die Muskeln keine Langeweile entfalten, denn dann wachsen sie nicht mehr, und
- durch Pausen und trainingsfreie Tage abgelöst werden, damit Muskeln sich erholen können.

Nach einem intensiven Training kann eine Pause ruhig auch mal zwei Tage dauern. Und begleiten Sie das Ganze mit einer muskelfördernden Ernährung, die vor allem auf gute Proteine und gute Fette achtet.

Proteine pro Tag:

- Bis 40 Jahre: 1 g Eiweiß pro kg Körpergewicht
- 40 bis 50 Jahre: 1,5 g Eiweiß pro kg Körpergewicht
- Über 50 Jahre: 1,8 g Eiweiß pro kg Körpergewicht

In intensiven Trainingsphasen kann es ruhig auch mal mehr sein. Achten Sie aber besonders darauf, dass gerade die Proteine immer aus unterschiedlichen Quellen stammen, denn durch die Vielfalt und vor allem die Qualität der Lebensmittel erhöhen Sie gleichzeitig auch die Qualität der Proteinzufuhr. 30 Gramm Eiweiß pro Mahlzeit mit guten Aminosäuren lassen jedes Muskelherz höherschlagen und machen aus dem Stoffwechsel einen Rennwagenmotor, der nicht nur die Pfunde schmelzen lässt, sondern gleichzeitig auch Genuss ohne Reue uneingeschränkt zulässt.

> Jedes Kilogramm Muskelmasse verbrennt in Ruhe etwa 50 kcal pro Tag. So verschwinden 2 Kilogramm Fett also pro Jahr von ganz allein.

I. F. *„Beim Körper ist es genau wie beim Auto: Mehr Muskeln – oder eben mehr Hubraum – verbrennen mehr Kalorien."*

UNSERE 200-BIS 400-KALORIEN-CHALLENGE

Mehr würde mehr schaden als nützen!

„Was ist das denn für eine Challenge?" Das sagen Sie sicher jetzt. Sie wollen doch 6, 8 oder 10 oder sogar 16 Kilogramm abnehmen. Also was soll das dann? 200 Kalorien – das klingt in der Tat sehr wenig. Und es ist auch ziemlich wenig. Aber genau das ist unsere Strategie. Wir wollen, dass Sie täglich 200, maximal 400 Kalorien sparen, mehr nicht. Oder andersrum: eben 200 Kalorien mehr verbrennen als normal. Sparen ja – hungern nein. Das ist unsere Devise für Sie in diesem Jahr, und zwar vor allem mit Genuss. Wir wollen, dass Sie auch weiterhin nicht die Finger von den tollen und lieb gewonnenen Leckereien lassen. Bei uns dürfen Sie sogar sündigen. Denn sind Sie doch mal ehrlich: Nicht die Feiertage, die sonntägliche Kaffeetafel und die Geburtstagsfeier mit den leckeren Besonderheiten sind verantwortlich für das unkontrollierte Ausschlagen der Waage nach rechts. Es sind doch letztlich die vielen kleinen, alltäglichen und normalen Kalorien, die auf den Hüften landen. Das Zwischendurch – mal eben ein Schokolädchen, ein paar Kekse oder ein Brötchen – ist die eigentliche Falle, in die wir so gern hineinstolpern. Regelmäßig, das heißt tagein und tagaus über unseren Verhältnissen, über dem Bedarf zu liegen, ist das eigentliche Problem. Und

diesem Problem gehen wir auf die Spur. Nichts ist nämlich leichter als das. Sie werden es gar nicht merken, dass Ihnen überhaupt etwas fehlt. Und am Ende des Jahres sind 8 Kilo weg – bei vollem Genussprogramm. Wieso? Rechnen Sie einfach mal nach: 365 Tage × 200 kcal = 73.000 kcal. Da 1 Kilo Fett etwa 9.000 Kalorien Energie liefert, macht das am Ende des Jahres nach 365 Tagen einen Gewichtsverlust von 8 Kilogramm aus – und das ohne Hunger (1 g Fett = 9,3 kcal).

Und wenn Sie es noch weitertreiben wollen und neben dem Einsparen von 200 Kalorien auch noch 200 Kalorien durch mehr Bewegung oder Sport verbrennen, verdoppeln Sie den Effekt: 16 Kilogramm sind weg – wegen 200 Kilokalorien, die weniger gegessen, und 200 Kilokalorien, die mehr verbrannt wurden.

Maßvoll und genussvoll leben – das ist unser Motto dieser Challenge. Und sie ist genau deshalb auch so erfolgreich. Kein Hungern, keine Spitzensportaktivität – einfach normal weiterleben und an einer ganz kleinen Schraube drehen.

Woran Sie sparen können, denn das sind etwa 200 Kalorien: 0,25 l Rotwein, 0,25 l Sekt, 0,5 l Weizenbier, 2 Kölsch, 2 Pils, eine halbe Portion Tiramisu, 1 belegtes Brötchen, 2 Eier.

I. F. *„Machen Sie immer bewusst 4 bis 5 Stunden konsequente Kalorienpause bis zur nächsten Mahlzeit."*

Wichtig ist dabei natürlich, dass Sie es hier mit einer Schwerpunktsetzung zu tun haben und nicht stoisch zum Beispiel versuchen, sämtliche Fette und Kohlenhydrate zu vermeiden. Das wäre auch schade. Aber vom Grundsatz sollte das eine grobe Orientierung für die menschlichen Bedürfnisse und damit für Ihren Genussfaktor sein.

Und wenn Sie es dann noch schaffen, auf sämtliche kleinen Zwischenmahlzeiten und Snacks zu verzichten, unterstützen Sie damit auch Ihren Organismus und Ihre Genussfähigkeit. Denn der Körper möchte sich nicht den ganzen Tag mit der Verarbeitung von Nahrung oder oft minderwertigen Süßigkeiten beschäftigen. Er braucht auch mal Ruhephasen in der Verarbeitung, damit er überhaupt Leistung erbringen kann. Dann freut er sich umso mehr auf das leckere Mahl, das später kommt. Pausen zwischen den Mahlzeiten helfen also dem Genuss. 4 bis 5 Stunden sind ein Zeitraum, der ideal wäre. Probieren Sie es doch mal aus!

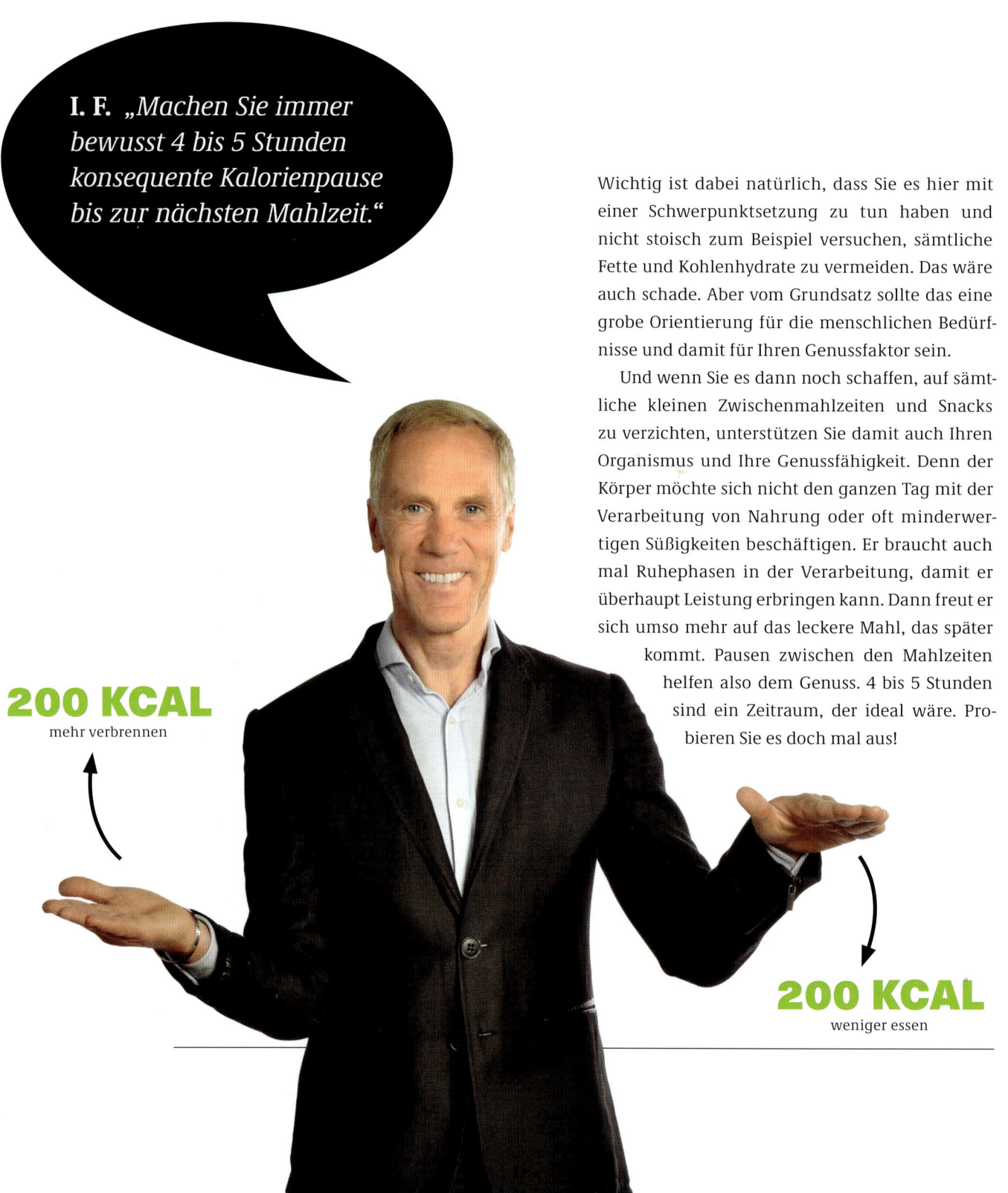

200 KCAL
mehr verbrennen

200 KCAL
weniger essen

KALORISCHE RESTRIKTION – SINN UND UNSINN

Bereits vor mehr als 500 Jahren schrieb der Venezianer Luigi Coriano in seinem Buch „Vom maßvollen Leben" über die besonderen Vorzüge des maßvollen Umgangs mit den Kalorien. Er führte seine ausgezeichnete Gesundheit und Fitness auf eben so einen Lebensstil zurück.

In Japan und hier speziell in der Region rund um Okinawa leben Menschen nach einem ähnlichen Prinzip. Dort haben die Bewohner die weltweit höchste Lebenserwartung – und das wird auf eine beschränkte Kalorienzufuhr zurückgeführt: Die Menschen essen sich immer nur zu 70 bis 80 Prozent satt, also nicht bis zur Oberkante der Unterlippe, und nennen das charmant „Hatchibu".

Kalorische Restriktion heißt also nicht Diät, wie wir sie heute mit dem Einsparen von Kalorien, also dem Hungern, verbinden. Vielmehr meint sie den sinnvollen und maßvollen Umgang mit Energie. Und nur das ist gesund und macht fit. Massives, kurzfristiges Hungern und die Einschränkung der Nahrungszufuhr mit gleichzeitiger Erhöhung des Verbrauchs durch Sport führt niemals zum Ziel. Ganz im Gegenteil: Das schadet sogar und meistens ist noch mehr Gewicht die Folge, weil der Jo-Jo-Effekt zuschlägt. Hungern für die Fitness ist keine Lösung.

Nur die dauerhafte kalorische Restriktion, also der bewusste und sparsame Umgang mit den Nährstoffen, ist die Lösung. Nicht zu wenig, damit der Organismus nicht in eine Unterversorgung

gerät. Aber auch nicht zu viel, um ihn nicht zu überfordern. Und sind Sie mal ehrlich: Oft hätten Sie sich nach dem Essen sicher viel besser gefühlt, wenn Sie den letzten Nachschlag nicht genommen hätten.

Kalorische Restriktion, also in unserem Sinn der maßvolle Umgang mit genussreichem Essen, ist auch deshalb so gut, weil sie eben ein Leben lang fit und gesund hält, die Alterungsprozesse deutlich verlangsamt, wie es zahlreiche Studien eindrucksvoll belegen, und gerade Zivilisationserkrankungen (Diabetes etc.) dadurch gedämpft oder sogar vermieden werden.

Die Hinweise, worauf diese positiven Effekte zurückzuführen sind, scheinen auf eine Reduktion des oxidativen Stresses zurückzuführen zu sein. Die menschlichen Zellen bleiben länger unversehrt und überleben somit länger. Ein Schutzenzym, das Sirtuin-1, wird bei kalorischer Restriktion vermehrt ausgeschüttet und verlangsamt somit Alterungsprozesse. Eine andere Theorie bezieht sich direkt auf den Stoffwechsel, der durch den maßvollen Umgang umprogrammiert wird und so ressourcenschonender mit den organischen Strukturen umgeht. Kalorische Restriktion hat also rein gar nichts mit Einschränkungen zu tun. Wir verstehen sie als Verstärkung des Genusserlebnisses – mit dem positiven Effekt, dass sich daraus auch noch andere tolle Vorteile für ein fittes, langes Leben ableiten lassen.

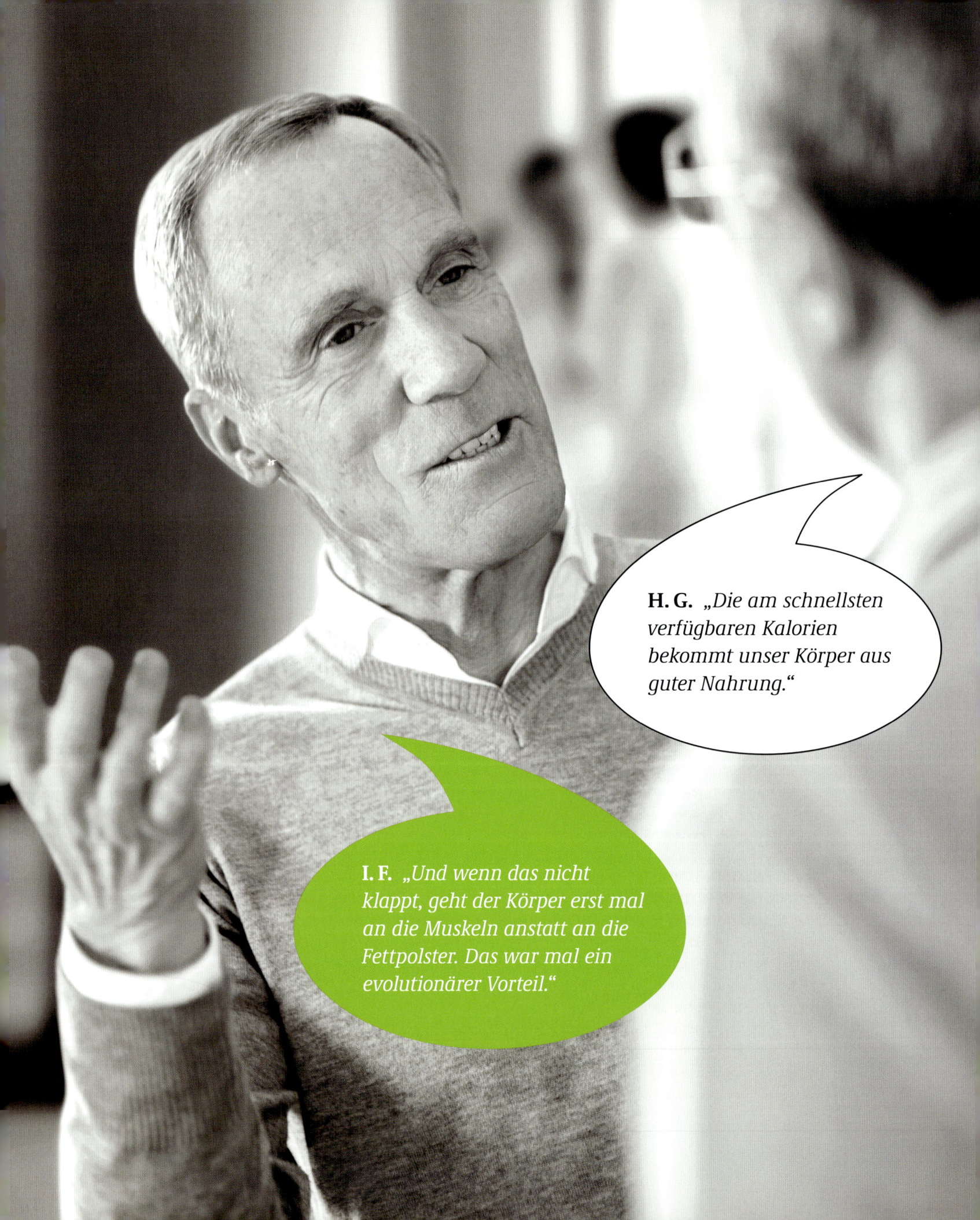

ZU WENIG ESSEN MACHT PROBLEME

Fett abzubauen gelingt tatsächlich nur, wenn man ausreichend isst.

Ist das nicht klasse, endlich mal was Gutes zum Thema „Essen" zu hören? In der Tat ist es so: Wer zu wenig isst, schadet sich langfristig massiv. Und auch Abnehmen gelingt nur, wenn man ausreichend isst. „Komisch!," sagen Sie, denn das haben Sie schon anders gehört. Dann erkläre ich Ihnen kurz, was geschieht, wenn Sie zu wenig essen: Es kommt zu einer Unterversorgung der Körperzellen und vor allem zu einer Mangelversorgung der inneren Organe und des Gehirns. Und dass die nicht über zu wenig Nährstoffe erfreut sind, ist wohl klar. Damit der Körper aber nun nicht in die Gefahr gerät, seine inneren Organe langfristig zu schädigen, schaltet er um in den Notlauf: Er fährt seinen Bedarf runter, der Stoffwechsel arbeitet langsamer und keine Energie wird mehr verschwendet. Der Körper tickt nun als Abwehrreaktion im langsameren Takt. Und den Rest seines Bedarfs deckt er, indem er „unnötige" Körperstrukturen und vor allem energiefressende Systeme abbaut und die dabei entstehende Energie für sich nutzt. Muskeln werden so zum Beispiel massiv abgebaut, weil sie sehr kostengünstig sind und weil die inneren Organe und ganz besonders das Gehirn sich aus den Bestandteilen der Muskeln neue Energie holen. Seine Fettdepots greift er dazu gar nicht oder kaum an, denn das ist seine allerletzte Notreserve.

Zu wenig zu essen – und sei es auch nur für einen kurzen Zeitraum von wenigen Tagen –, ist nicht sinnvoll, denn der Körper wehrt sich dagegen. Wenn Sie dann normal weiteressen, bleibt dieser Zustand der Abwehrhaltung mitunter bis zu ein Jahr bestehen. Alle Funktionen bleiben im Notlauf und dann passiert, was kommen muss: Der Jo-Jo-Effekt schlägt zu.

„Der Körper betreibt Selbstkannibalismus, wenn er zu wenig zu essen bekommt."

Versorgen Sie Ihren Körper also immer ausreichend und maßvoll mit allen Makro- und Mikronährstoffen. Nur dann haben Sie einen wirklich zufriedenen, glücklichen und vor allem fitten Organismus. Zu wenig zu essen, ist mindestens genauso schlimm, wie zu viel zu essen. Beides hat gravierende Folgen!

FIT, SCHLANK UND GESUND

Wer wieder alle Muskelgruppen benutzt, wird schlank.

Wer will das nicht? Und doch klappt es meist nicht so einfach. Weil es keinen Spaß macht und auch nicht genussvoll ist. Genau das werden wir jetzt ändern. Denn wir dürfen Sport, Bewegung und auch Ernährung nicht als Bedrohung erleben, denn sie sind unsere wichtigsten Lebenselixiere. Und je mehr erfolgreiche Menschen ich in meiner beruflichen Laufbahn befragt habe, die nachhaltig abgenommen haben, umso sicherer zeigt sich, dass für den wirklich langfristigen Erfolg zwei Dinge zusammenkommen müssen:

„Schlemmen und Trimmen, beides muss stimmen."

Sonst macht es keinen Spaß und wird zur Tortur, die man möglichst schnell wieder beenden möchte. Aber genussvolles und vor allem bewusstes Essen kann gedankenloses Zu-viel-Essen bei gleichzeitigem Gewinn an Lebensfreude ersetzen, ohne dass es uns quält, und dabei unschätzbar viel für unsere Gesundheit tun. Für die Bewegung und die körperliche Fitness gilt das Gleiche: Wohlsein und der Genuss sind auch dabei der Schlüssel zum Erfolg. Fitness braucht dabei einen bunten Blumenstrauß verschiedener Fähigkeiten. Nur lange und schnell laufen zu können oder starke Muskeln zu haben, ist noch lange nicht gleichbedeutend mit echter Fitness – diese ergibt sich in Vollendung nur aus den Fähigkeiten Ausdauer, Kraft, Schnelligkeit, Beweglichkeit, Koordination und geistige Fitness. Und das gilt so auch für die Ernährung. Nur in die eine Richtung zu denken oder zu essen, macht noch lange nicht fit und gesund. Auch einzelne Makronährstoffe vollständig vom Speiseplan zu streichen, wie es uns Low-Carb- oder Low-Fat-Diäten vorgaukeln wollen, ist nicht sinnvoll. Denn alle Inhaltsstoffe unserer Ernährung wirken immer zusammen und schöpfen daraus ihre Wirkung. Und genau deswegen ist die Ernährung dann genau richtig, wenn sie gehirnfreundlich, energieliefernd, schnell verfügbar, gut zu verarbeiten, sättigend und genussvoll ist. Denn bieten wir dem Organismus viel gute Qualität an Nährstoffen, geht er auch sehr sorgfältig damit um und nutzt die darin enthaltene wertvolle Energie für all seine wichtigen Funktionen: die Körperwärme, den Stoffwechsel, den Energieverbrauch und die Verarbeitung. Minderwertige Nahrung landet dagegen schnell, oft ohne Nutzung durch den Körper, in den Fettdepots.

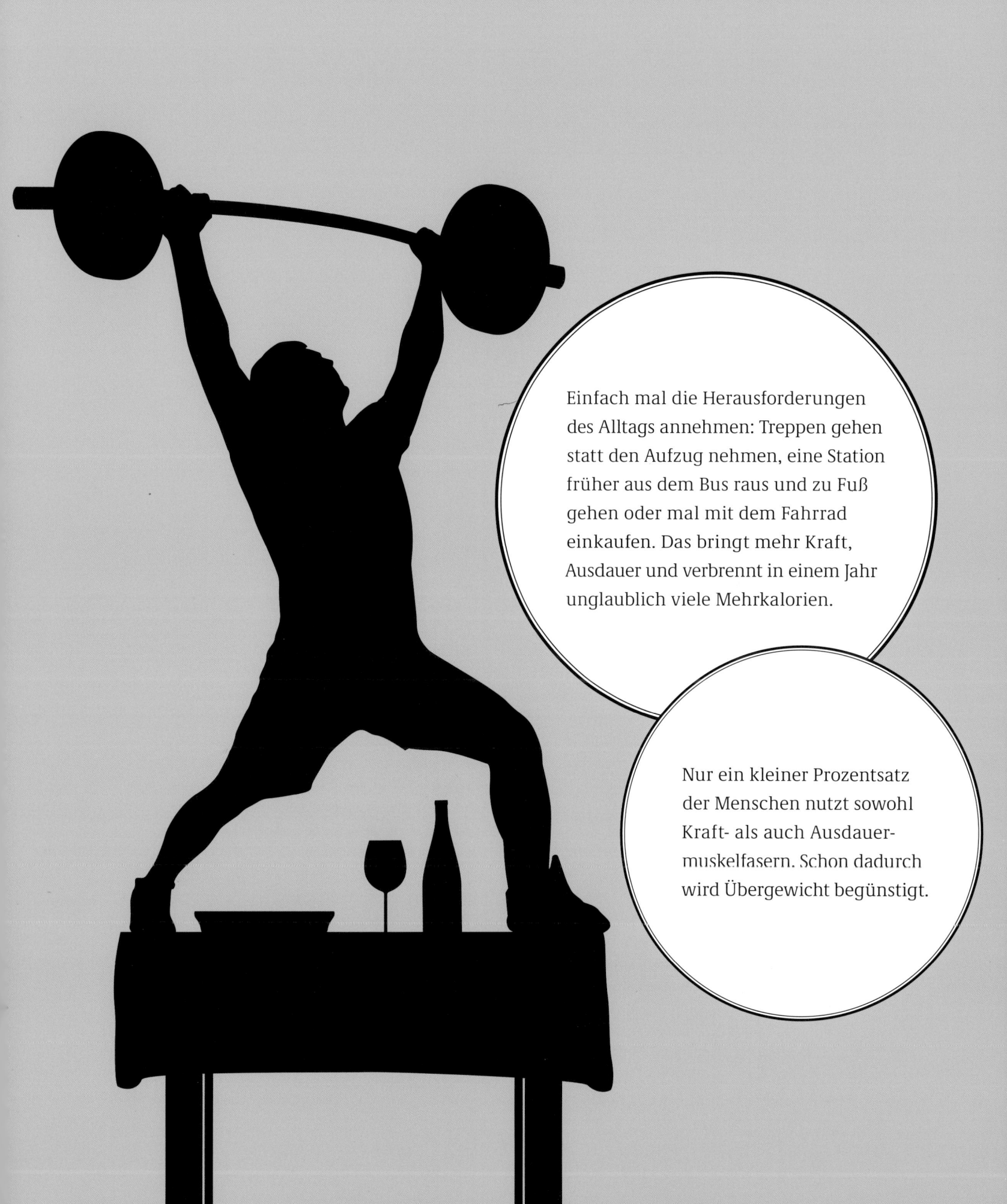

Einfach mal die Herausforderungen des Alltags annehmen: Treppen gehen statt den Aufzug nehmen, eine Station früher aus dem Bus raus und zu Fuß gehen oder mal mit dem Fahrrad einkaufen. Das bringt mehr Kraft, Ausdauer und verbrennt in einem Jahr unglaublich viele Mehrkalorien.

Nur ein kleiner Prozentsatz der Menschen nutzt sowohl Kraft- als auch Ausdauermuskelfasern. Schon dadurch wird Übergewicht begünstigt.

Unser Körper setzt hierzu eine ganze Reihe ausgeklügelter Mechanismen ein, um die Nahrung zu entschlüsseln, nämlich ob sie nun genutzt, gespeichert oder entsorgt werden soll. In der weltbekannten „China Study" stellte sich sogar heraus, dass selbst bei mehr kalorischem Input die Qualität der Nährstoffe dazu führt, dass Menschen eben nicht zunehmen. Die Qualität entscheidet also über den Verbrauch – genau wie bei der Fitness. Nur richtige, ausgewogene und individuell passende Reize ziehen entsprechende positive Anpassungen nach sich. Ist der Reiz nicht auf Ihre Bedürfnisse abgestimmt, verpufft selbst das beste Training. So haben wir Rezepte für Ihre Fitness entworfen, die genau den Bedürfnissen eines gesunden Organismus entsprechen:

- genussvoll und wohlschmeckend
- energie- und nährstoffliefernd
- sättigend
- gehirnfreundlich
- leicht und schnell verfügbar

Für die einzelnen Bereiche haben wir Schwerpunkte gesetzt und die Rezepte entsprechend gekennzeichnet, damit die energieverbrauchenden Ressourcen optimal zugeführt werden und Erholung und Regeneration schnell möglich sind:

- Für die Ausdauer mit Schwerpunkt auf Energie, also mehr Kohlenhydrate und Fette
- Für Kraft und Schnelligkeit mit Schwerpunkt auf Energie und Wachstum, dafür mehr Kohlenhydrate und Proteine
- Für Beweglichkeit und Koordination mit einem Schwerpunkt auf Mineralien und Spurenelementen
- Für die geistige Fitness mit dem Schwerpunkt auf dem Aufbau und Umbau, deshalb Proteine und Fette
- Für die Gewichtsreduktion mit dem Schwerpunkt Kalorienbewusstsein

Natürlich sind diese Rezepte nicht strikt einer Tätigkeit zuzuordnen und nur dort in ihrer Wirkung anzusetzen. Die Schwerpunkte zeigen aber, dass es eben nicht die eine und nur diese fitte Ernährung geben kann, sondern dass sämtliche Aspekte der Ernährung dazugehören. Und das sind nun einmal alle Makronährstoffe (Fette, Kohlenhydrate und Proteine) sowie alle Mineralien und sogenannten Spurenelemente. Die Vielfalt bringt auch hier erst den eigentlichen Effekt.

Deshalb sollten Sie bei der Auswahl der Rezepte jeweils überlegen, was Sie gerade aktiv machen: Haben Sie eine große Ausdauereinheit geplant, ist es sinnvoll, etwas zu essen, was die Ausdauerleistung unterstützt. Machen Sie in Kürze zum Beispiel Dehn-, Yoga- oder andere Übungen zur Verbesserung Ihrer Beweglichkeit und Koordination,

MIT EINFACHEN REGELN ALLE GEWICHTSPROBLEME LÖSEN

Nichts ist leichter als das.

ERMITTELN SIE ERST MAL MÖGLICHST EXAKT IHREN TAGESBEDARF AN KALORIEN (SIEHE SEITE 27)

> Wenn Sie abnehmen wollen, ist es optimal, täglich etwa 10 Prozent weniger Kalorien als Ihr eigentlicher Tagesbedarf aufzunehmen.

> Wenn Sie schneller abnehmen wollen, sollten Sie täglich 200 Kalorien zusätzlich verbrauchen. Versuchen Sie, sich täglich zusätzlich 30 Minuten aktiv zu bewegen. Trainieren Sie dabei täglich abwechselnd Kraft und Ausdauer, um beide Muskelgruppen zu stärken.

> Verzichten Sie konsequent auf Kalorien zwischendurch. Immer mindestens 4 bis 5 Stunden Kalorienpause! Auch wenn es am Anfang schwerfällt: Diese Regel ist extrem wichtig! Das erhöht auch den Genuss danach.

> Essen Sie möglichst nur frische Lebensmittel mit hoher Qualität und gar keine Fertigprodukte aus vorverarbeiteten Lebensmitteln. Werden Sie zum Genießer, der langsam isst, bewusst genießt und seinem Körper immer das Beste geben will. Beginnen Sie, Zutatenlisten genau zu lesen. Sehr schnell werden Sie gern die ungesunden Versuchungen links liegen lassen.

> Essen Sie immer mit Genuss, langsam und vor allem bewusst. Gehen Sie selbst einkaufen und kochen Sie möglichst viel selbst und frisch. Lassen Sie Weißmehl, Industriezucker und fetthaltige Versuchungen möglichst oft liegen und greifen Sie lieber zu Smoothies, Nüssen, Gemüse, Fisch und Vollkornprodukten, die Sie mögen.

> Überfordern Sie sich nicht beim Training und nicht beim Abnehmen. Lassen Sie sich Zeit für Ihre Erfolge. Machen Sie sich klar, dass Sie gar nichts Besseres tun können, als 200 bis 400 Kalorien mehr zu verbrauchen, als Sie zu sich genommen haben.

> Lernen Sie, Ihren Erfolg zu genießen, wenn Sie Ihrem inneren Schweinehund widerstehen. So trainiert Sie Ihr Belohnungszentrum auf die richtigen Reize.

Schon nach zwei Wochen haben Sie die neuen Gewohnheiten in den Tagesablauf integriert.

I. F. *„Ein einfaches Geheimnis: Wer nur bei drei ausgewogenen Mahlzeiten täglich Kalorien zu sich nimmt, kann nicht dick werden oder dick bleiben."*

helfen Gerichte mit besonders vielen Mineralien und Spurenelementen dabei, den Körper zu unterstützen. Bei der erwünschten Gewichtsabnahme am sportfreien Tag empfiehlt sich eine eher kalorienreduzierte Mahlzeit. Dabei brauchen Sie aber nicht sklavisch vorzugehen, um immer nur so zu essen, wie es gerade zu Ihrem Programm passt. Vielmehr kann Ihnen die Auswahl der

Gerichte helfen zu lernen, Ihren Körper optimal mit Nahrung zu versorgen. Fitness und Gesundheit brauchen keine Beschränkung. Sie brauchen höchste Qualität, viel Genuss und von allem etwas – das aber maßvoll.

Maß- und genussvoll leben: Das ist das Motto unserer Challenge. Und sie ist genau deshalb so erfolgreich. Kein Hungern, keine Spitzensportaktivität – einfach normal weiterleben und an einer ganz kleinen Schraube drehen!

EMPFEHLUNG ZUR OPTIMALEN ZUSAMMENSETZUNG VON

Kohlenhydraten: 55 %   Proteinen: 15 %   Fetten: 30 %   (Tagesbedarf)

20-35% S. Seite 231

WANN ISST MAN WAS AM BESTEN?	KOHLENHYDRATE	PROTEINE	FETT
Frühstück	50 %*	30 %*	40 %*
Mittagessen	40 %*	20 %*	40 %*
Abendessen	10 %*	50 %*	20 %*

*Prozentuale Aufteilung des Tagesbedarfs (Frühstück, Mittagessen und Abendessen).

REZEPTE
Kategorien

Die unten dargestellten Embleme finden Sie bei den Rezepten wieder. Sie weisen jeweils die Rezepte aus, die ganz besonders geeignet sind, um konkrete Defizite oder besondere Beanspruchungen auszugleichen. Das heißt aber nicht, dass Sie Fitnessrezepte nur dann essen dürfen, wenn Sie heute oder morgen 10 Kilometer joggen. Auch bei der täglichen Auswahl der Speisen soll der Genuss weiter im Vordergrund stehen. Gehen Sie also locker und entspannt damit um und entscheiden Sie selbst, wann Sie Bedarf sehen.

Ausdauer
Rezepte mit Kohlenhydraten und Fetten

Kraft und Schnelligkeit
Rezepte mit Kohlenhydraten und Proteinen

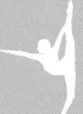

Beweglichkeit und Koordination
Rezepte mit Mineralien und Spurenelementen

Geistige Fitness, Stressresistenz/Ausgeglichenheit
Rezepte mit Proteinen und Fetten

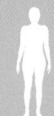

Rank und schlank
Rezepte nach dem Prinzip der kalorischen Restriktion

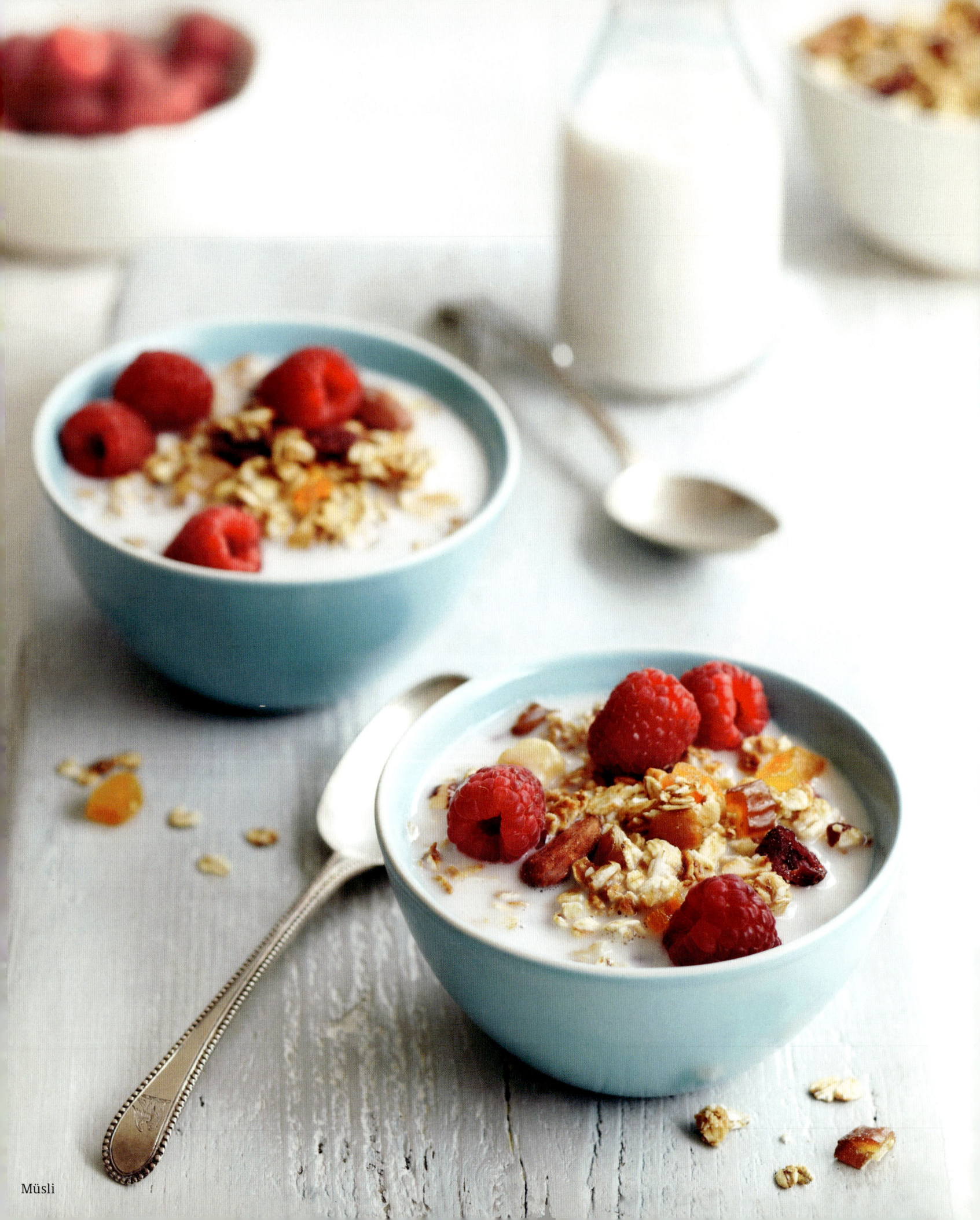

Müsli

KRAFT FÜR DEN START IN DEN TAG

Um einen optimalen Start in den Tag zu gewährleisten, ist es unverzichtbar, schon beim Frühstück auf Qualität und Ruhe zu setzen. Denn ohne eine fundierte Grundlage an Nährstoffen werden unsere so wichtigen Organe wie vor allem das Gehirn keine volle Leistungsfähigkeit entwickeln können. Da hierbei vor allem ein konstanter Blutglukosespiegel vonnöten ist, sollte das Frühstück viel vollwertiges Getreide enthalten, das – im Gegensatz zum Einfachzucker aus hellem Weizenmehl – über einen längeren Zeitraum abgebaut wird, da es deutlich mehr Ballaststoffe enthält, wodurch die Stärke im Verdauungstrakt nicht so schnell gespalten und somit der Zucker konstant über einen längeren Zeitraum ins Blut abgegeben wird. Bei Einfachzuckern wird hingegen die Energie sofort in Form von Zucker ins Blut freigesetzt und schneller aufgebraucht – eine frühzeitige Heißhungerattacke wäre damit vorprogrammiert. Um das zu vermeiden, finden Sie nun unsere einfachen Alltagshelfer für jeden Tag!

Müsli Bei der Zusammenstellung des Müslis kann man mit ein paar einfachen Tricks unnötige raffinierte Zuckerquellen sparen, indem man prinzipiell keine Fertigprodukte wie etwa geröstete und/oder gesüßte Cerealien verwendet und stattdessen auf reine Getreide-Basismischungen zurückgreift. Diese enthalten vorwiegend Flocken aus reinen Getreidesorten wie Hafervollkorn, Dinkelvollkorn, Weizenvollkorn, Roggenvollkorn und Gerstenvollkorn. Geben Sie nach Belieben noch frisches oder getrocknetes Obst (wie Rosinen, Datteln, Aprikosen), aber auch Nüsse (Mandeln, Haselnüsse, Cashewkerne, Walnüsse) und Samen (Sonnenblumenkerne, Kürbiskerne, Sesam) hinzu.

Vollkornbrot Je mehr Sie hierbei auf chemisch gebleichtes, helles Weizenmehl verzichten, umso besser! Ideale Energielieferanten für den Tag stellen hierbei vor allem Dinkelvollkorn-, Roggenvollkorn-, Gerstenvollkorn-, aber auch Buchenweizenmehl dar. Bei der Wahl des Brotes oder auch der Brötchen ist darauf zu achten, dass diese aus frischem Natursauerteig angefertigt wurden und keine künstlichen Aromen, Geschmacksverstärker, Stabilisatoren und Konservierungsstoffe enthalten. Einige Menschen leiden auch unter einer sogenannten Lebensmittelunverträglichkeit, die oft durch das Klebereiweiß Gluten, das vor allem in Weizen vorhanden ist, provoziert wird. Als Brotbelag eignen sich prima gesunde und leckere Gemüsecremes, idealerweise in Bioqualität. Aber auch Aufschnitt kann gesund sein: Geflügelwurst beispielsweise ist fettarm und lecker. Auch hier empfiehlt es sich, auf Bioqualität zu setzen, da das Geflügel artgerechter gehalten wird und auch deutlich seltener Antibiotika eingesetzt werden. Greifen

Sie ruhig auch häufiger zu Käse in vielen Variationen, um Ihren Körper mit Eiweiß zu versorgen. Ziegen- und Schafskäse sind übrigens laktosefrei und enthalten ebenso viel Protein und gute Fette. Probieren Sie es aus!

Frühstücksei Solange Sie auf eine gute, ökologische Herkunft der Eier achten, sind Sie wesentlich besser als ihr Ruf. Denn in wissenschaftlichen Studien konnte mittlerweile ausreichend belegt werden, dass selbst ein täglicher Verzehr von Eiern nicht zu einer Erhöhung des Gesamtcholesterinwerts beiträgt. Eier enthalten entgegen der weitverbreiteten Ansicht eine Vielzahl von Nährstoffen wie etwa die Vitamine A, D, E, K, B_1, B_2 und B_6 sowie zahlreiche Mineralien (Folsäure, Kalium, Calcium, Phosphor, Magnesium, Fluor, Eisen, Jod). Die fettärmste Variante ist die gekochte Form, die sich auch zur Mitnahme an den Arbeitsplatz bestens eignet. Rühr- und Spiegeleier sind ein wenig zeitintensiver in der Zubereitung und enthalten deutlich mehr Fett. Das Anbraten sollte daher im Idealfall durch hochwertige Pflanzenölzugaben (Olivenöl, Sonnenblumenöl) erfolgen und kann wunderbar durch beigemengte Kräuter und Gemüse verfeinert werden – so kompensieren Sie die überschüssigen Fette spielend durch die Reduktion an zusätzlichen Kohlenhydraten.

Frisches Obst Hier können Sie nach Belieben nach Herzenslust zugreifen! Obst enthält nicht nur bekömmliche Kohlenhydrate, sondern auch eine Vielzahl an Vitaminen, Mineralien und Spurenelementen. Wenn es Ihnen möglich ist, sollten Sie allerdings Produkte aus zertifiziert ökologischem Anbau verwenden, da diese einen wesentlich geringeren Pestizidrückstand aufweisen. Mischen Sie ungesüßtes Obst nach Ihrem Gusto in Müslis, Joghurts, Pancakes, Smoothies – ein idealer nährstoffreicher Sattmacher! Am besten greifen Sie aber immer zu Saisonobst.

Smoothies Sie erfreuen sich zunehmender Beliebtheit, da sie meistens nicht nur einfach herzustellen, sondern auch sehr gut vorzubereiten und mitzunehmen sind. Gute Smoothies sind allerdings primär von der Frische und Qualität ihrer Zutaten abhängig, sodass die tägliche Zubereitung unter Umständen mit häufigen Einkäufen verbunden sein kann. Hilfreich kann es deshalb sein, auch Tiefkühlprodukte (im Idealfall mit Biosiegel) zu verwenden oder diese mit Milch und Joghurt zu strecken, was auch im Gegensatz zum reinen Obst- und/oder Gemüsesmoothie zu einem längeren Sättigungsgefühl verhilft.

Joghurt In Joghurt können sich ähnlich wie in einem Müsli viele versteckte Kohlenhydrate durch Zuckerbeigaben verbergen – deshalb ist es sehr ratsam, generell auf echten Naturjoghurt zurückzugreifen. Sollte Ihnen diese Variante aber nicht süß genug sein, mischen Sie einfach etwas frisches oder aufgetautes Tiefkühlobst unter. Natürlich können Sie Joghurts auch wunderbar mit Müsli kombinieren, was Ihnen einen nährstoffreichen Start in den Tag verspricht und Sie vor allem auch vor einem vorzeitigen Blutzuckerabfall bewahrt.

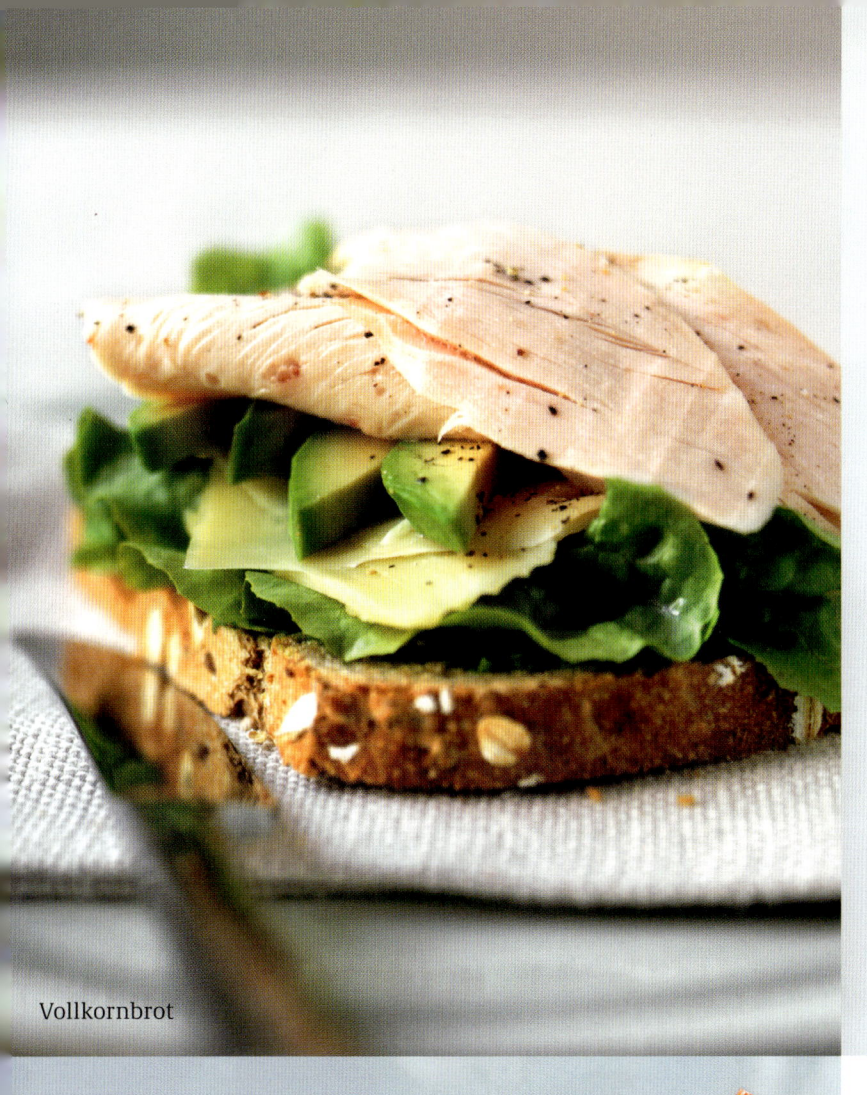

Vollkornbrot

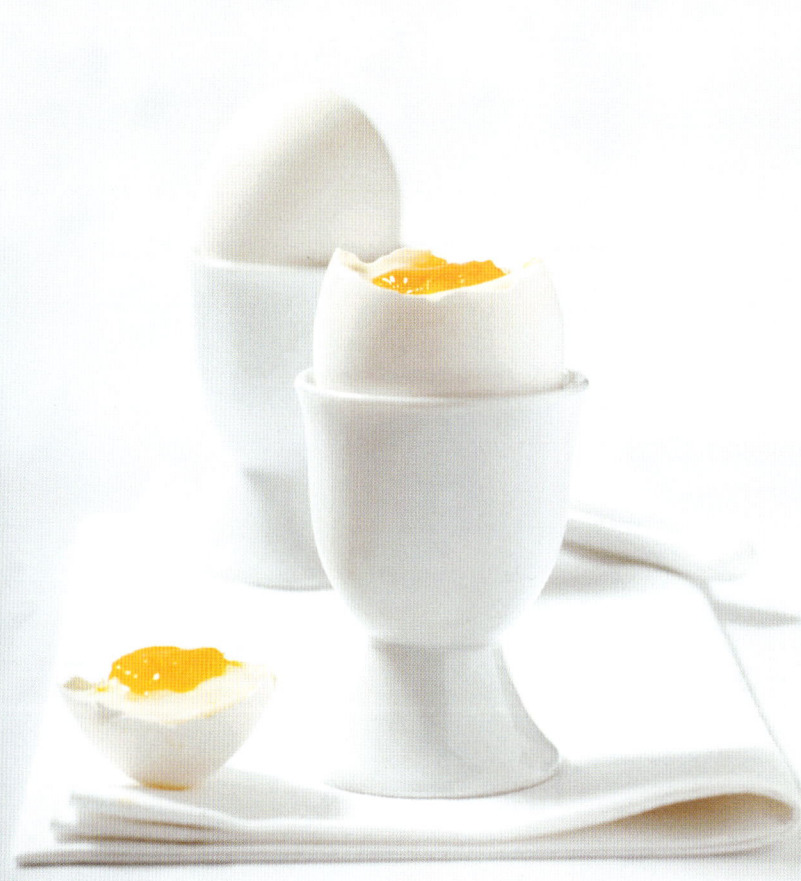

Frühstücksei

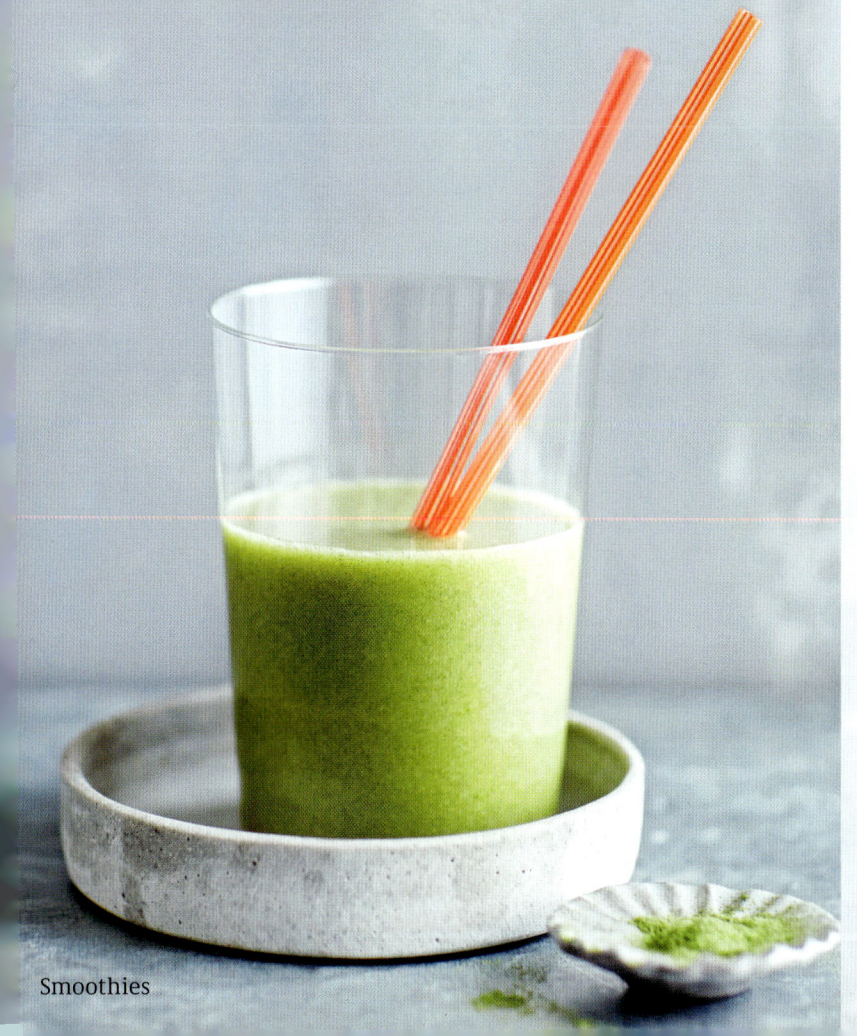

Smoothies

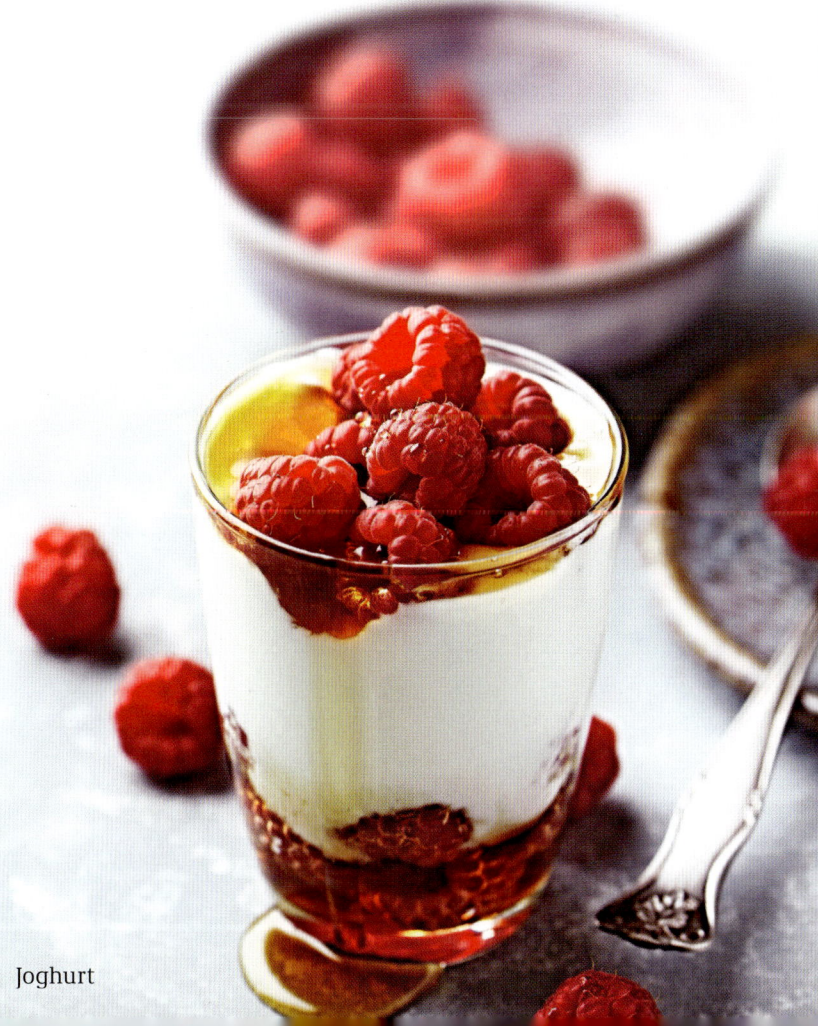

Joghurt

DEFTIGES

mit Fleisch

Der Fleischkonsum der heutigen Zeit wirft eine Menge Fragen auf, die jeder für sich selbst beantworten muss. Zum einen essen wir viel zu viel Fleisch, zum anderen achten wir viel zu wenig auf die Qualität und damit auf die Umstände, unter denen ein Tier lebt. Unser Tipp: Ruhig ran an den Speck – aber bitte an den aus artgerechter Haltung und handwerklicher Tradition!

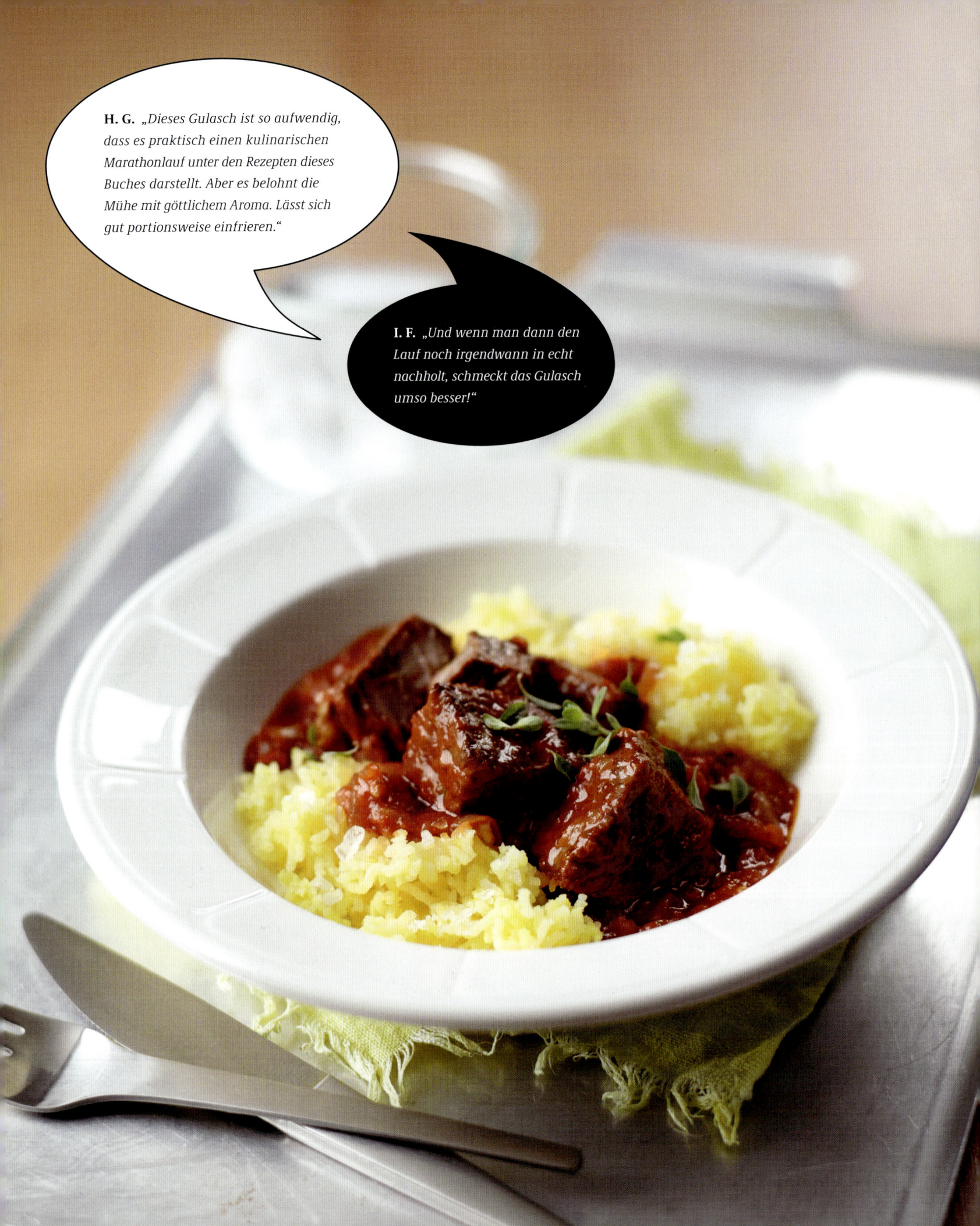

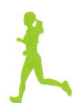

Gulasch de luxe

Zutaten für 6–8 Personen
Zubereitungszeit ca. 45 Minuten plus 1 Stunde 30 Minuten Garzeit

1,4 kg Rindfleisch aus der
hohen Rippe ohne Knochen
1 kg Zwiebeln
2 Knoblauchzehen
2 rote Paprikaschoten
75 g Schweineschmalz
Meersalz
frisch gemahlener schwarzer
Pfeffer

2 EL Mehl
2 EL Tomatenmark
2 EL edelsüßes Paprikapulver
1 ½ EL Majoran
1 ½ EL grob gemörserter
Kümmel
400 g stückige Tomaten
1 l Fleischbrühe

Für die Kräuterbutter
1 Knoblauchzehe
30 g Butter
abgeriebene Schale von
1 kleinen Biozitrone
1 TL Majoran
1 TL gemahlener Kümmel

1 Das **Fleisch** in Stücke von etwa 4 × 5 cm Größe (ca. 50 g) schneiden. **Zwiebeln** schälen, längs halbieren und quer in dünne Streifen schneiden. Den **Knoblauch** schälen und fein hacken. Die **Paprika** waschen, halbieren, Samen und Scheidewände entfernen, das Fruchtfleisch im Mixer pürieren und anschließend durch ein Sieb passieren. Den Backofen auf 150 °C vorheizen. **2** Die zimmerwarmen Fleischwürfel in einer großen Pfanne oder einem großen Topf (Bräter) mit schwerem Boden von allen Seiten scharf und dunkel im **Schmalz** anbraten. **3** Dabei darauf achten, dass alle Fleischstücke Kontakt mit dem Boden haben können, sonst werden sie nicht schön braun und es wird hinterher nichts mit der dunklen Sauce und dem kräftigen Gulascharoma. Also besser in zwei Portionen anbraten und währenddessen schon **salzen** und **pfeffern**. **4** Das Fleisch aus dem Topf nehmen, die Zwiebeln und den Knoblauch offen darin schmoren, bis auch die Zwiebeln deutlich dunkel, aber nicht schwarz geworden sind. **5** Das Fleisch zurück in den Topf geben, das **Mehl** darüberstäuben und schnell verrühren. **Tomatenmark, Paprikapulver, Majoran** und **Kümmel** dazugeben. **6** Alles kurz zusammen braten, die **Dosentomaten,** die **Brühe** und das Paprikapüree hineingeben. Mit **Salz** und **Pfeffer** abschmecken und aufkochen. Den Bräter offen in den Backofen stellen und 1 Stunde 30 Minuten garen, nach 1 Stunde einmal kräftig umrühren. **7** In der Zwischenzeit für die Kräuterbutter den **Knoblauch** schälen und durchpressen. Mit der **Butter,** der abgeriebenen **Zitronenschale, Majoran** und **Kümmel** gründlich vermischen und kalt stellen. **8** Das Gulasch aus dem Ofen nehmen und die kalte Kräuterbutter einrühren. Nochmal abschmecken, 10 Minuten sehr heiß ziehen lassen, aber nicht mehr köcheln. **9** Die perfekte Beilage sind gekochte Kartoffeln, die durch die Kartoffelpresse direkt auf die Teller gepresst und leicht mit Meersalz gewürzt werden. Gulasch mit der Sauce darüber verteilen.

Eine Portion hat ca. 507 kcal (2.124 kJ).* Mit 150 g Kartoffeln pro Person plus 105 kcal (443 kJ). Eine kräftige, üppige Mahlzeit, die auch in kleineren Portionen satt macht.   * Für 7 Personen berechnet.

Asiatisches Hühnchenragout

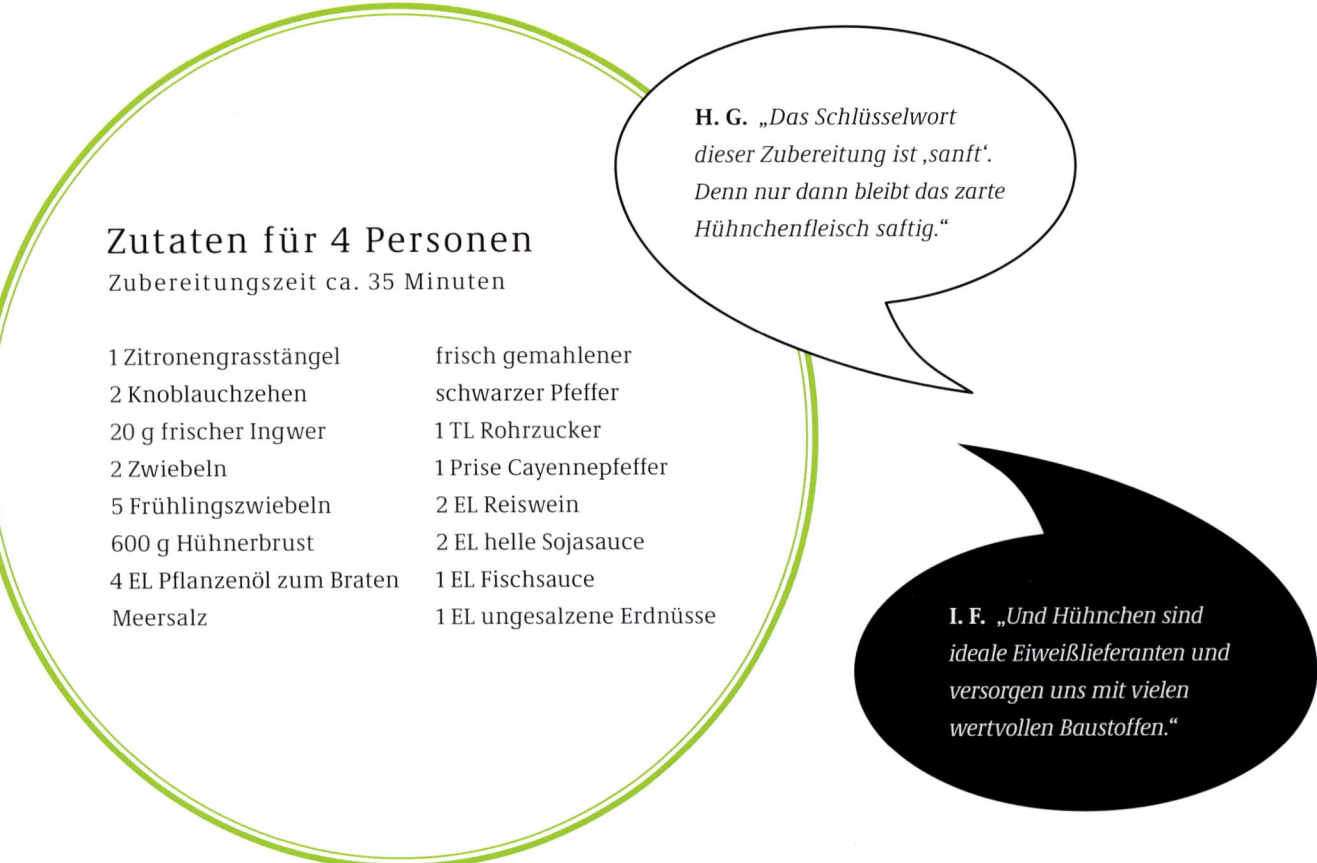

Zutaten für 4 Personen
Zubereitungszeit ca. 35 Minuten

1 Zitronengrasstängel	frisch gemahlener
2 Knoblauchzehen	schwarzer Pfeffer
20 g frischer Ingwer	1 TL Rohrzucker
2 Zwiebeln	1 Prise Cayennepfeffer
5 Frühlingszwiebeln	2 EL Reiswein
600 g Hühnerbrust	2 EL helle Sojasauce
4 EL Pflanzenöl zum Braten	1 EL Fischsauce
Meersalz	1 EL ungesalzene Erdnüsse

H. G. *„Das Schlüsselwort dieser Zubereitung ist ‚sanft'. Denn nur dann bleibt das zarte Hühnchenfleisch saftig."*

I. F. *„Und Hühnchen sind ideale Eiweißlieferanten und versorgen uns mit vielen wertvollen Baustoffen."*

1 Die äußeren Blätter vom **Zitronengras** entfernen und den Stängel unten kurz abschneiden. Den Stängel in sehr schmale Streifen schneiden und sehr fein hacken. **Knoblauch** schälen und ebenfalls fein hacken. **Ingwer** schälen und vierteln. **Zwiebeln** schälen, längs halbieren und quer in dünne Streifen schneiden. **Frühlingszwiebeln** waschen, putzen und quer in feine Ringe schneiden. **2** Das **Hühnchenfleisch** relativ fein würfeln und von allen Seiten im **Öl** anbraten, dabei **salzen** und **pfeffern.** Zitronengras, Knoblauch, Ingwer, Zwiebeln, Frühlingszwiebeln und **Zucker** einrühren, kurz mitbraten und mit **Cayennepfeffer** würzen. **3** Mit **Reiswein, Sojasauce** und **Fischsauce** ablöschen und so viel Wasser zufügen, dass alles gerade bedeckt ist. 10 Minuten ganz sanft köcheln, am besten knapp unter dem Siedepunkt vor sich hin köcheln lassen. **4** In der Zwischenzeit die **Erdnüsse** in einer trockenen Pfanne kurz anrösten und dann fein hacken. Das Fleisch noch einmal abschmecken, Erdnüsse unterziehen und mit Basmatireis servieren.

Eine Portion hat ca. 455 kcal (1.900 kJ). Mit 75 g Basmatireis pro Person plus 80 kcal (332 kJ). Damit ist dieses Rezept in jeder Hinsicht leicht verdaulich.

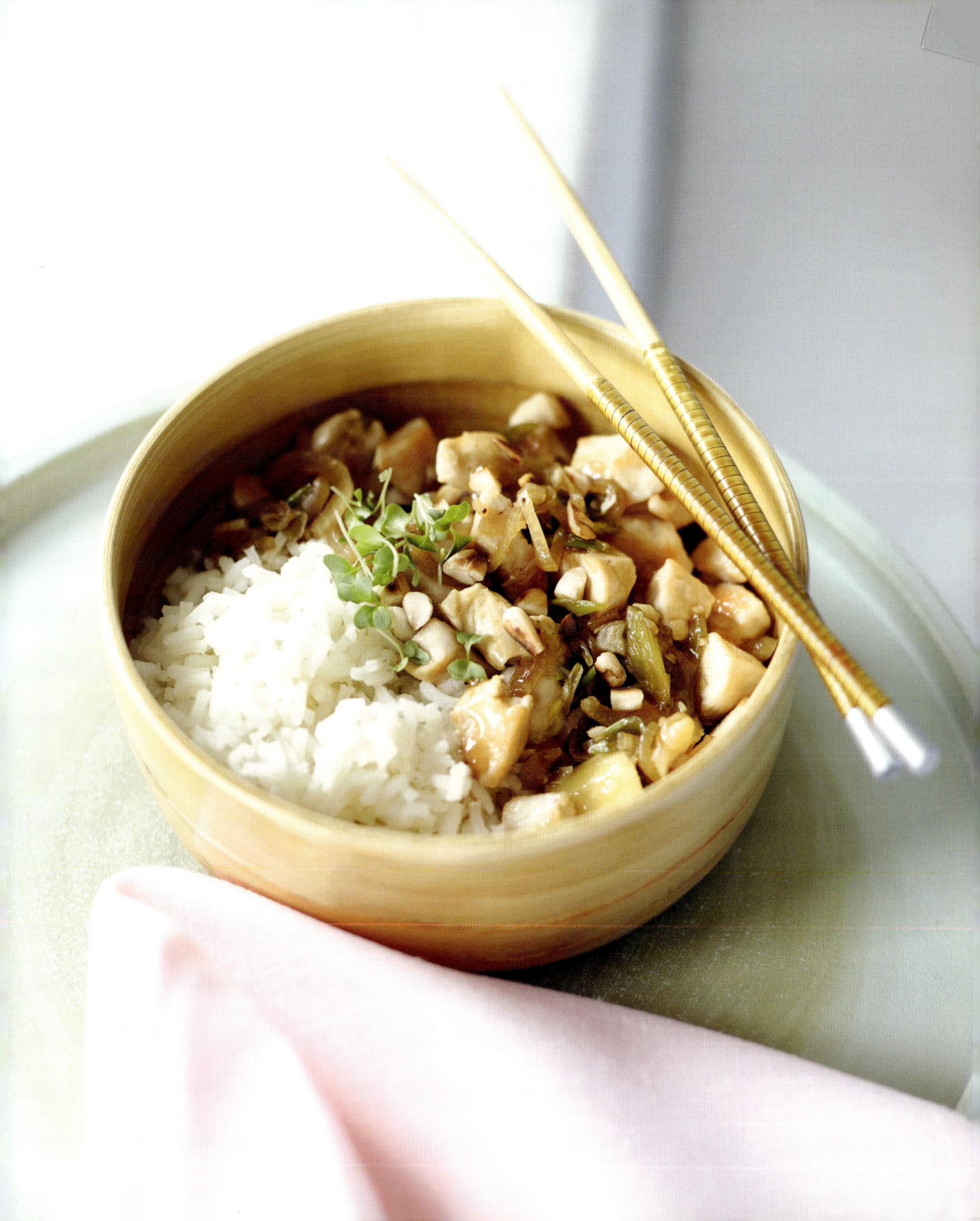

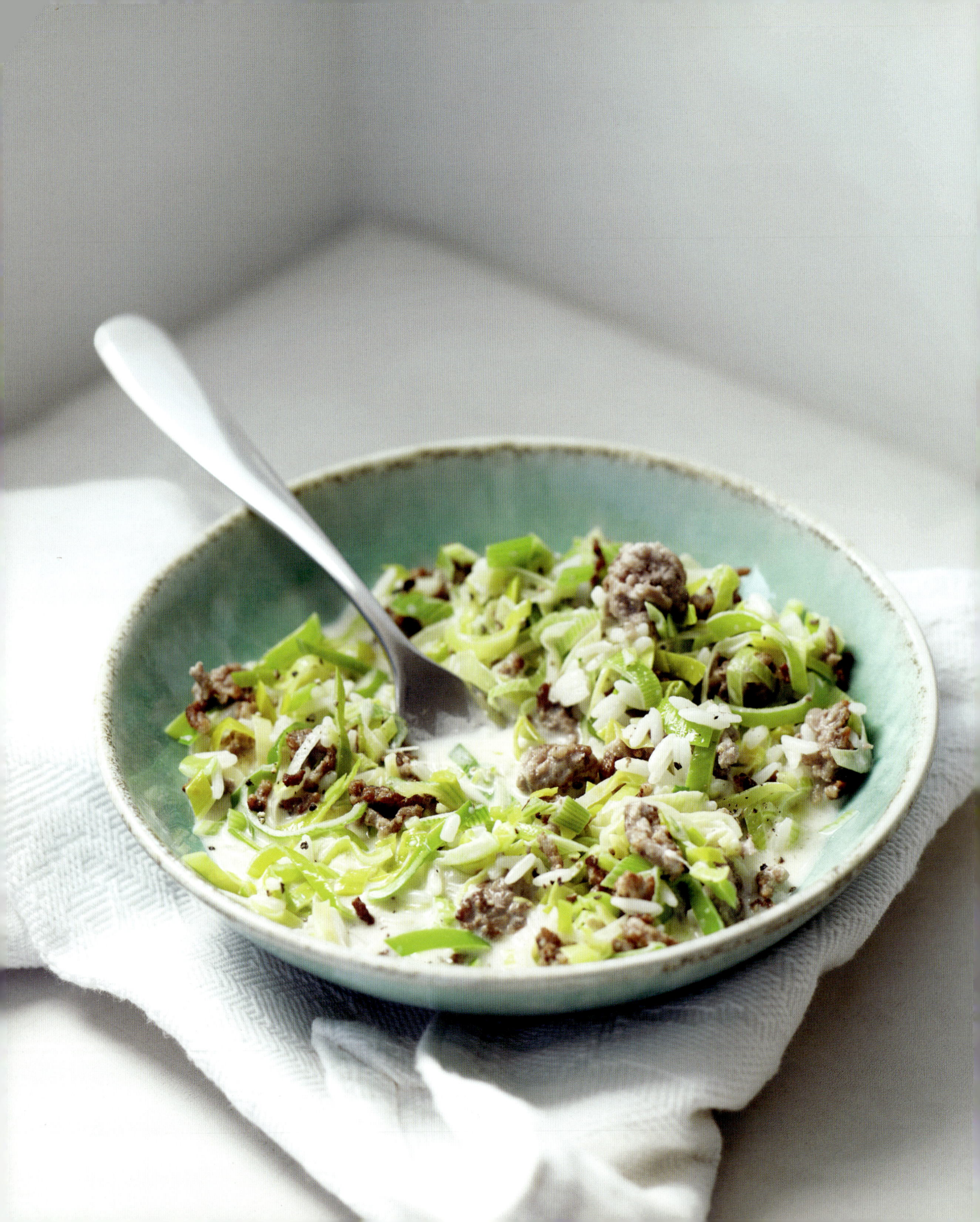

Laucheintopf mit Hackfleisch und Ziegenfrischkäse

Zutaten für 4 Personen
Zubereitungszeit ca. 40 Minuten

1 kg Lauch
500 g Gehacktes, halb und halb
50 g Butter zum Braten
Meersalz
frisch gemahlener schwarzer Pfeffer
2 Knoblauchzehen
300 ml Gemüsebrühe
150 g Ziegenfrischkäse
150 g gekochter Langkornreis

H. G. *„Die gute Butter rundet das Aroma schön ab."*

I. F. *„Aber bitte in Maßen!"*

1 Den **Lauch** putzen und dabei möglichst viel Grünes mitverwenden. Längs halbieren, waschen und quer in sehr schmale Streifen schneiden. **2** In einer möglichst flachen Kasserolle mit möglichst großem Durchmesser das **Gehackte** in der **Butter** kräftig anbraten, dabei **salzen** und **pfeffern**. Wenn es gebräunt ist, portionsweise Lauch einrühren und kräftig mitbraten. Wenn der Lauch weich wird, die nächste Portion einrühren. Am Schluss auch den **Knoblauch** dazupressen. Mit der **Brühe** ablöschen, aufkochen lassen, abschmecken und 5 Minuten offen köcheln lassen. **3** Jetzt den **Frischkäse** gründlich mit dem Eintopf vermischen und mit geschlossenem Deckel 5 Minuten ganz leicht köcheln lassen. Den **Reis** hinzufügen und heiß werden lassen. **4** In tiefen Tellern servieren. Der Eintopf sollte noch schön feucht bis leicht suppig sein.

Eine Portion hat ca. 591 kcal (2.474 kJ). Schmeckt sogar mit nur halb so viel Butter!

Eintopf mit Mais und Huhn

Zutaten für 4 Personen
Zubereitungszeit ca. 25 Minuten plus 1 Stunde 15 Minuten Garzeit

Für ca. 1 ½ l Brühe	*Für die Einlage*	2 kleine getrocknete
1 Lauchstange	200 g Staudensellerie	Chilischoten
1 Möhre	100 g Möhren	3 Lorbeerblätter
1 große Staudenselleriestange	100 g Zwiebeln	1 EL Tomatenmark
750 g Hähnchenflügel	2 Knoblauchzehen	1 EL gehackte Petersilie
10 Korianderkörner	4 Maiskolben	
10 Pfefferkörner	Rapsöl zum Braten	
Meersalz		

1 Für die Brühe das **Gemüse** putzen, waschen, grob hacken und zusammen mit den **Hähnchenflügeln,** den **Gewürzen** und etwas **Meersalz** mit so viel kaltem Wasser aufgießen, dass es etwa 2 cm über den Zutaten steht. 45 Minuten offen köcheln lassen, dann alles in der Brühe etwas abkühlen lassen. **2** In der Zwischenzeit für die Einlage **Staudensellerie** waschen und putzen, **Möhren** und **Zwiebeln** schälen. Das Gemüse so fein würfeln, dass es später problemlos auf die Löffel passt. Den **Knoblauch** schälen und fein hacken. Die **Maiskörner** mit einem großen Messer von den

Kolben herunterschneiden. Sellerie, Möhren und Zwiebeln zusammen mit zwei Dritteln der Maiskörner in etwas **Rapsöl** andünsten. Die ganzen **Chilischoten, Lorbeerblätter** und das **Tomatenmark** einrühren. **3** Die gekochte Hühnerbrühe durch ein Sieb abgießen und das Gemüse damit ablöschen. 15 Minuten köcheln lassen, den restlichen Mais dazugeben und weitere 5 Minuten köcheln lassen. In dieser Zeit das Hähnchenfleisch von den Knochen lösen. Zusammen mit der **Petersilie** in die Suppe geben und noch einmal richtig heiß werden lassen, aber nicht mehr kochen.

Eine Portion hat ca. 525 kcal (2.201 kJ). Voller wertvoller Inhaltsstoffe!

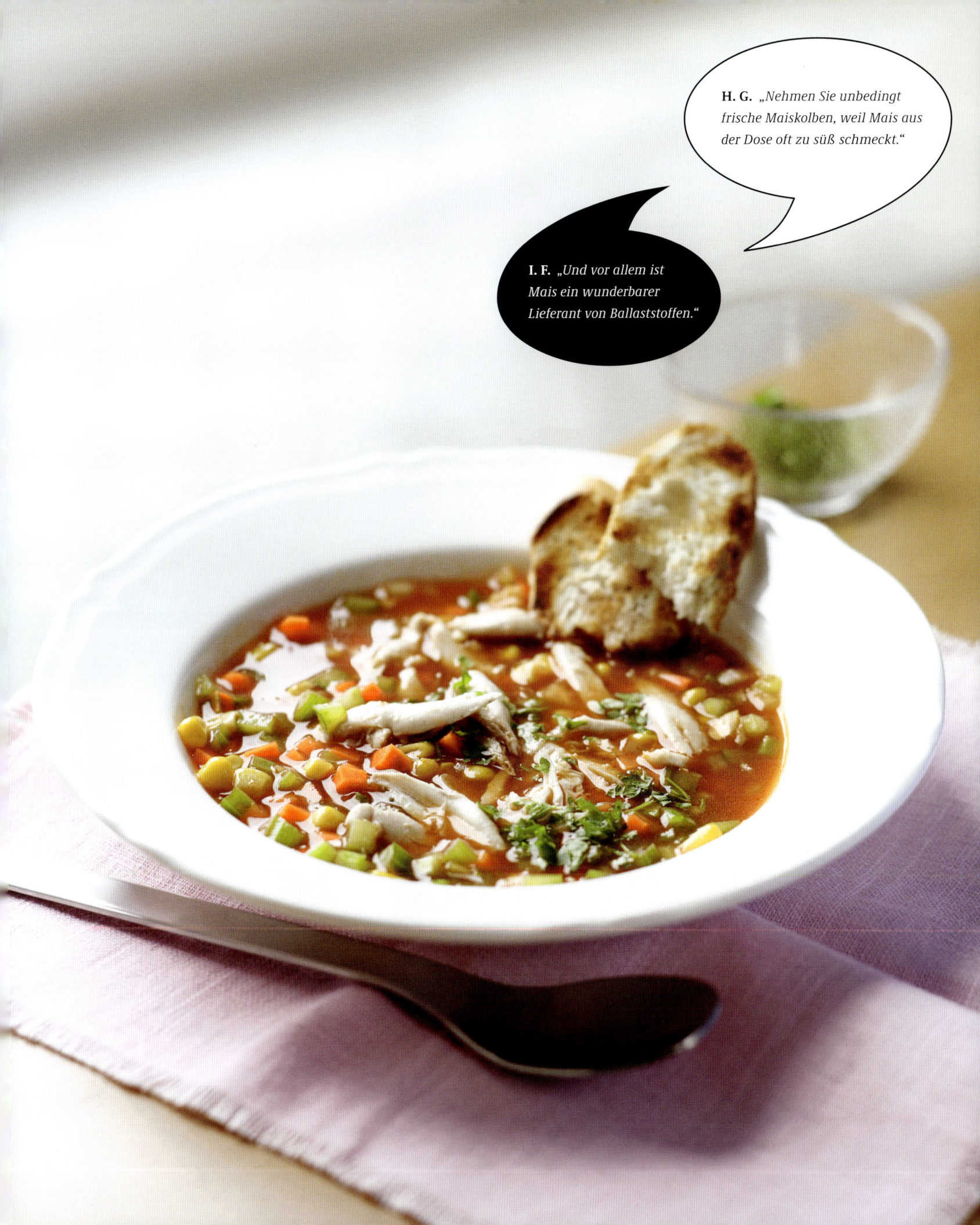

H. G. „Nehmen Sie unbedingt frische Maiskolben, weil Mais aus der Dose oft zu süß schmeckt."

I. F. „Und vor allem ist Mais ein wunderbarer Lieferant von Ballaststoffen."

Geflügelleber mit Sherry

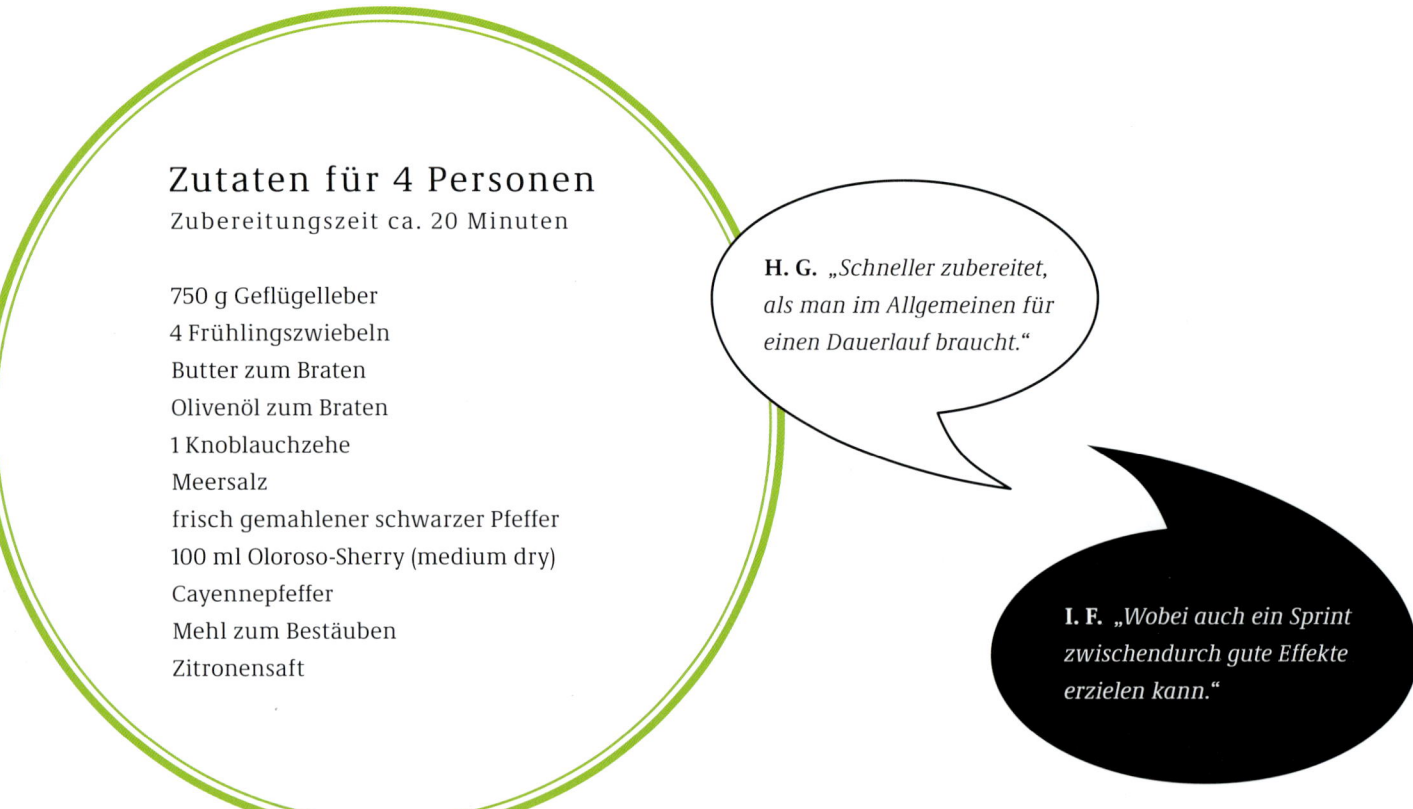

Zutaten für 4 Personen
Zubereitungszeit ca. 20 Minuten

750 g Geflügelleber
4 Frühlingszwiebeln
Butter zum Braten
Olivenöl zum Braten
1 Knoblauchzehe
Meersalz
frisch gemahlener schwarzer Pfeffer
100 ml Oloroso-Sherry (medium dry)
Cayennepfeffer
Mehl zum Bestäuben
Zitronensaft

H. G. *„Schneller zubereitet, als man im Allgemeinen für einen Dauerlauf braucht."*

I. F. *„Wobei auch ein Sprint zwischendurch gute Effekte erzielen kann."*

1 **Geflügelleber** putzen und in etwa gulaschgroße Stücke schneiden, die ungefähr gleich groß sind. **Frühlingszwiebeln** putzen, waschen und in schmale Streifen schneiden. **2** In einer Pfanne **Butter** und **Olivenöl** erhitzen und die Frühlingszwiebeln andünsten. Die **Knoblauchzehe** schälen und mit der Breitseite eines Messers so andrücken, dass sie gerade aufplatzt. Die Zehe zu den Zwiebeln geben, kurz mitdünsten, **salzen** und **pfeffern**. Dann das Ganze mit dem **Sherry** ablöschen. Mit etwas **Cayennepfeffer** würzen, der darf ruhig leicht scharf durchschmecken. Alles etwa 10 Minuten bei schwacher Hitze köcheln lassen. **3** In der Zwischenzeit die Geflügelleber leicht mit **Mehl** bestäuben, dann separat ebenfalls in **Butter** und **Olivenöl** von allen Seiten maximal 5 Minuten anbraten, **salzen** und **pfeffern**. **4** Die gebratenen Leberstücke mit dem Saucenansatz gut vermischen (Knoblauchzehe entfernen) und einmal kurz zusammen aufkochen lassen. **5** Das Ganze nochmals auch mit etwas **Zitronensaft** abschmecken und sofort servieren – entweder mit frischem Baguette oder mit Reis.

Eine Portion hat ca. 465 kcal (1.946 kJ). Mit 50 g Baguette pro Person plus 142 kcal (592 kJ). Mit 75 g Reis pro Person plus 80 kcal (332 kJ). Beim Brot sollten Sie zurückhaltend sein. So manch einer futtert beim Essen einen halben Korb voll Brot mit Butter – da sind ganz schnell 500 Kalorien zusammen. Das einmal pro Woche, ergibt 4 Kilogramm Übergewicht im Jahr.

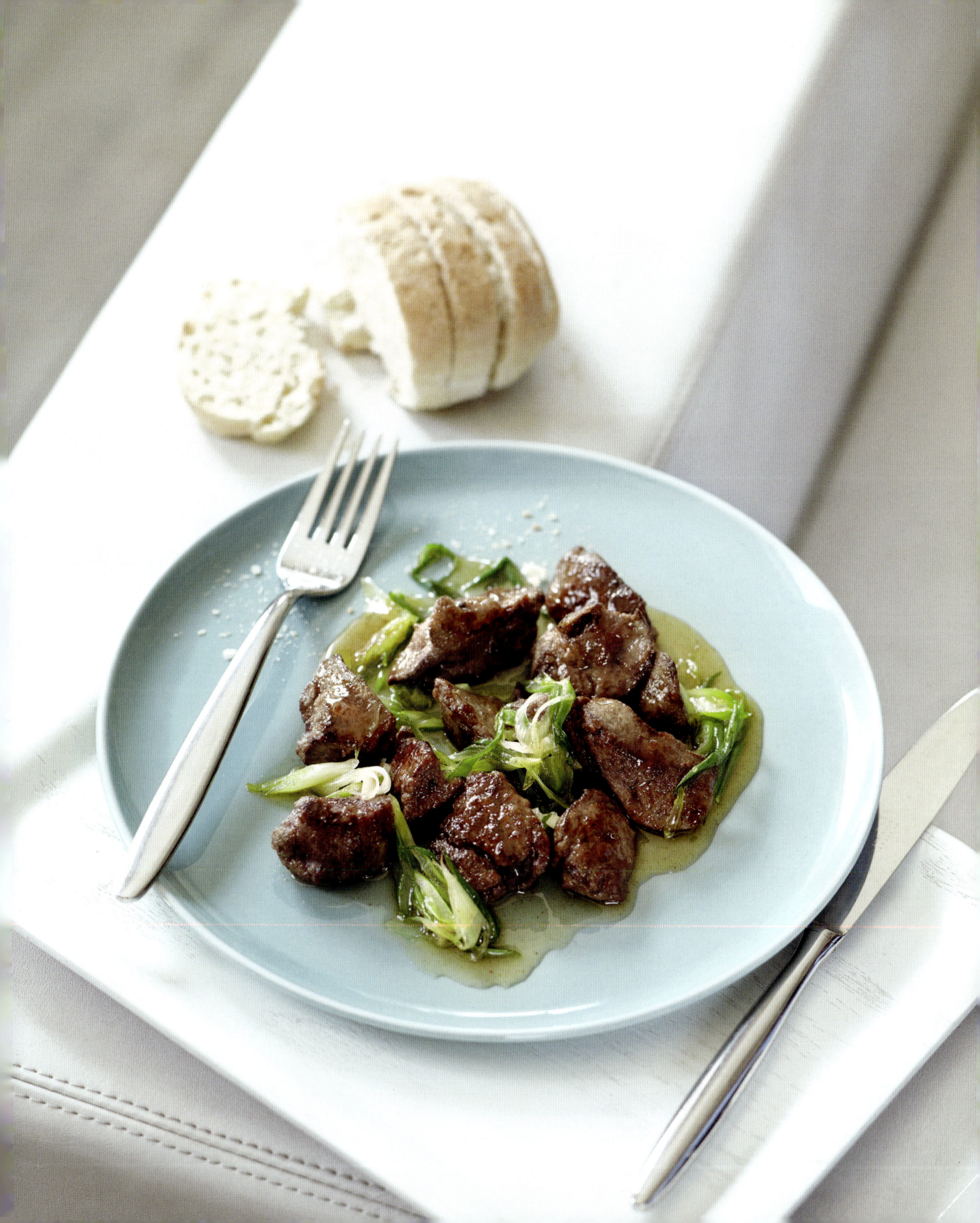

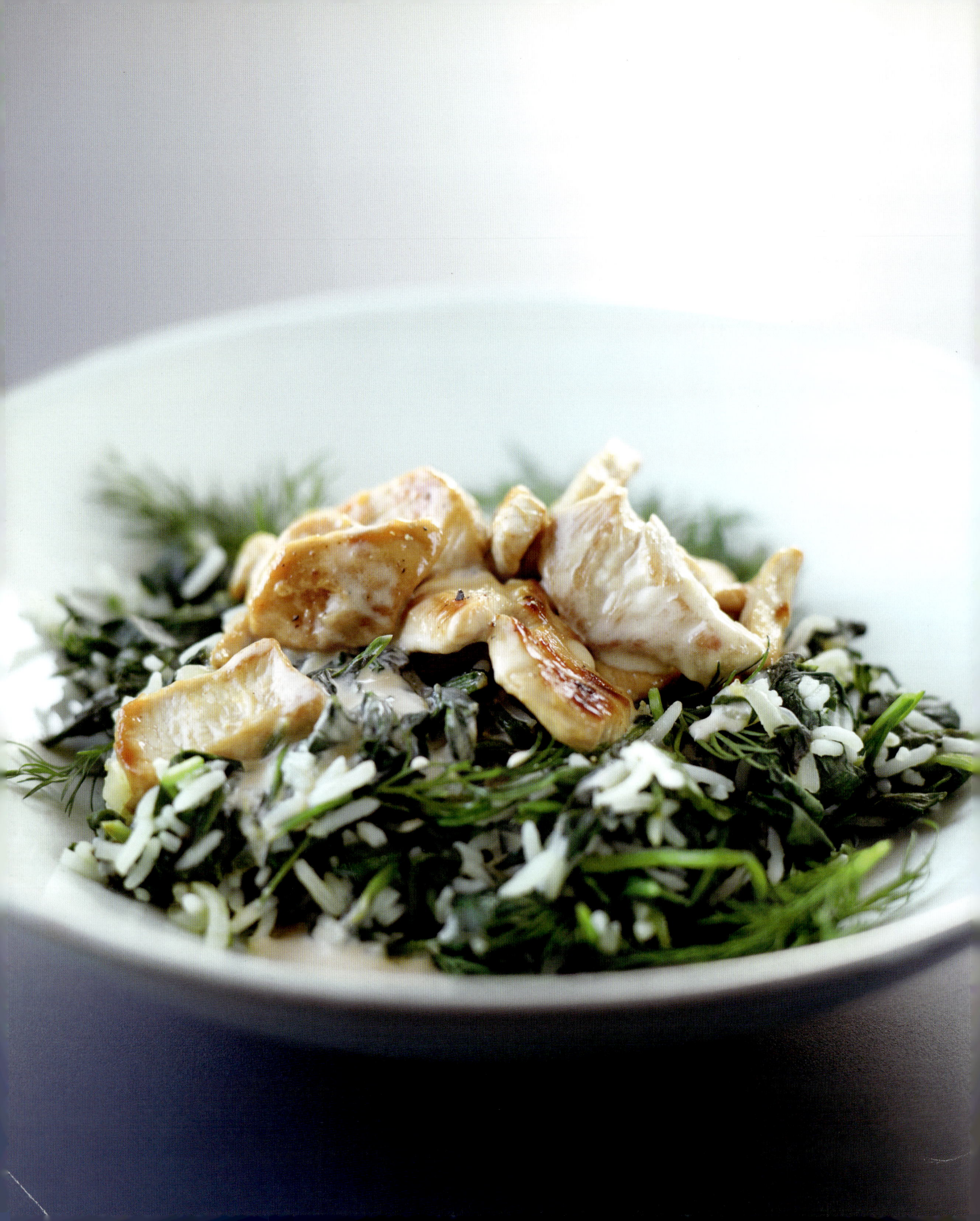

Geschnetzeltes von der Pute mit Spinatreis und Dill

Zutaten für 4 Personen
Zubereitungszeit ca. 25 Minuten

Für den Spinatreis mit Dill

1 große Zwiebel
1 Knoblauchzehe
1 kg frischer Spinat
2 große Bund Dill
Olivenöl zum Braten
200 g Basmatireis
Meersalz

frisch gemahlener schwarzer
Pfeffer
frisch geriebene Muskatnuss
Zitronensaft
1 Stich Butter

Für die Putenbrust

500 g Bioputenbrust
Pflanzenöl zum Braten
Meersalz
frisch gemahlener schwarzer
Pfeffer
½ TL gemahlener Piment
150 g Sahne

1 Die **Zwiebel** für den Spinat schälen, längs halbieren und quer in schmale Streifen schneiden. Den **Knoblauch** schälen und fein hacken. Den **Spinat** gründlich waschen und abtropfen lassen, alle dicken Stängel abschneiden und die Blätter grob zerkleinern. Den **Dill** waschen und trocken schütteln. Die Dillfähnchen von den Stängeln zupfen. **2** Zwiebel und Knoblauch in einem großen Topf in **Olivenöl** glasig dünsten und den **Reis** einrühren, bis er glänzend vom Fett überzogen ist. Jetzt die Spinatstreifen zufügen, den Deckel auflegen und warten, bis der Spinat zusammengefallen ist. Mit **Salz, Pfeffer, Muskat** und ein paar Tropfen **Zitronensaft** würzen. Die Hälfte des Dills hinzufügen und 300 ml Wasser dazugeben. Aufkochen lassen, Deckel auflegen und alles bei sehr schwacher Hitze etwa 10 Minuten köcheln lassen, bis der Reis gar ist. **3** Nochmals abschmecken, **Butter** und restlichen Dill unterziehen. **4** Die **Putenbrust** in kurze, längliche Streifen schneiden und von allen Seiten sehr heiß und sehr schnell im **Pflanzenöl** anbraten, dabei etwas **salzen, pfeffern** und mit **Piment** würzen. Mit der **Sahne** ablöschen und 5 Minuten leicht köcheln lassen. **5** Zum Servieren das Geschnetzelte auf dem Reis verteilen und mit der Sahne aus der Pfanne beträufeln.

Eine Portion hat ca. 576 kcal (2.408 kJ). Bitte denken Sie daran, Pute und Geflügel nur mit Biosiegel zu kaufen!

Goldene Hühnerkeulen mit Topinambur

Zutaten für 4 Personen

Zubereitungszeit ca. 30 Minuten plus
20–30 Minuten Garzeit

750 g Topinambur
Meersalz
frisch gemahlener
schwarzer Pfeffer
4 Hühnerkeulen
Pflanzenöl zum Braten
1 gehäufter EL gemahlenes
Kurkuma

1 EL edelsüßes
Paprikapulver
1 gehäufter TL gemahlener
Koriander
250 ml Geflügelbrühe
4 Eier, Größe L
1 TL frische
Thymianblättchen

1 Den **Topinambur** schälen, in etwa 1 cm große Würfel schneiden, **salzen** und **pfeffern. 2** Die **Hühnerkeulen** in einem Schmortopf von allen Seiten gut in **Öl** anbraten, dabei **salzen, pfeffern** und zum Schluss mit etwas **Kurkuma** bestäuben. **3** Hühnerkeulen aus dem Topf nehmen und im selben Fett den Topinambur von allen Seiten anbraten, dabei **salzen. Paprikapulver, Koriander** und restliches **Kurkuma** einrühren.

Kurz weiterbraten, die **Geflügelbrühe** angießen und alles zusammen aufkochen. Hühnerkeulen auf den Topinambur legen und bei schwacher Hitze 20–30 Minuten schmoren. **4** In dieser Zeit die **Eier** etwa 6 Minuten kochen, sodass das Eigelb noch weich, aber kaum noch flüssig ist. Hühnerkeulen und Topinambur auf Teller verteilen. Die Eier pellen, längs halbieren, zu den Keulen legen und mit den **Thymianblättchen** bestreuen.

Eine Portion hat ca. 447 kcal (1.871 kJ). Ein leichtes Gericht – perfekt für den Abend: Viel Eiweiß hilft dem Körper in der Ruhephase.

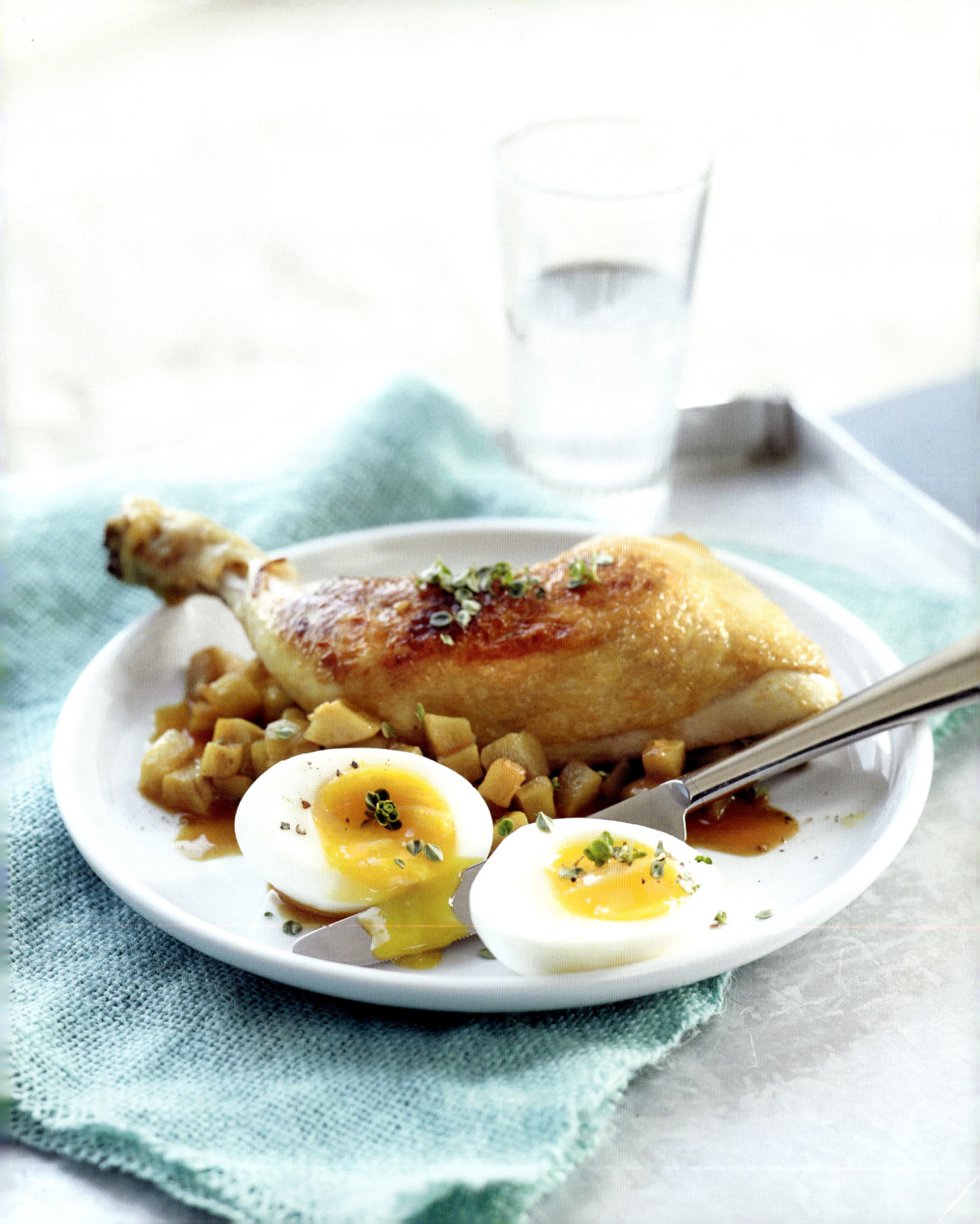

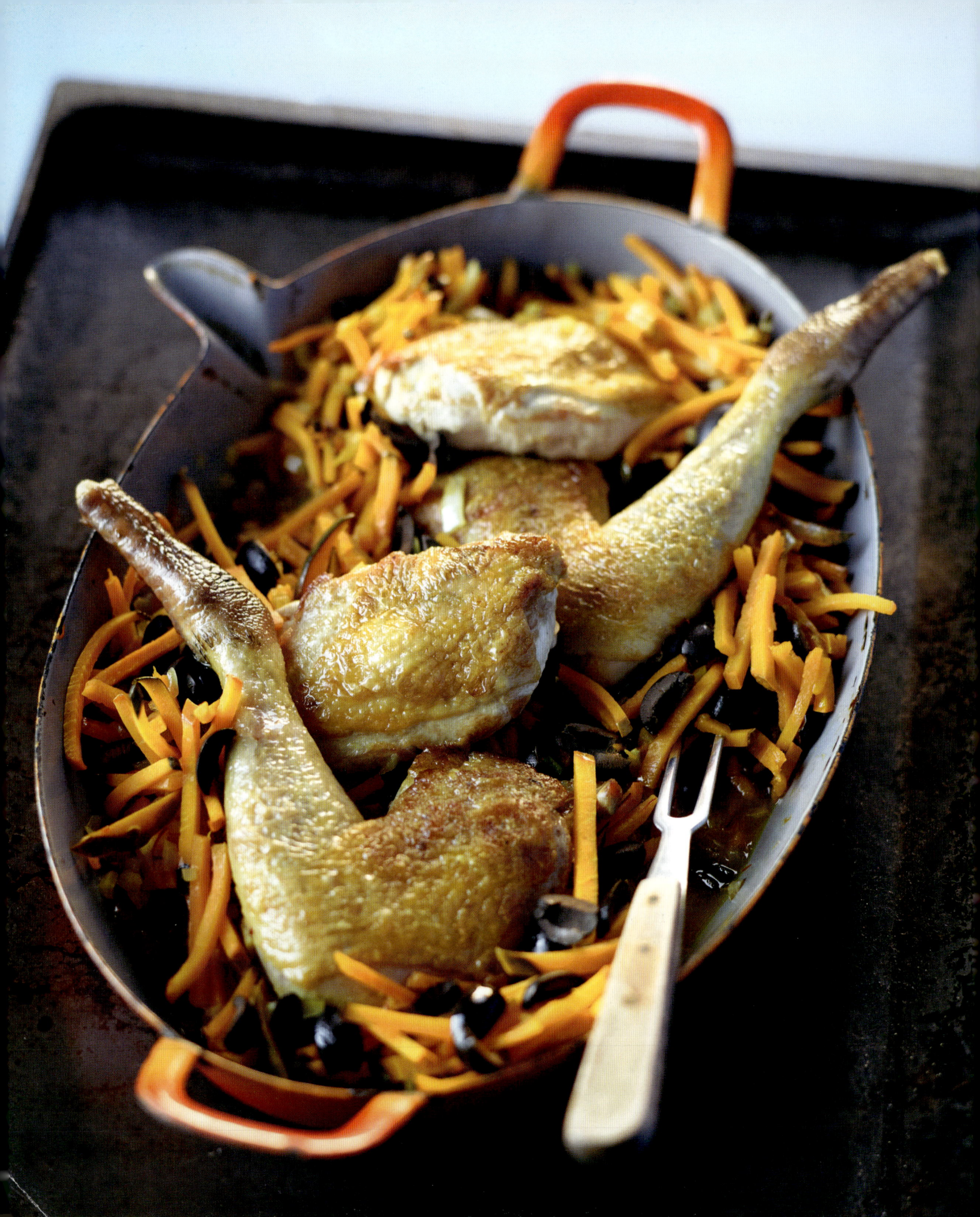

Perlhuhnkeulen mit Kürbis

Zutaten für 4 Personen
Zubereitungszeit ca. 20 Minuten plus
20–30 Minuten Garzeit

100 g Staudensellerie
2 Zwiebeln
2 Knoblauchzehen
100 g schwarze Oliven
ohne Stein
300 g Hokkaido-Kürbis,
geputzt und mit Schale
gewogen
4 Perlhuhnkeulen mit
Brust, in einem Stück

Meersalz
frisch gemahlener
schwarzer Pfeffer
Olivenöl zum Braten
1 EL gemahlener Ingwer
½ g Safranfäden
100 ml trockener
Weißwein

H. G. *„Gezüchtete Perlhühner haben wilde Vorfahren, was sich deutlich im kräftigeren Geschmack bemerkbar macht."*

I. F. *„Und der Kürbis ist ein echtes Schlankgemüse – denn 100 Gramm haben nur etwa 30 Kalorien."*

1 Den **Staudensellerie** putzen, waschen und fein würfeln. **Zwiebeln** schälen und noch feiner würfeln. Den **Knoblauch** schälen und sehr fein hacken. Die **Oliven** vierteln. Das **Kürbisfleisch** waschen und mit Schale in streichholzgroße Stifte schneiden. **2** Die **Perlhuhnkeulen salzen** und **pfeffern.** In einer Kasserolle auf der Hautseite im **Olivenöl** gut anbraten, wenden, kurz weiterbraten und wieder herausnehmen. Im selben Fett nun Staudensellerie, Zwiebeln und Knoblauch zusammen glasig andünsten, dabei **salzen** und **pfeffern.** Dann den Kürbis einrühren. **3** **Ingwer,** Oliven und **Safranfäden** zugeben, verrühren und alles mit dem **Weißwein** ablöschen. Die Perlhuhnkeulen darauflegen, aufkochen, Deckel auflegen und bei schwacher Hitze maximal 30 Minuten sanft schmoren, 20 Minuten reichen meistens auch schon. **4** Mit Basmatireis servieren.

Eine Portion hat ca. 457 kcal (1.916 kJ). Mit 75 g Basmatireis pro Person plus 80 kcal (332 kJ). Perlhühner sollten auch aus Freilandhaltung sein.

Kaninchenkeulen mit Traubensauce

Zutaten für 4 Personen

Zubereitungszeit ca. 25 Minuten plus
30 Minuten Garzeit

300 g kleine Champignons
8 Schalotten
300 g kernlose Weintrauben, ohne Stängel gewogen
4 Kaninchenkeulen
Meersalz
frisch gemahlener schwarzer Pfeffer
Pflanzenöl zum Braten
5 cl Cognac
100 g Crème fraîche

1 **Champignons** gründlich putzen, die Stiele abschneiden, kleine Köpfe ganz lassen, größere halbieren. **Schalotten** schälen, **Trauben** waschen und längs halbieren. **2** Jetzt die **Kaninchenkeulen** rundum **salzen** und **pfeffern** und von allen Seiten in einer Kasserolle im **Pflanzenöl** sanft hellbraun anbraten. Den Deckel auflegen und bei schwacher Hitze 20 Minuten schmoren. Keulen aus der Kasserolle nehmen, Pilze und Schalotten in dem Fett kurz andünsten, mit dem **Cognac** ablöschen und 100 ml Wasser dazugeben. **3** Die Keulen wieder darauflegen und mit Deckel weitere 10 Minuten schmoren. **4** Kaninchenkeulen und Gemüse aus der Kasserolle nehmen, **Crème fraîche** in die Sauce rühren und die Sauce insgesamt auf etwa 300 ml einkochen lassen. **5** Die Trauben darin erhitzen, das Gemüse und die Keulen wieder dazugeben. Alles noch einmal sehr heiß werden lassen, aber nicht kochen. **6** Endgültig abschmecken und mit Bandnudeln servieren.

Eine Portion hat ca. 525 kcal (2.193 kJ). Mit 100 g Bandnudeln pro Person plus 362 kcal (1.517 kJ). Kaninchenfleisch hat einen hohen Anteil an Eiweiß und sehr wenig Fett. Auch hier lohnt es, sich nach einer regionalen Bezugsquelle umzusehen, die für artgerechte Tierhaltung und beste Qualität steht.

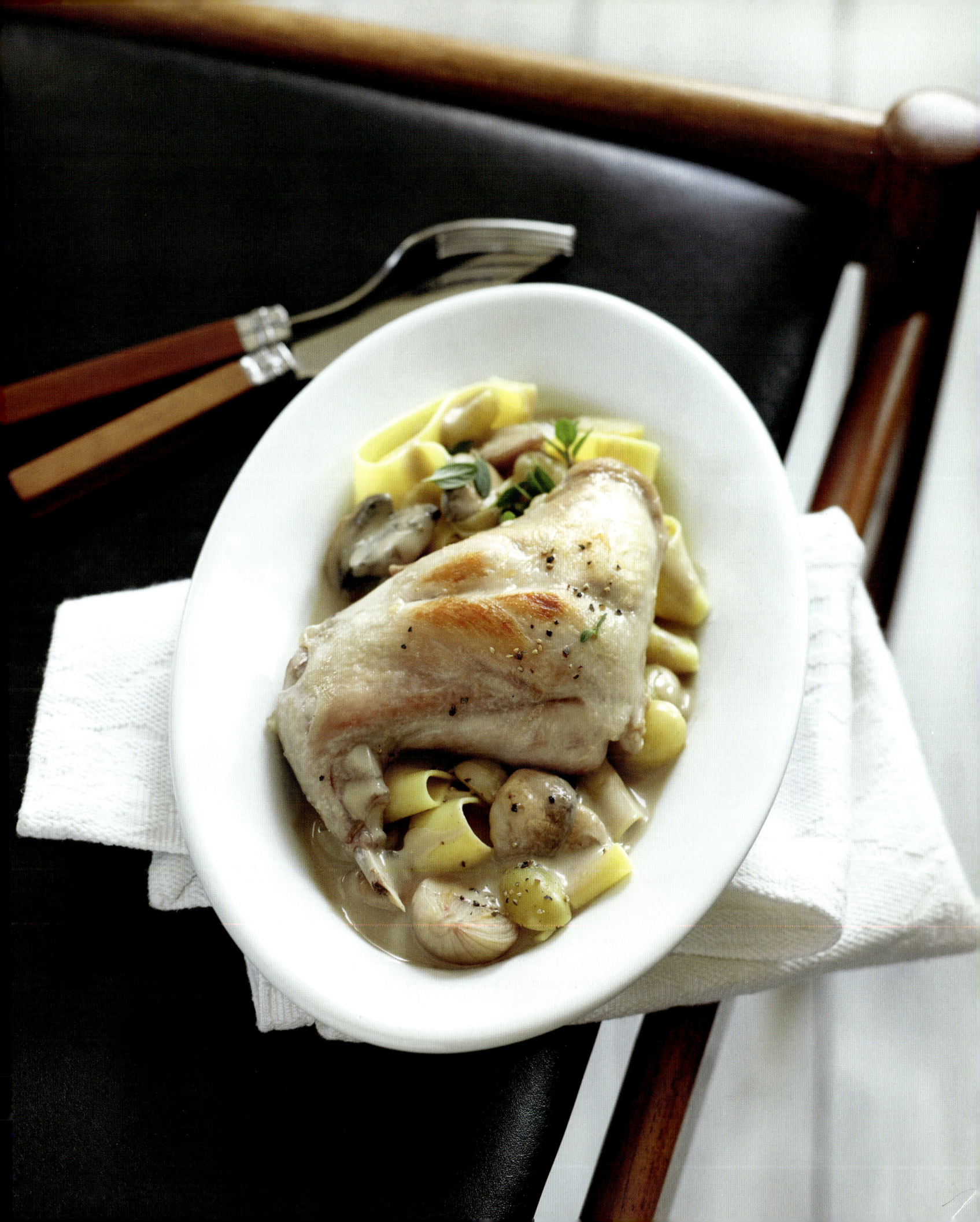

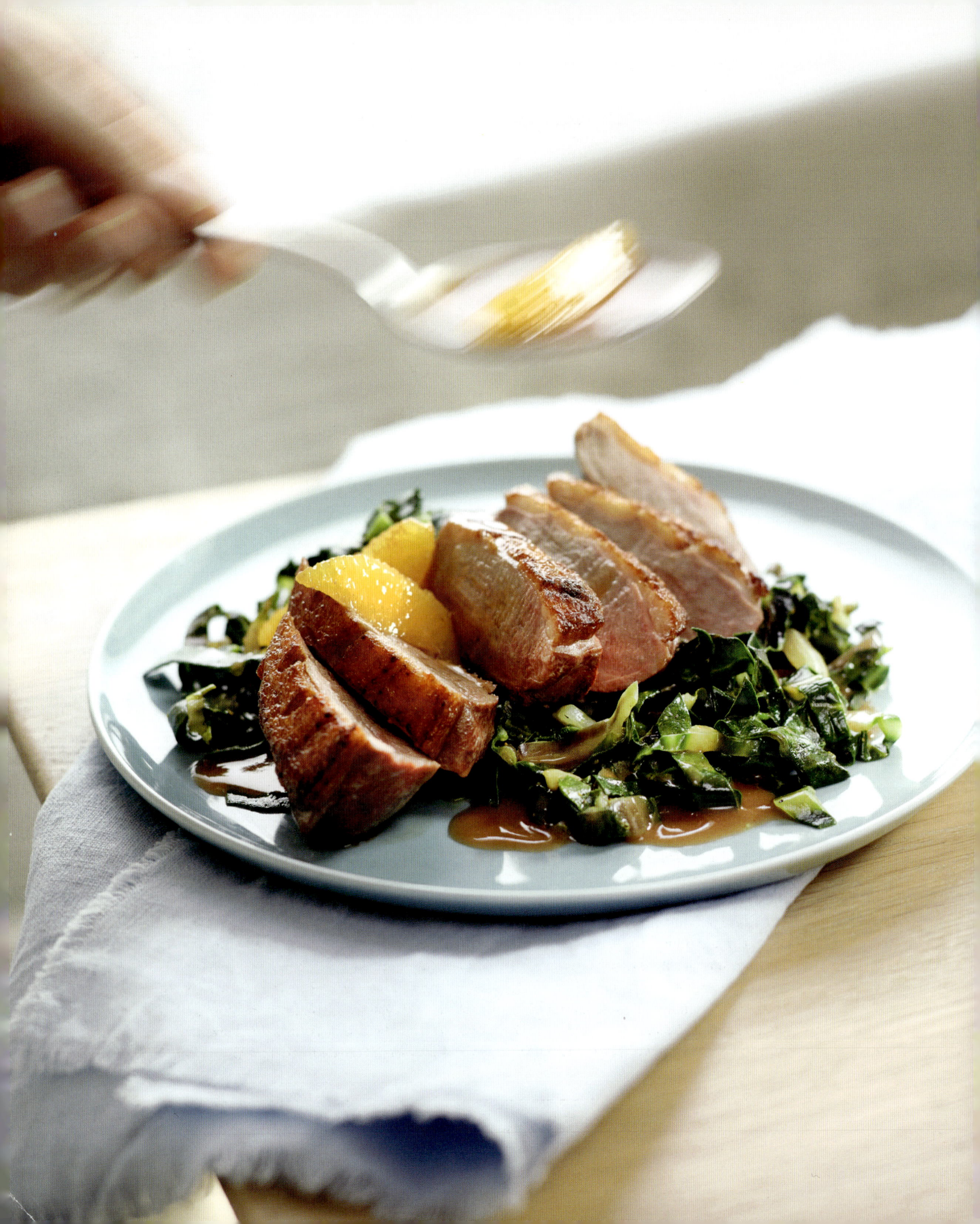

Entenbrust à l'orange mit Pak Choi

Zutaten für 2 Personen
Zubereitungszeit ca. 45 Minuten

Für die Sauce	*Für die Entenbrust*	*Für den Pak Choi*
3 Bioorangen	1 große Entenbrust	500 g möglichst kleine
2 TL Zucker	Pflanzenöl zum Braten	Stauden Pak Choi
50 g kalte Butter	Meersalz	Butter zum Braten
1 Zwiebel	frisch gemahlener schwarzer	Meersalz
1 große Möhre	Pfeffer	frisch gemahlener schwarzer
50 g Knollensellerie		Pfeffer
200 ml Rotwein		½ TL mittelscharfes Curry
		75 g Sahne
		einige Tropfen Zitronensaft

1 Für die Sauce eine der **Orangen** filetieren. Dafür die Schale sehr dünn abschälen, dann auch die weiße Innenhaut abschälen. Die einzelnen Orangenfilets zwischen den Häuten herausschneiden und beiseitelegen. Restliche **Orangen** auspressen. **2** Den **Zucker** mit 1 EL **Butter** goldgelb karamellisieren und mit dem Orangensaft ablöschen. Mit den Orangenschalen der filetierten Orange köcheln, bis sich das Karamell aufgelöst hat. Dann die Orangenschalen entfernen. **3** Den Backofen auf 120 °C vorheizen. Die Haut der **Entenbrust** rautenförmig einschneiden und in wenig **Pflanzenöl** sehr heiß anbraten. Dabei die Fleischseite **salzen** und **pfeffern.** Wenn die Haut schön braun ist, Entenbrust umdrehen, die Hitze abschalten und das Fleisch 2 Minuten weiterbraten. Aus der Pfanne nehmen und auf einem Teller im Backofen warm halten.
Den **Pak Choi** putzen, waschen, längs halbieren und quer in dünne Scheiben schneiden, auch das Grüne. In nicht zu wenig **Butter** andünsten, dabei **salzen** und **pfeffern. Curry** dazugeben, mit der **Sahne** ablöschen, im offenen Topf 5 Minuten bei mittlerer Hitze dünsten. Dabei hin und wieder umrühren. Noch einmal auch mit ein paar Tropfen **Zitronensaft** abschmecken, vorsichtig und nur kurz weiterdünsten, damit der Kohl noch etwas knackig bleibt. **4** **Zwiebel** und **Gemüse** für die Sauce schälen, putzen, waschen, in kleine Würfel schneiden und im Bratfett der Entenbrust andünsten, anschließend mit dem **Rotwein** ablöschen, aufkochen und offen etwa 10 Minuten kräftig weiterkochen lassen. Diesen Sud durch ein Sieb zur Orangensauce gießen und das Ganze noch einmal ordentlich durchkochen. Jetzt erst ganz dezent **salzen** und **pfeffern,** dann die restliche, in kleine Würfel geschnittene kalte **Butter** einrühren und die Orangenfilets einlegen. Es soll heiß bleiben, darf jetzt aber nicht mehr kochen. **5** Zum Servieren die Entenbrust portionieren, auf den Pak Choi legen und mit der Orangensauce mit den Filets übergießen.

Eine Portion hat ca. 832 kcal (3.480 kJ). Eine Entenbrust ist ein Festessen, das man sich verdienen muss, sonst sind über 800 Kalorien in einer Mahlzeit einfach zu viel. Dafür lohnt es sich aber, zum Ausgleich tagsüber nach Kalorieneinsparmöglichkeiten zu gucken.

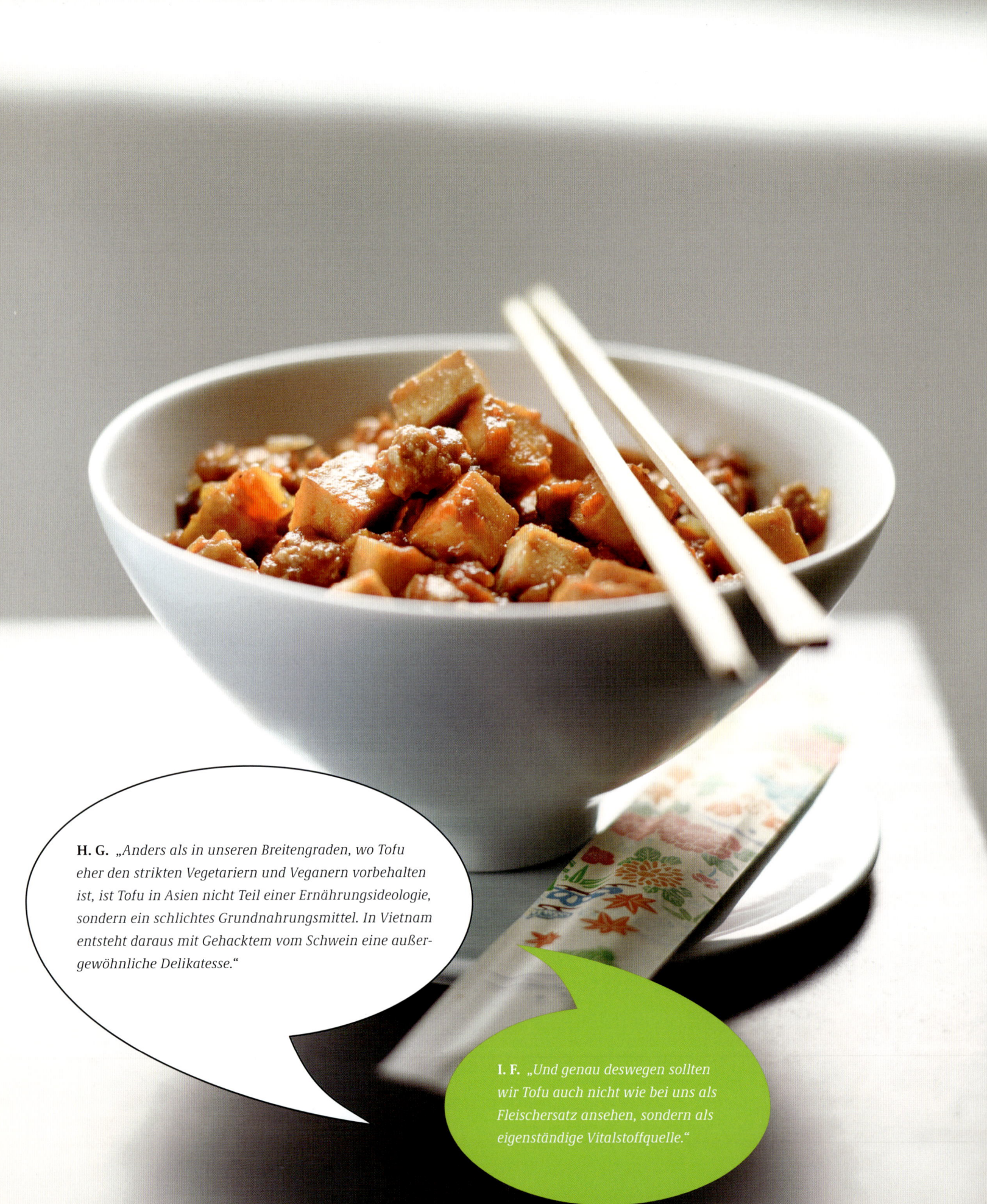

H. G. „*Anders als in unseren Breitengraden, wo Tofu eher den strikten Vegetariern und Veganern vorbehalten ist, ist Tofu in Asien nicht Teil einer Ernährungsideologie, sondern ein schlichtes Grundnahrungsmittel. In Vietnam entsteht daraus mit Gehacktem vom Schwein eine außergewöhnliche Delikatesse.*"

I. F. „*Und genau deswegen sollten wir Tofu auch nicht wie bei uns als Fleischersatz ansehen, sondern als eigenständige Vitalstoffquelle.*"

Gebratener Tofu mit Tamarindensauce

Zutaten für 4 Personen

Zubereitungszeit ca. 20 Minuten plus
15 Minuten Garzeit

2 kleine Zwiebeln
2 Knoblauchzehen
½ TL Zucker
Pflanzenöl zum Braten
300 g Gehacktes vom Schwein
Meersalz
frisch gemahlener schwarzer Pfeffer
200 g stückige Tomaten aus der Dose
1 EL Tamarindenpaste
2 EL Sojasauce
350 g Tofu

1 Die **Zwiebeln** schälen und fein würfeln, den **Knoblauch** schälen und fein hacken. **2** Beides mit **Zucker** in etwas **Pflanzenöl** glasig andünsten. **3** Das **Gehackte** einrühren und unter häufigem Rühren 5 Minuten braten, dabei **salzen** und **pfeffern. 4** Mit den **Tomaten** ablöschen. **Tamarindenpaste, Sojasauce** und so viel Wasser dazugeben, dass das Gehackte gerade bedeckt ist. 15 Minuten offen köcheln lassen. **5** Den **Tofu** in etwa 2 cm große Würfel schneiden und in einer Pfanne in etwas **Pflanzenöl** kräftig anbraten, bis die Würfel leicht gebräunt sind, dabei auch etwas **salzen. 6** Danach mit der Sauce vermischen, nochmals abschmecken und servieren.

Eine Portion hat ca. 427 kcal (1.788 kJ). Sojasauce enthält sehr viel Salz und bindet deshalb viel Wasser im Körper. Also besser mit dem Wiegen zwei Tage warten.

Lammschulter mit Aubergine und Joghurt

Zutaten für 4 Personen

Zubereitungszeit ca. 25 Minuten plus
1 Stunde 10 Minuten Back- und Ruhezeit

1 große Gemüsezwiebel oder 300 g normale Zwiebeln
3 Knoblauchzehen
2 Auberginen
1 Lammschulter ohne Knochen (etwa 1 kg)
Olivenöl zum Braten
Meersalz
frisch gemahlener schwarzer Pfeffer
400 g stückige Tomaten
3 Rosmarinzweige
3 Lorbeerblätter
300 g Joghurt (3,5 % Fett)

1 Den Backofen auf 180 °C vorheizen. Die **Gemüsezwiebel** schälen, dann längs halbieren, die Hälften wiederum längs in 3 Spalten teilen und diese quer in breite Streifen schneiden. Die **Knoblauchzehen** schälen und längs vierteln. Die **Auberginen** waschen und in etwa 2 cm große Würfel schneiden. **2** Die **Lammschulter** nun von allen Seiten in **Olivenöl** sehr heiß anbraten, dabei **salzen** und **pfeffern**. Das Fleisch aus der Pfanne nehmen und im selben Fett die Auberginenwürfel anbraten, bis sie goldbraun sind. **3** Zwiebel und Knoblauch dazugeben und mitbraten. Mit den **Tomaten** ablöschen, noch einmal abschmecken. Das Gemüse mit **Rosmarin** und **Lorbeerblättern** in eine Auflaufform füllen, die Lammschulter darauflegen und gleichmäßig mit dem **Joghurt** bestreichen. Die Auflaufform mit Alufolie abdecken und 30 Minuten in den vorgeheizten Backofen stellen. Dann die Hitze auf 120 °C herunterschalten. **4** Die Alufolie entfernen, die Schulter gleichmäßig mit etwas Gemüse und Sauce überziehen und die Auflaufform offen für weitere 30 Minuten in den Backofen zurückstellen. Aus dem Ofen nehmen und noch 10 Minuten ruhen lassen, dann das Fleisch portionieren und mit Gemüse und Sauce zu Reis servieren.

Eine Portion hat ca. 508 kcal (2.130 kJ). Mit 75 g Reis pro Person plus 80 kcal (332 kJ). Lammschulter ist ein wunderbar würziges Stück vom Lamm, geschmacklich dem Filet deutlich überlegen. Es enthält gerade so viel Fett, dass es zart wird beim Schmoren.

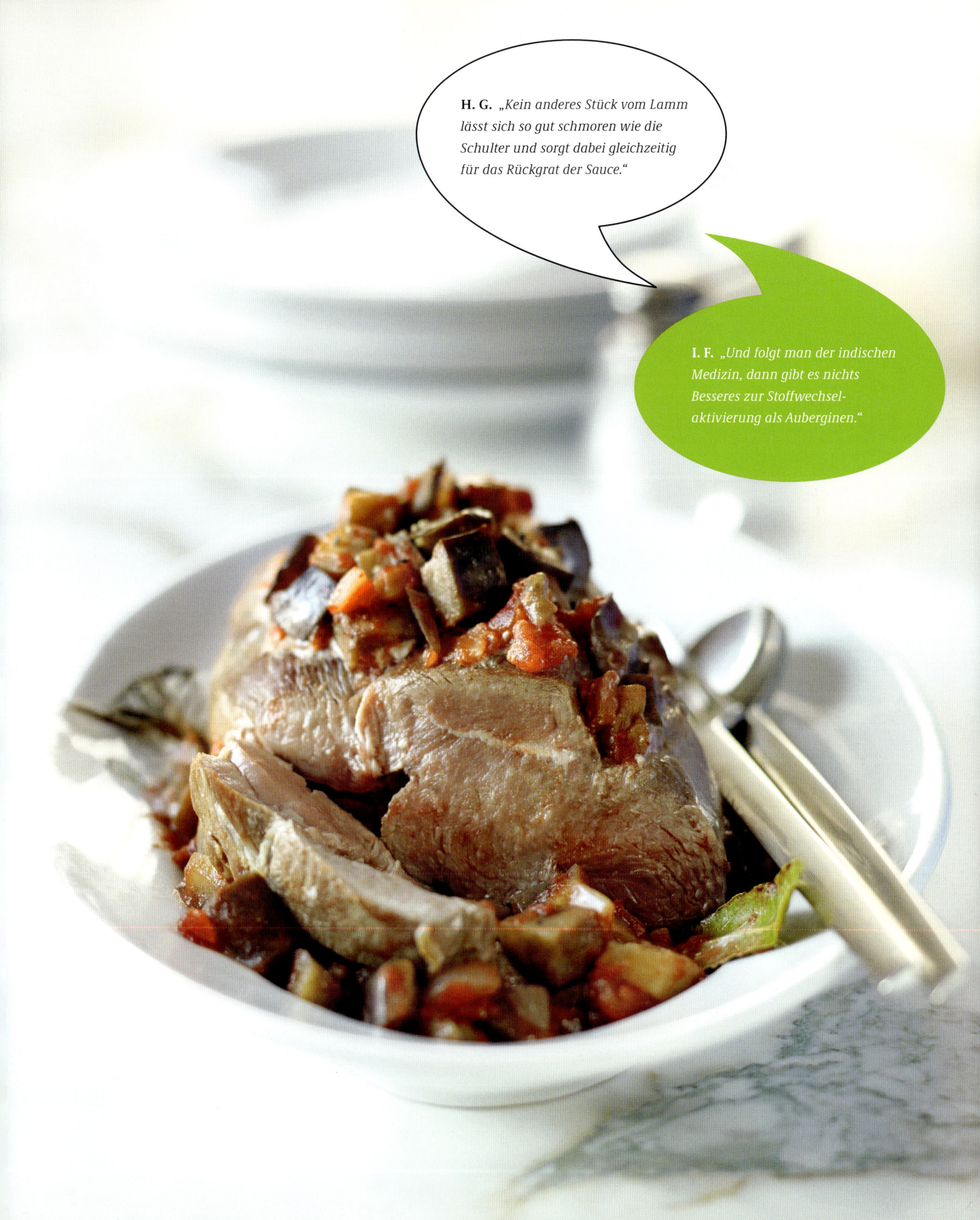

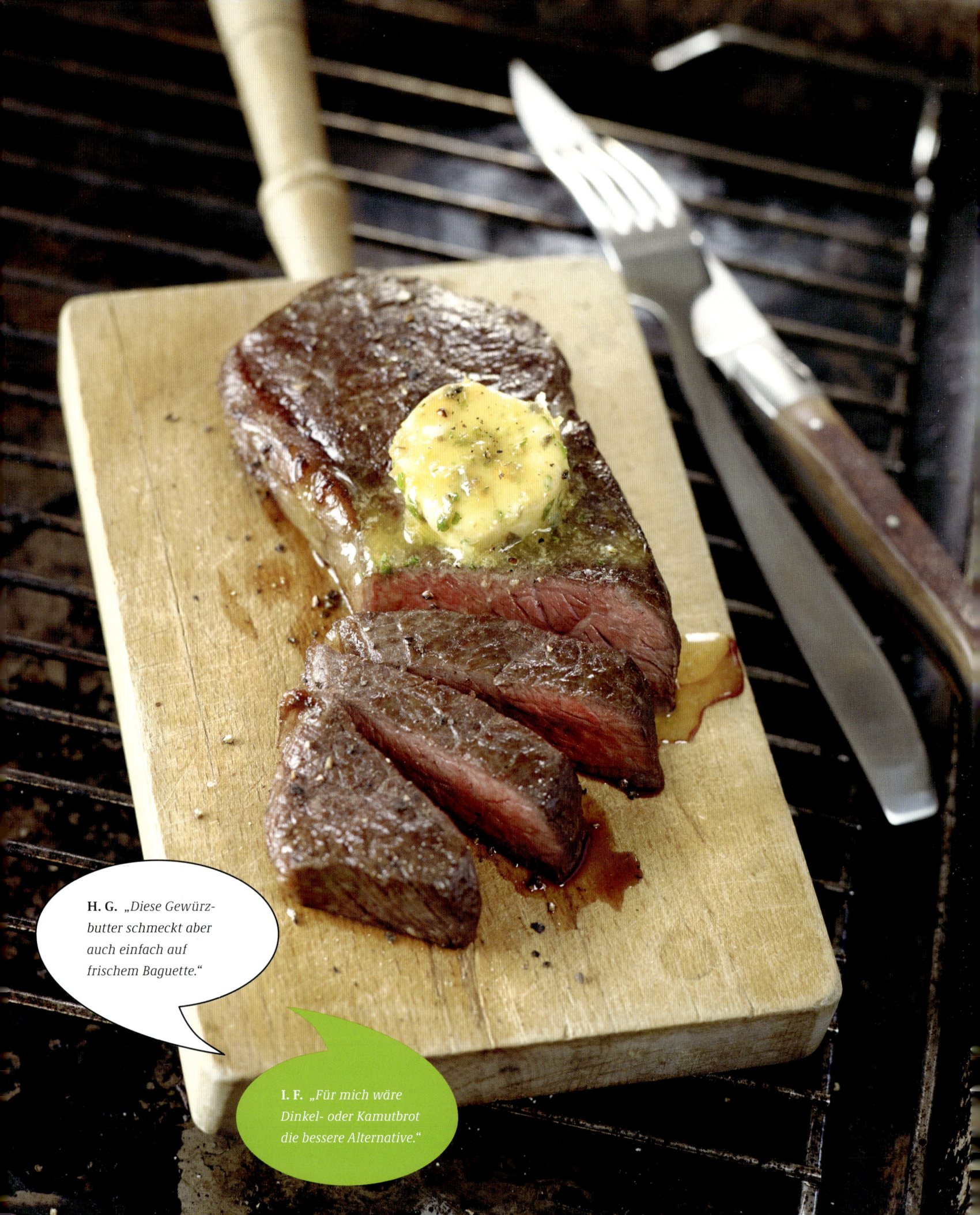

Rumpsteak „Café de Paris"

Zutaten für 4 Personen

Zubereitungszeit ca. 20 Minuten plus 12 Stunden Ziehzeit und 20 Minuten Garzeit

1 Frühlingszwiebel
100 g weiche Butter plus etwas
Butter zum Braten
½ Knoblauchzehe
¼ TL Currypulver
¼ TL edelsüßes Paprikapulver

1 TL Kapern
2 Sardellen (aus dem Glas)
1 EL Cognac
1 EL fein gehackte Petersilie
5 frische Estragonblättchen
½ TL scharfer Senf

4 Rumpsteaks à 150 g
Meersalz
frisch gemahlener schwarzer
Pfeffer
Pflanzenöl zum Braten

1 Die **Frühlingszwiebel** putzen, waschen und nur den weißen und hell gelbgrünen Teil sehr fein würfeln. In etwas **Butter** andünsten. Den **Knoblauch** schälen, durchpressen, dazugeben und mit **Curry** und **Paprika** würzen. Die **Kapern** abtropfen lassen und mit den **Sardellen** sehr fein hacken, kurz mitdünsten lassen und alles mit dem **Cognac** ablöschen. Kurz aufkochen lassen, vom Herd nehmen, fein gehackte **Petersilie, Estragon** und **Senf** einrühren und abkühlen lassen. **2** Die weiche **Butter** mit einem Rührgerät cremig aufschlagen, dann mit einem Schneebesen die vorbereitete Gewürzmischung gründlich unterziehen. In den Kühlschrank stellen, bis die Butter wieder fester wird. Dann zu einer etwa 3 cm dicken Rolle formen und in Frischhaltefolie einschlagen. Im Kühlschrank über Nacht durchziehen lassen. **3** Am nächsten Tag den Backofen auf 120 °C vorheizen. Die **Rumpsteaks salzen, pfeffern** und von beiden Seiten in **Pflanzenöl** kräftig anbraten. Danach 20 Minuten im Backofen ruhen lassen, sie sollten dann medium sein. **4** Zum Essen etwa 1 cm dicke Scheiben von der kalten Butter abschneiden und auf den Steaks schmelzen lassen.

Eine Portion hat ca. 591 kcal (2.473 kJ). Nicht gerade wenig, aber davon entfallen über 100 Kalorien auf die Butter. Eine einfache Überlegung: eine Stunde lang leicht bewegen und dafür der volle Genuss – oder lieber die Butter weglassen. Für Genießer keine Frage!

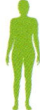

Lammschnitzel mit Bärlauchspinat

Zutaten für 4 Personen
Zubereitungszeit ca. 35 Minuten

500 g junger Spinat
2 kleine Köpfe Romana-Salat
1 Bund glatte Petersilie
1 Bund Dill
40 Bärlauchblätter
Olivenöl zum Braten
abgeriebene Schale von 1 kleinen Biozitrone
Meersalz
frisch gemahlener schwarzer Pfeffer
4 Lammschnitzel aus der Keule
gemahlener Piment

1 Den **Spinat** gründlich waschen, die Stängel etwa 3 cm lang an den Blättern lassen. Den **Salat** waschen, dann längs halbieren und quer in etwa 1 cm breite Streifen schneiden. **2** Die **Kräuter** waschen, trocken schütteln, die Petersilienblättchen und Dillspitzen von den Stängeln zupfen, aber nicht hacken. Bärlauchblätter waschen, die Stängel abschneiden, die Blätter längs halbieren und quer in breite Streifen schneiden. **3** Zuerst den Salat in **Olivenöl** andünsten, dann den Spinat einrühren, **salzen** und **pfeffern.** Sobald die Blätter zusammenfallen, den Bärlauch dazugeben und kurz mitdünsten, anschließend Dill und Petersilie ebenfalls zugeben. Weitere 5 Minuten bei schwacher Hitze dünsten, mit der abgeriebenen **Zitronenschale** abschmecken und warm halten. **4** Die **Lammschnitzel** von beiden Seiten **salzen** und **pfeffern.** Auf beiden Seiten kräftig anbraten. Weitere 5 Minuten bei mittlerer Hitze braten, mit **Piment** würzen und noch 5 Minuten in der heißen Pfanne ruhen lassen. **5** Die Schnitzel und den Bärlauchspinat mit neuen (Pell-)Kartoffeln servieren, die man mit dem Bratfett übergießen kann.

Eine Portion hat ca. 387 kcal (1.624 kJ). Mit 150 g Kartoffeln pro Person plus 105 kcal (443 kJ). So sparsam kann man mit Kalorien auch bei Fleischmahlzeiten umgehen.

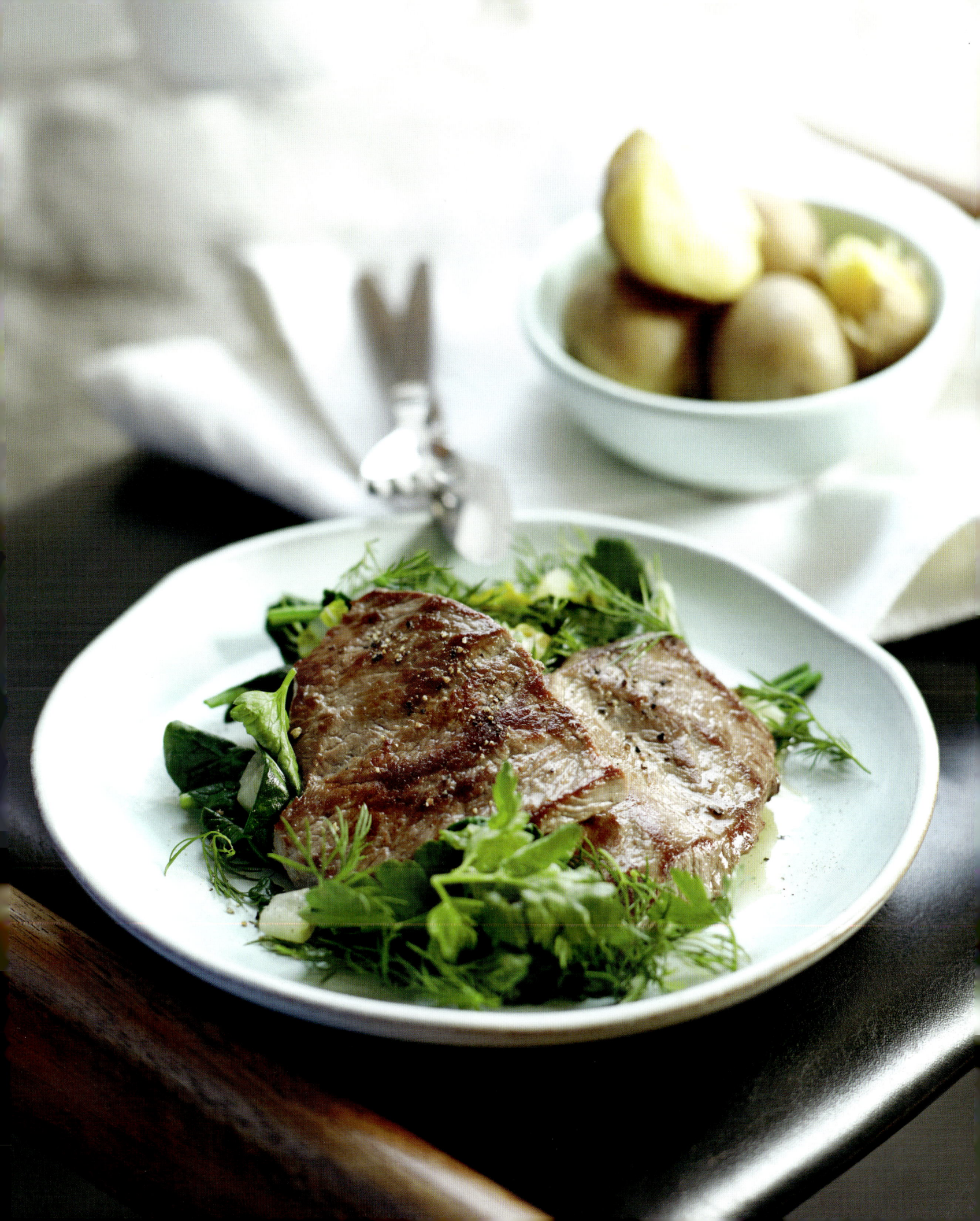

Panierte Schweinefilets mit Spitzkohl und Misosauce

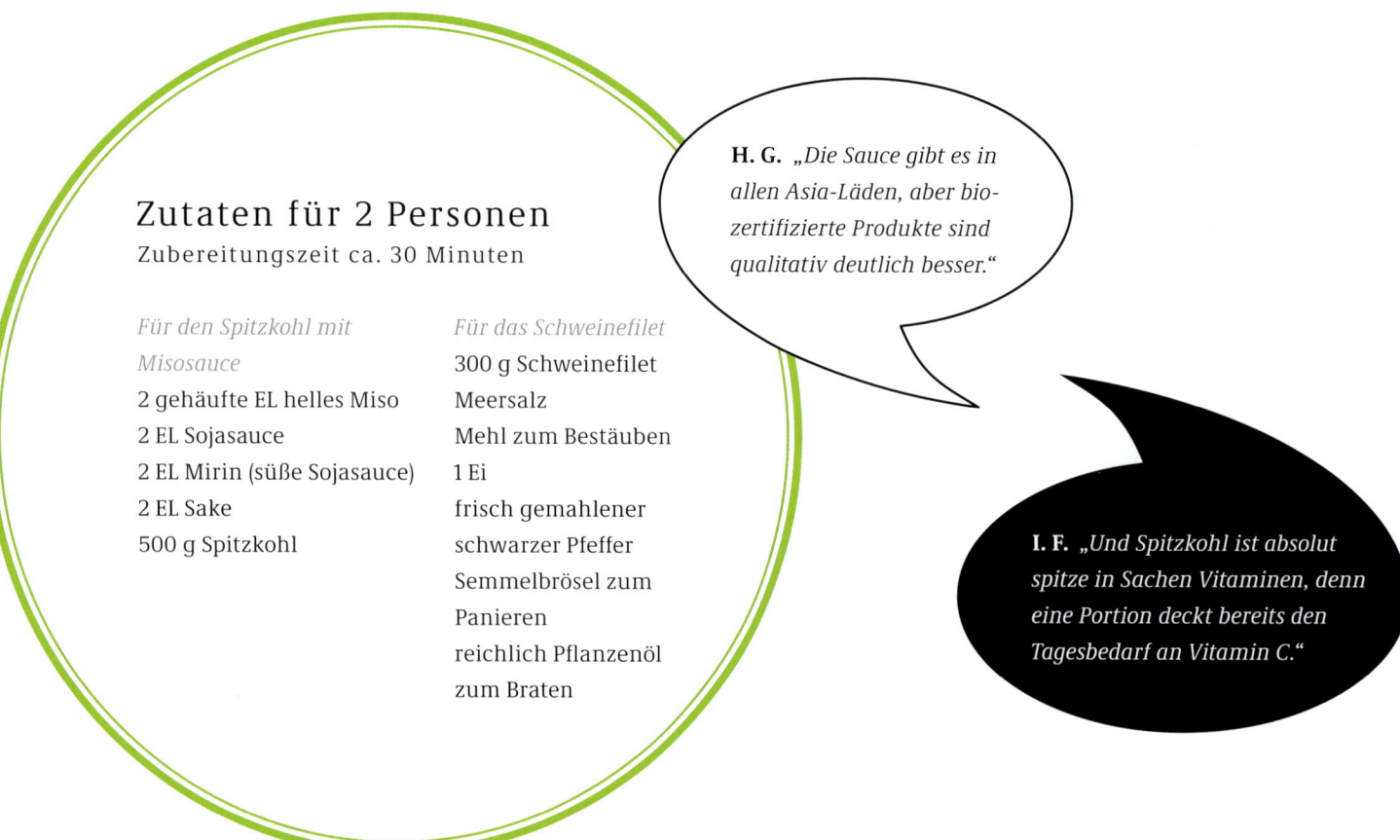

Zutaten für 2 Personen
Zubereitungszeit ca. 30 Minuten

Für den Spitzkohl mit Misosauce

2 gehäufte EL helles Miso
2 EL Sojasauce
2 EL Mirin (süße Sojasauce)
2 EL Sake
500 g Spitzkohl

Für das Schweinefilet

300 g Schweinefilet
Meersalz
Mehl zum Bestäuben
1 Ei
frisch gemahlener schwarzer Pfeffer
Semmelbrösel zum Panieren
reichlich Pflanzenöl zum Braten

H. G. „*Die Sauce gibt es in allen Asia-Läden, aber bio-zertifizierte Produkte sind qualitativ deutlich besser.*"

I. F. „*Und Spitzkohl ist absolut spitze in Sachen Vitaminen, denn eine Portion deckt bereits den Tagesbedarf an Vitamin C.*"

1 Für die Sauce **Miso, Sojasauce, Mirin** und **Sake** mit einem Schneebesen verquirlen und etwa 5 Minuten offen köcheln, bis die Sauce leicht dicklich ist. Abkühlen lassen. **2** Das **Schweinefilet** quer in etwa 2 cm dicke Medaillons schneiden. Die Medaillons mit der Hand etwas flacher drücken, **salzen** und rundum dünn mit **Mehl** bestäuben. Das **Ei** auf einem flachen Teller verquirlen, dabei leicht **salzen** und **pfeffern**. **3** In einer Pfanne reichlich **Pflanzenöl** (etwa 0,5 cm hoch) erhitzen. Die Medaillons durch das verquirlte Ei ziehen und sorgfältig mit den **Semmelbröseln** panieren. Sofort in die Pfanne legen und von beiden Seiten je höchstens 3 Minuten braten. Auf einem mit Küchenpapier bedeckten Kuchengitter abtropfen lassen. **4** Den **Spitzkohl** waschen, in sehr feine Streifen schneiden und auf die Teller verteilen, die Misosauce darüberträufeln. **5** Die Schweine-medaillons noch einmal kurz und kräftig auf beiden Seiten anbraten und auf den Spitzkohl legen.

Eine Portion hat ca. 586 kcal (2.449 kJ). Das panierte Schweinefilet schlägt sogar das Wiener Schnitzel in Zartheit und Geschmack. Dank der günstigeren Form hat es weniger Oberfläche und damit weniger kalorienreiche Panade.

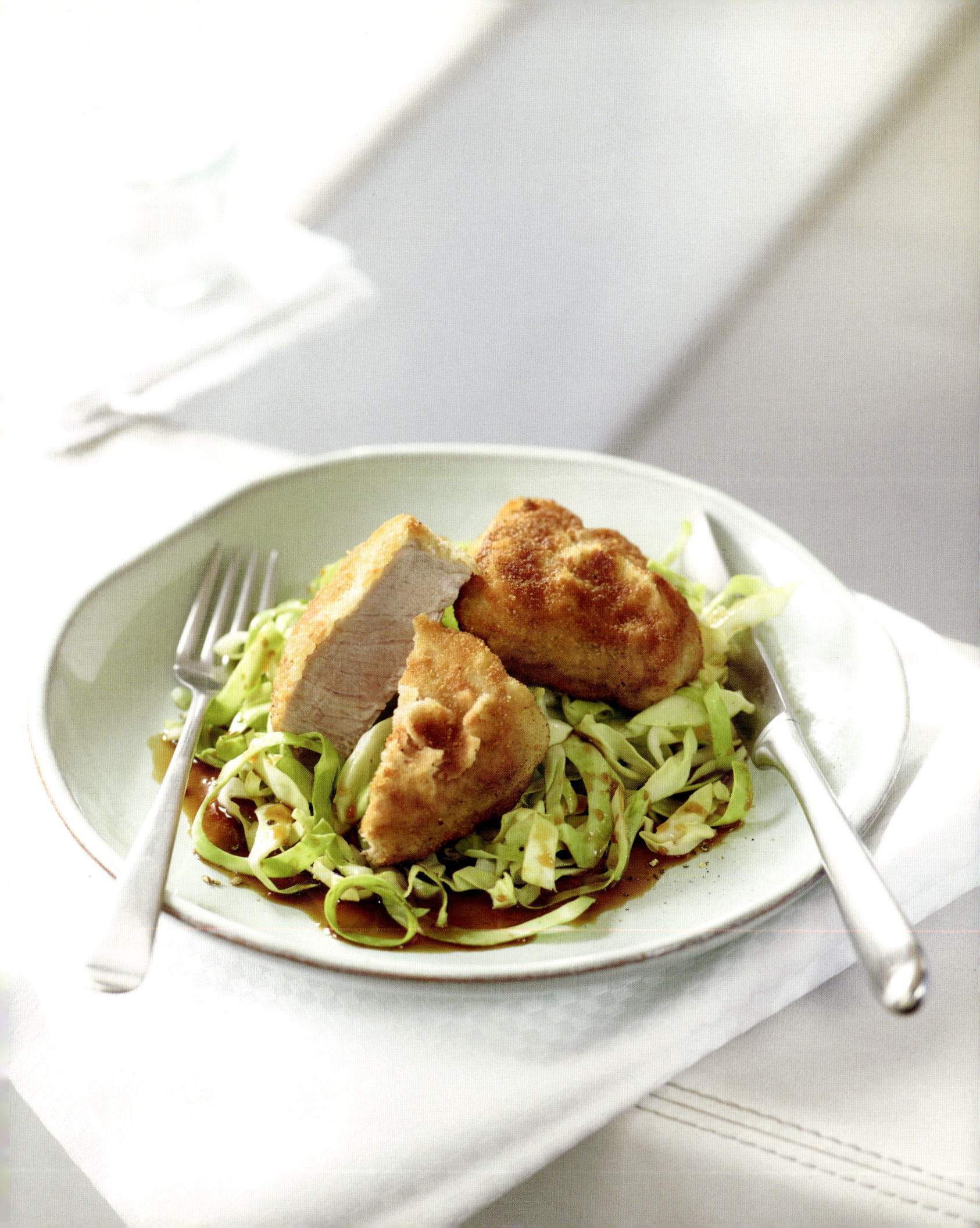

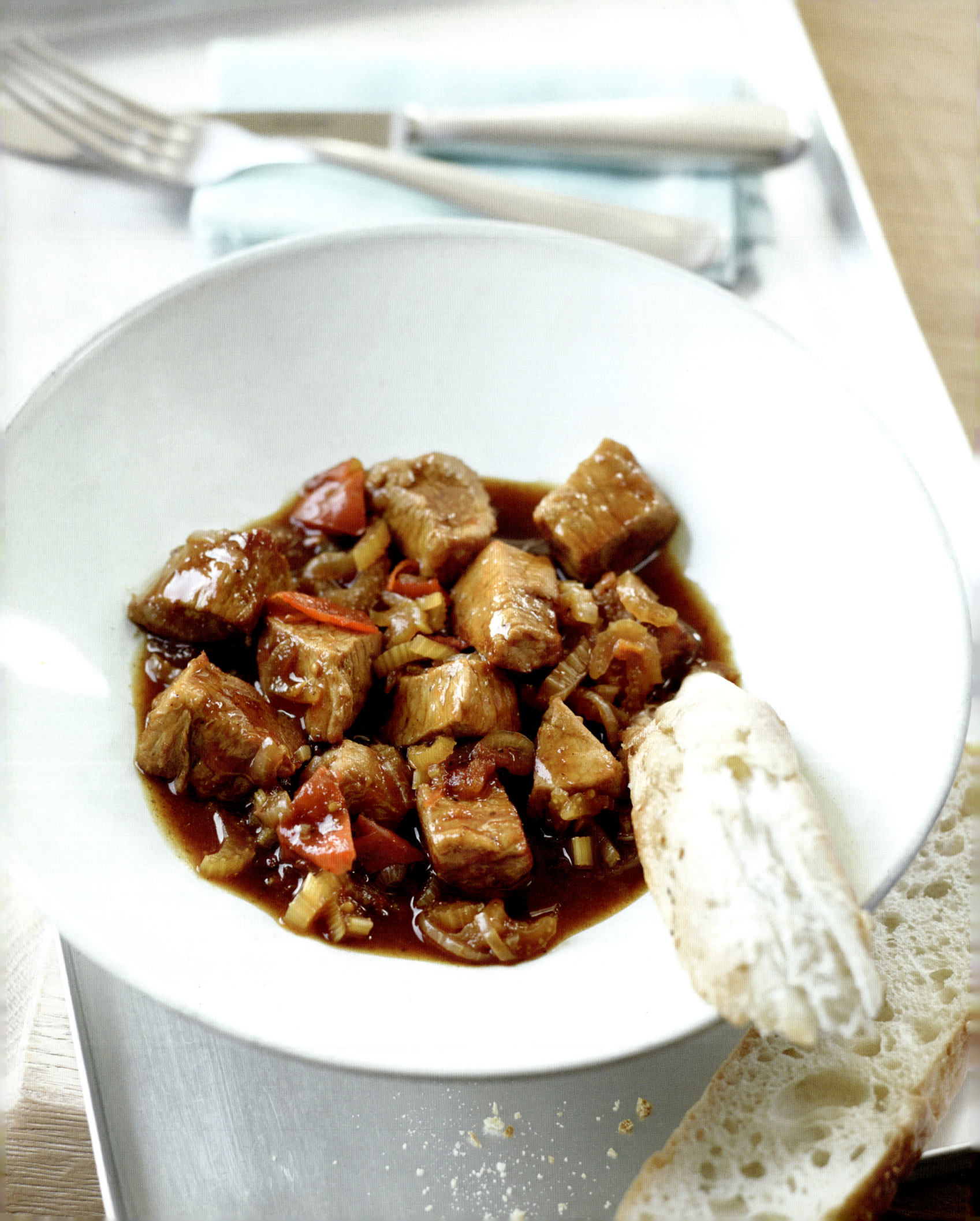

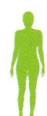

Sommerliches Kalbsragout

Zutaten für 4 Personen
Zubereitungszeit ca. 25 Minuten plus
45 Minuten Garzeit

600 g Kalbfleisch aus der Schulter
3 Zwiebeln
250 g Staudensellerie (geputzt gewogen)
2 Knoblauchzehen
3 Tomaten
2 EL Olivenöl zum Braten
1 EL Butter zum Braten
Meersalz
frisch gemahlener schwarzer Pfeffer
3 Rosmarinzweige
100 ml trockener Weißwein

1 Das **Kalbfleisch** in gulaschgroße Stücke schneiden. Die **Zwiebeln** schälen, längs halbieren und quer in dünne Scheiben schneiden, den **Sellerie** putzen, waschen und ebenfalls in dünne Scheiben schneiden. Den **Knoblauch** schälen und fein hacken. Die **Tomaten** waschen und grob würfeln. **2** In einem Bräter die Fleischwürfel in **Olivenöl** und **Butter** von allen Seiten anbraten, dabei **salzen** und **pfeffern.** Dann aus dem Topf nehmen. **3** Im selben Fett Zwiebeln, Staudensellerie und Knoblauch mit den ganzen **Rosmarinzweigen** glasig dünsten. Das Kalbfleisch wieder dazugeben, kurz mitdünsten und mit dem **Weißwein** ablöschen. Aufkochen lassen, Tomaten einrühren und so mit Wasser auffüllen, das alles höchstens ganz knapp bedeckt ist. Noch einmal abschmecken und etwa 45 Minuten ganz leicht offen köcheln, gelegentlich umrühren. **4** Dann die Rosmarinzweige entfernen. **5** Mit kurzen Nudeln oder einfach mit Fladenbrot servieren.

Eine Portion hat ca. 297 kcal (1.242 kJ). Mit 150 g Nudeln pro Person plus 201 kcal (842 kJ). Mit 80 g Fladenbrot pro Person plus 194 kcal (812 kJ). Dank des Kalbfleischs bleibt dieses würzige Essen kalorienarm. Da kann man entspannt über den verbliebenen Wein nachdenken.

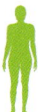

Tagliata vom Rind mit Blumenkohl

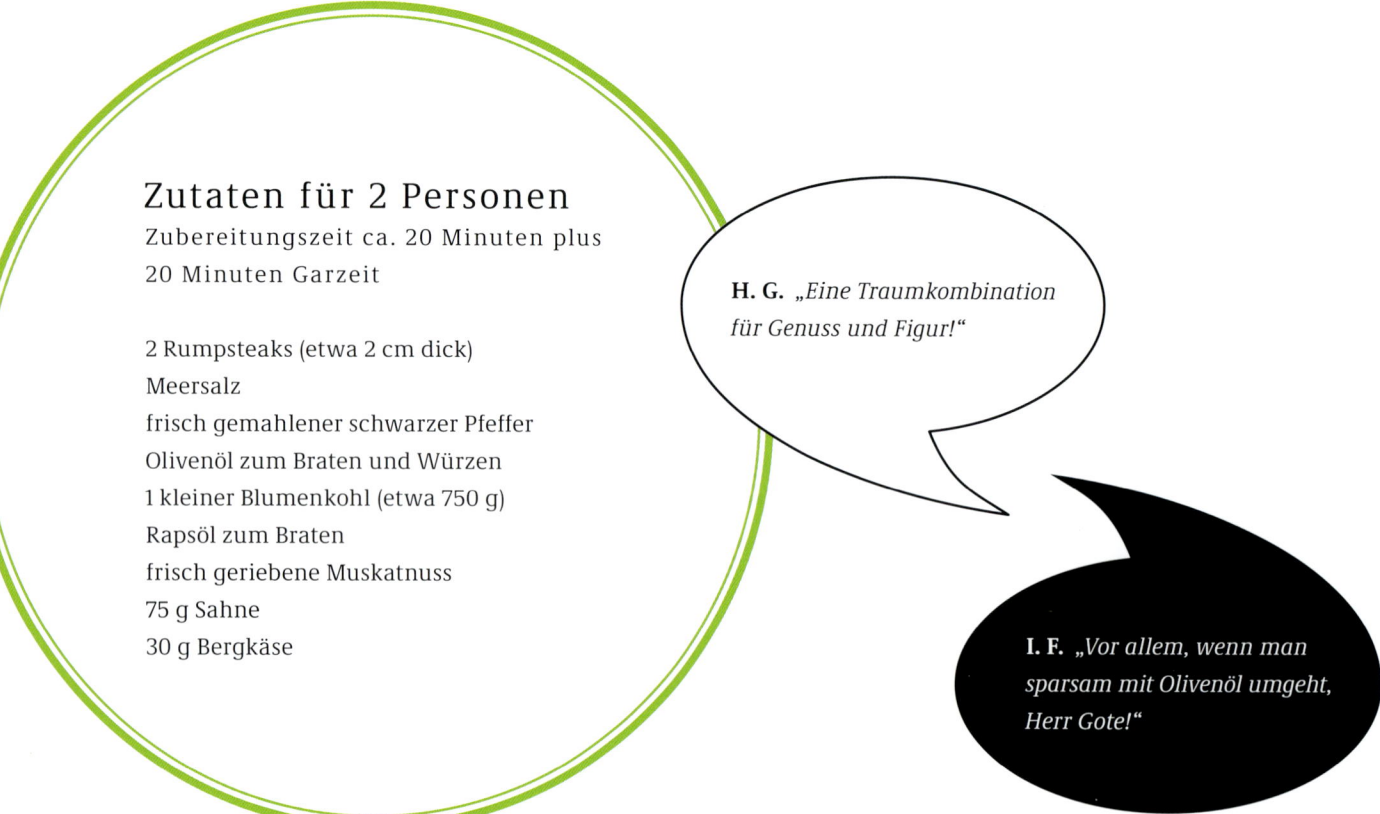

Zutaten für 2 Personen

Zubereitungszeit ca. 20 Minuten plus
20 Minuten Garzeit

2 Rumpsteaks (etwa 2 cm dick)
Meersalz
frisch gemahlener schwarzer Pfeffer
Olivenöl zum Braten und Würzen
1 kleiner Blumenkohl (etwa 750 g)
Rapsöl zum Braten
frisch geriebene Muskatnuss
75 g Sahne
30 g Bergkäse

H. G. *„Eine Traumkombination für Genuss und Figur!"*

I. F. *„Vor allem, wenn man sparsam mit Olivenöl umgeht, Herr Gote!"*

1 Den Backofen auf 120 °C vorheizen. Die **Steaks salzen, pfeffern** und in **Olivenöl** von beiden Seiten kräftig anbraten. Aus der Pfanne nehmen und 20 Minuten im Ofen garen. **2** In der Zwischenzeit den **Blumenkohl** putzen, waschen und in etwa 2 cm dicke Scheiben schneiden, den dicken Strunk in der Mitte herausschneiden. Die Blumenkohlscheiben nacheinander auf beiden Seiten im **Rapsöl** anbraten, bis sie angebräunt sind, dabei **salzen, pfeffern** und mit etwas **Muskat** würzen. Schließlich alle Scheiben zusammen in den Topf geben – es macht nichts, wenn sie dabei auseinanderfallen. **3** Die **Sahne** dazugießen, den Deckel auflegen und den Blumenkohl 10 Minuten bei mittlerer Hitze garen, er sollte noch etwas bissfest sein. Den **Käse** reiben, über den Blumenkohl streuen und mit geschlossenem Deckel 5 Minuten ohne Hitzezufuhr stehen lassen. **4** Zum Servieren die Steaks quer in dicke Streifen schneiden. Auf die Teller legen, etwas **Olivenöl** darüberträufeln und grob gemahlenen **Pfeffer** daraufstreuen. Dann den Blumenkohl daneben anrichten.

Eine Portion hat ca. 667 kcal (2.787 kJ). Gut, bei der Kalorienbilanz muss man schon was tun. Aber mit diesem Genuss in Aussicht macht Bewegung ja gleich doppelt so viel Spaß.

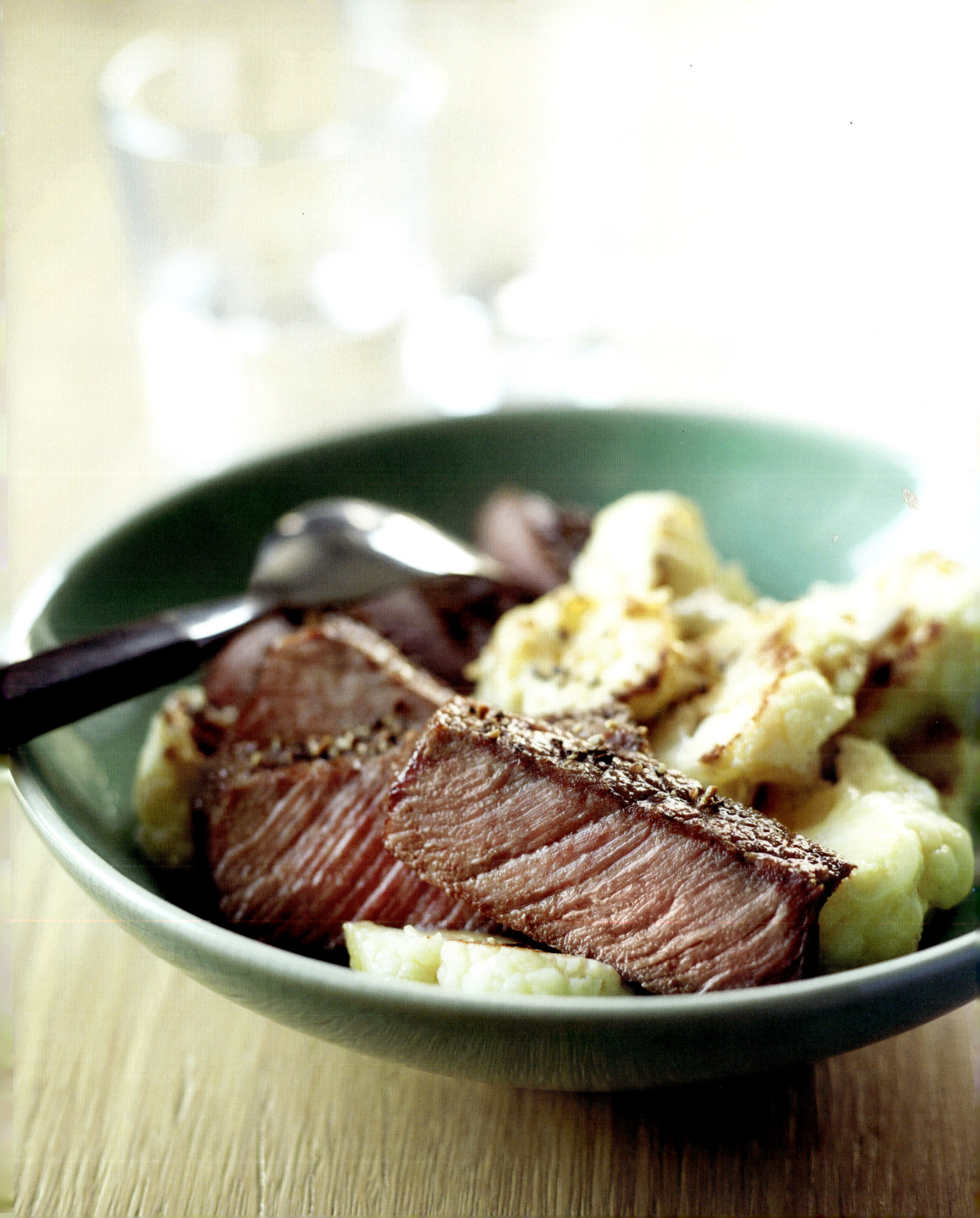

WÜRZIG LEICHTES

aus dem Meer

Beim Fisch scheiden sich die Geister. Er ist gesund, kalorienarm und reich an essenziellen Fettsäuren, aber nicht jeder liebt ihn. Was allerdings oft an den Rezepten liegt und daran, dass die Routine im Umgang mit dem Meerestier fehlt. Der Fischhändler Ihres Vertrauens kann hier helfen. Er bereitet den Fisch gern fachgerecht vor.

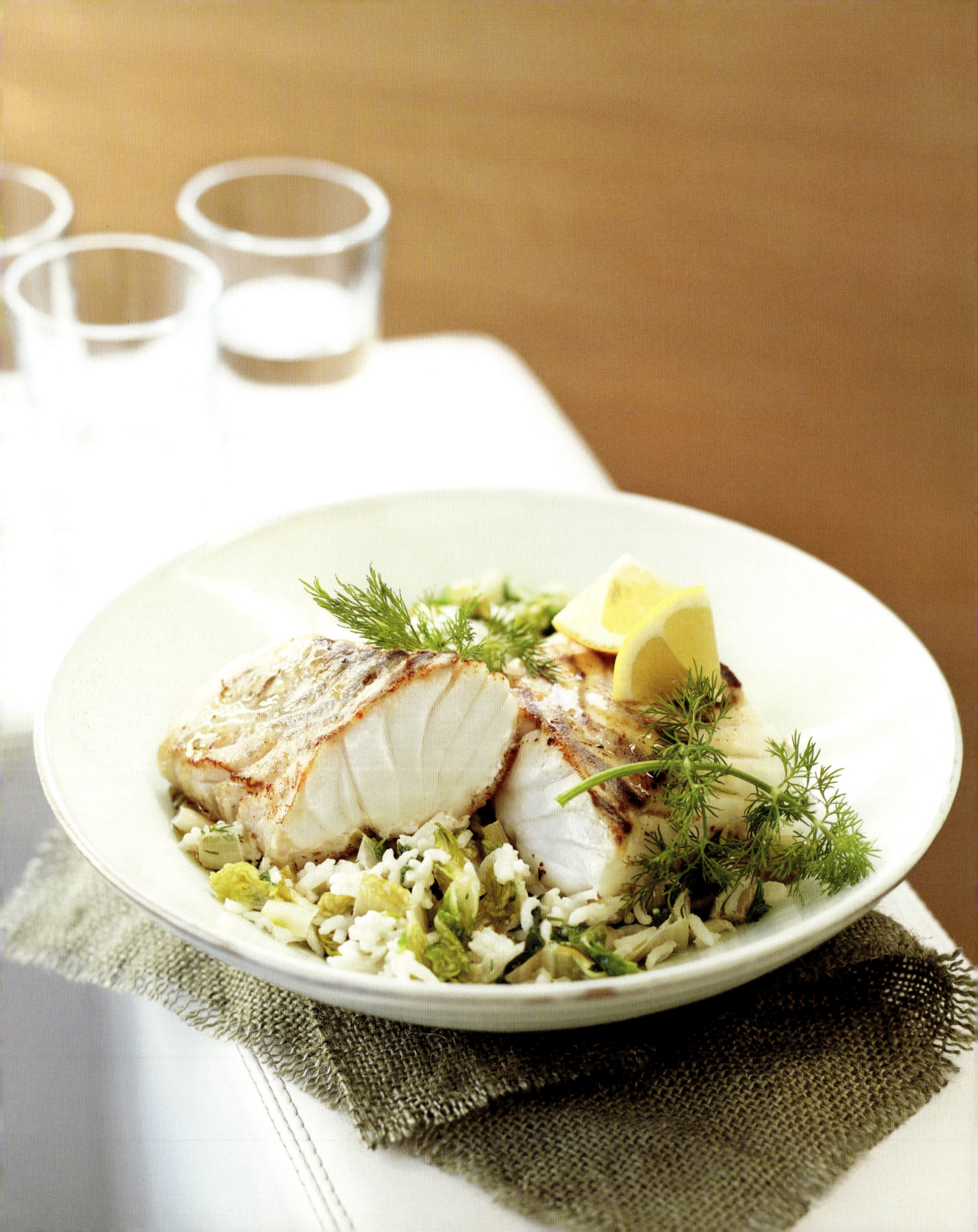

Skrei mit gedünstetem Romana-Salat und Dill

H. G. *„Der Skrei ist ein wilder Kabeljau, der vor den norwegischen Lofoten ausschließlich von Januar bis April gefangen wird. In dieser Zeit sollten Sie sich diesen edlen Fisch mit seinem marmorweißen Fleisch nicht entgehen lassen. In den anderen Monaten ist weißer Heilbutt eine sehr gute Alternative.“*

Zutaten für 2 Personen
Zubereitungszeit ca. 30 Minuten

50 g Basmatireis
Meersalz
2 kleine Köpfe Romana-Salat
1 großes Bund Dill
Butter zum Braten
frisch gemahlener schwarzer Pfeffer
100 g Sahne
2 EL Zitronensaft
400 g möglichst dickes Skrei-Filet

I. F. *„Skrei ist wie fast alle Fische reich an Eiweiß, Vitaminen, Mineralien und guten Fetten – und enthält kaum Kohlenhydrate. Das macht ihn so gesund.“*

1 Den **Reis** mit 100 ml Wasser aufkochen und **salzen.** 5 Minuten leise köcheln lassen, dann mit geschlossenem Deckel weitere 10 Minuten ohne Hitzezufuhr ausquellen lassen. In der Zwischenzeit jeweils die beiden äußeren Blätter von den **Romana-Salaten** abziehen und den Strunk knapp abschneiden. Die Salatköpfe längs halbieren und quer in etwa 1 cm breite Streifen schneiden. Die **Dillzweige** von den dicken Stängeln zupfen und grob zerkleinern. **2** Den Romana-Salat in etwas **Butter** andünsten, dabei salzen und **pfeffern.** Nach 5 Minuten den Dill einrühren, mit der **Sahne** ablöschen und weitere 5 Minuten sanft dünsten. Zum Schluss mit dem **Zitronensaft** abschmecken und den **Reis** unterziehen. Warm halten. **3** Das **Skrei-Filet** halbieren und lediglich **salzen.** Reichlich **Butter** in einer Pfanne erhitzen, die Filets einlegen und bei geringer Hitze etwa 4 Minuten auf jeder Seite braten. **4** Gemüsereis auf vorgewärmte Teller verteilen und Filets darauflegen. Abschließend die Bratbutter darübergießen.

Eine Portion hat ca. 512 kcal (2.141 kJ).

Tintenfisch mit weißen Bohnen

Zutaten für 4 Personen

Zubereitungszeit ca. 20 Minuten plus
12 Stunden Einweichzeit und 1 Stunde Garzeit

150 g weiße Bohnen
Meersalz
4 Tomaten
250 g Staudensellerie (geputzt gewogen)
1 Zwiebel
2 Knoblauchzehen
Olivenöl zum Braten
frisch gemahlener schwarzer Pfeffer
500 g geputzter Sepia
Zitronensaft

1 Die **Bohnen** über Nacht in kaltem Wasser einweichen. In gut **gesalzenem** frischem Wasser aufsetzen und etwa 1 Stunde im geschlossenen Topf sanft köcheln lassen, bis sie weich sind. Abgießen und abkühlen lassen. **2** In der Zwischenzeit die **Tomaten** waschen, halbieren, die Kerne herauslöffeln und in ein Sieb legen. Den abtropfenden Saft auffangen und das Tomatenfruchtfleisch in kurze Streifen schneiden. **3** Den **Staudensellerie** putzen, waschen und in kleine Stücke schneiden, die **Zwiebel** schälen und fein würfeln, den **Knoblauch** schälen und hacken. Alles zusammen 5 Minuten in etwas **Olivenöl** dünsten, dabei **salzen** und **pfeffern**. **4** Den **Sepia** in etwa 1 cm breite und 3 cm lange Stücke schneiden. In einer Pfanne mit **Olivenöl** 3 Minuten kurz und kräftig braten, zum Schluss etwas **salzen** und **pfeffern**. **5** Die noch heißen Sepiastücke mit dem Öl und allen anderen Zutaten sowie dem Saft der Tomaten in einer großen Schüssel mischen. **6** Mit etwas **Zitronensaft** abschmecken und servieren.

Eine Portion hat ca. 350 kcal (1.470 kJ). Trauen Sie sich ruhig mal an etwas Neues ran! Der marmorweiße Sepia sieht leicht gebräunt auch noch sehr schön aus.

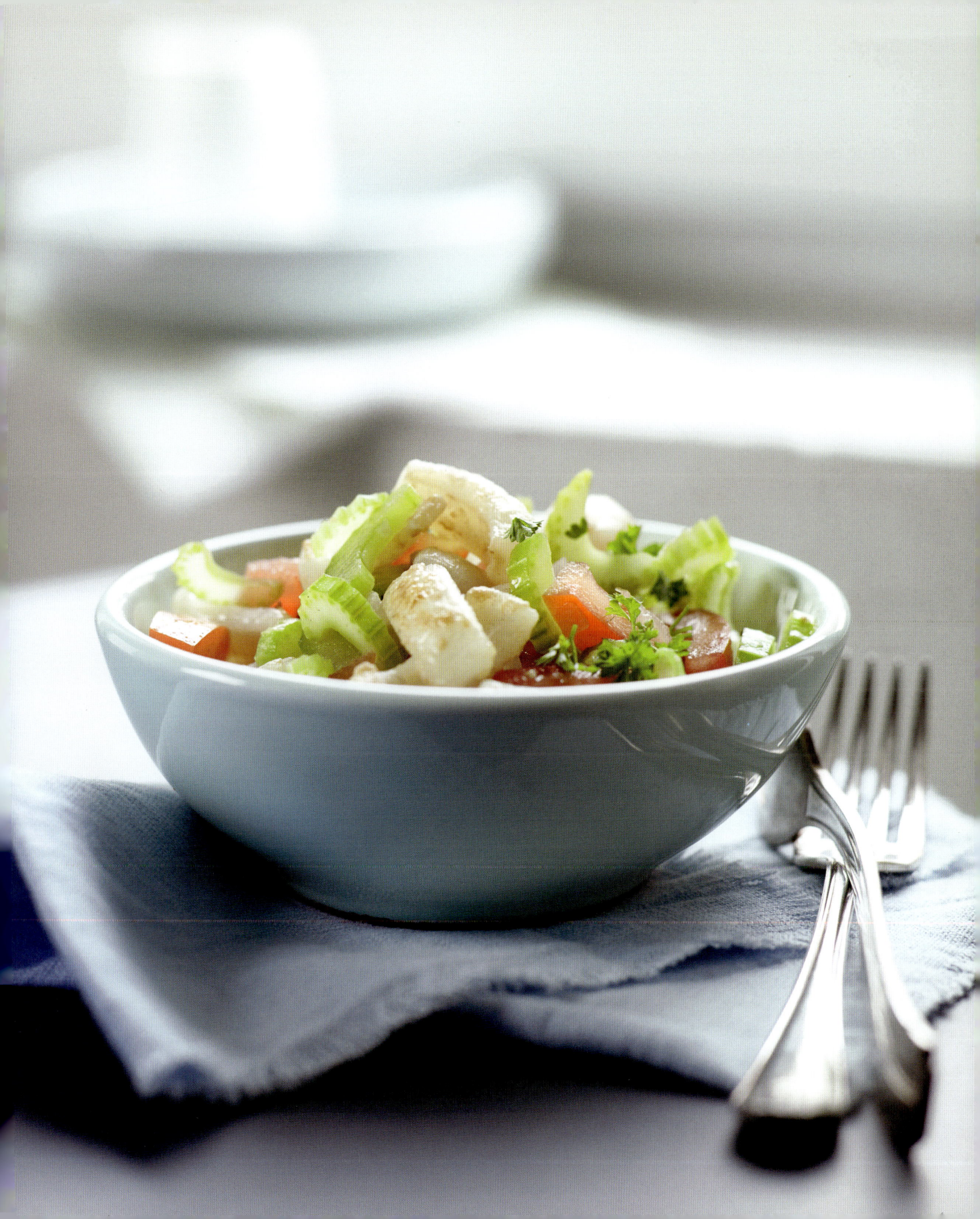

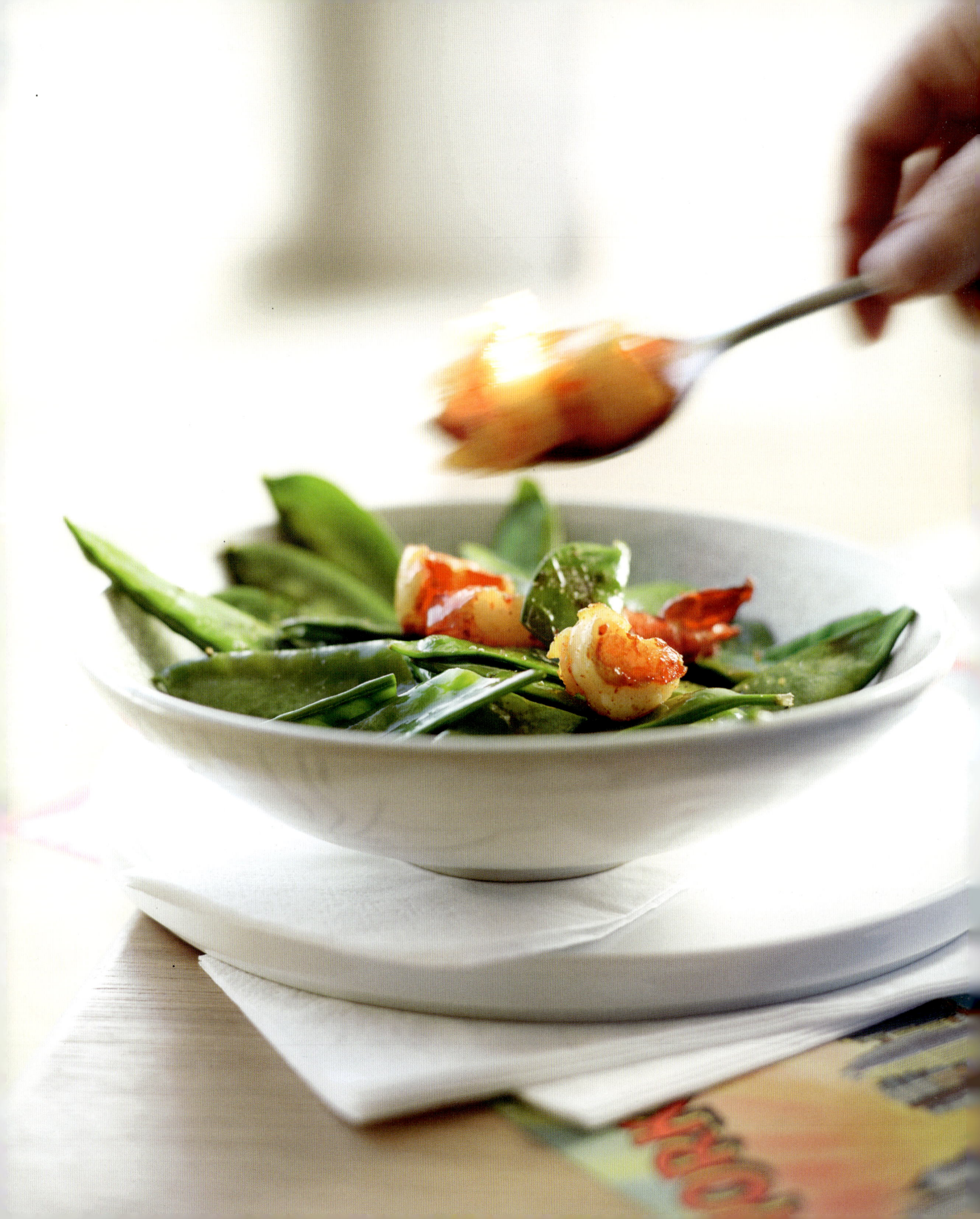

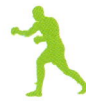

Garnelenragout mit gebratenen Zuckerschoten

Zutaten für 2 Personen
Zubereitungszeit ca. 20 Minuten

4 große rohe Garnelenschwänze (z. B. Black Tiger)
250 g Zuckerschoten
Meersalz
Olivenöl zum Braten
frisch gemahlener schwarzer Pfeffer
mildes Currypulver

1 Die Schale der **Garnelen** auf der Innenseite mit einem scharfen Messer einschneiden, dann mit den Fingern vorsichtig abziehen, ohne das Fleisch zu beschädigen. Nun die Garnelen genau auf der Mitte der Außenseite vorsichtig einritzen, den Darm (sieht aus wie ein schwarzer Faden) entfernen, die Garnelen jeweils in etwa 2 cm lange Stücke schneiden und beiseitestellen. **2** Die **Zuckerschoten** putzen, waschen und in 1 l kochendem **Salzwasser** blanchieren, durch ein Sieb abgießen und sofort in sehr kaltem Wasser abschrecken. Anschließend in etwas

Olivenöl etwa 5 Minuten dünsten, dabei **salzen** und **pfeffern.** Im Topf warm halten. **3** Jetzt in derselben Pfanne mit etwas weiterem **Olivenöl** die Garnelenstücke bei starker Hitze sehr kurz und kräftig 1 Minute anbraten, wenden und noch 1 weitere Minute braten. Die Hitze sofort ganz herunterschalten, die Garnelen **salzen, pfeffern,** mit etwas **Currypulver** bestreuen, wenden, nochmals würzen und in der Pfanne durchschwenken. Fertig! **4** Die Zuckerschoten in der Mitte der Teller anrichten, Garnelenragout mit einem Löffel in die Mitte setzen und sofort servieren.

Eine Portion hat ca. 252 kcal (1.059 kJ). Eine echte Delikatesse mit wirklich wenigen Kalorien!

Thunfisch mit Sesamdressing

Zutaten für 4 Personen

Zubereitungszeit ca. 10 Minuten plus
30 Minuten Ziehzeit

20 g frischer Ingwer
3 Frühlingszwiebeln
2 TL Mirin (süße Sojasauce)
100 ml Sojasauce
½ TL grob gemahlener schwarzer Pfeffer
1 EL Sesam
2 EL geröstetes Sesamöl
400 g frisches Thunfischfilet am Stück

1 Den **Ingwer** schälen und auf einem Gemüsehobel in sehr dünne Scheiben schneiden, dann so fein wie möglich hacken. **Frühlingszwiebeln** putzen, waschen, mit dem Grün längs vierteln und quer sehr fein schneiden. **2** **Mirin** und **Sojasauce** mit 50 ml Wasser verquirlen. Ingwer, Frühlingszwiebeln, **Pfeffer** und **Sesam** dazugeben und 30 Minuten ziehen lassen. Dann das **Sesamöl** einrühren. **3** Den **Thunfisch** in etwa 0,5 cm dicke Scheiben schneiden und diese eventuell quer halbieren. Mit der Sauce und allen Zutaten gleichmäßig überziehen und sofort servieren.

Eine Portion hat ca. 453 kcal (1.984 kJ). Thunfisch immer in Sushiqualität kaufen! Hier wird er nicht erwärmt, sondern nur mariniert.

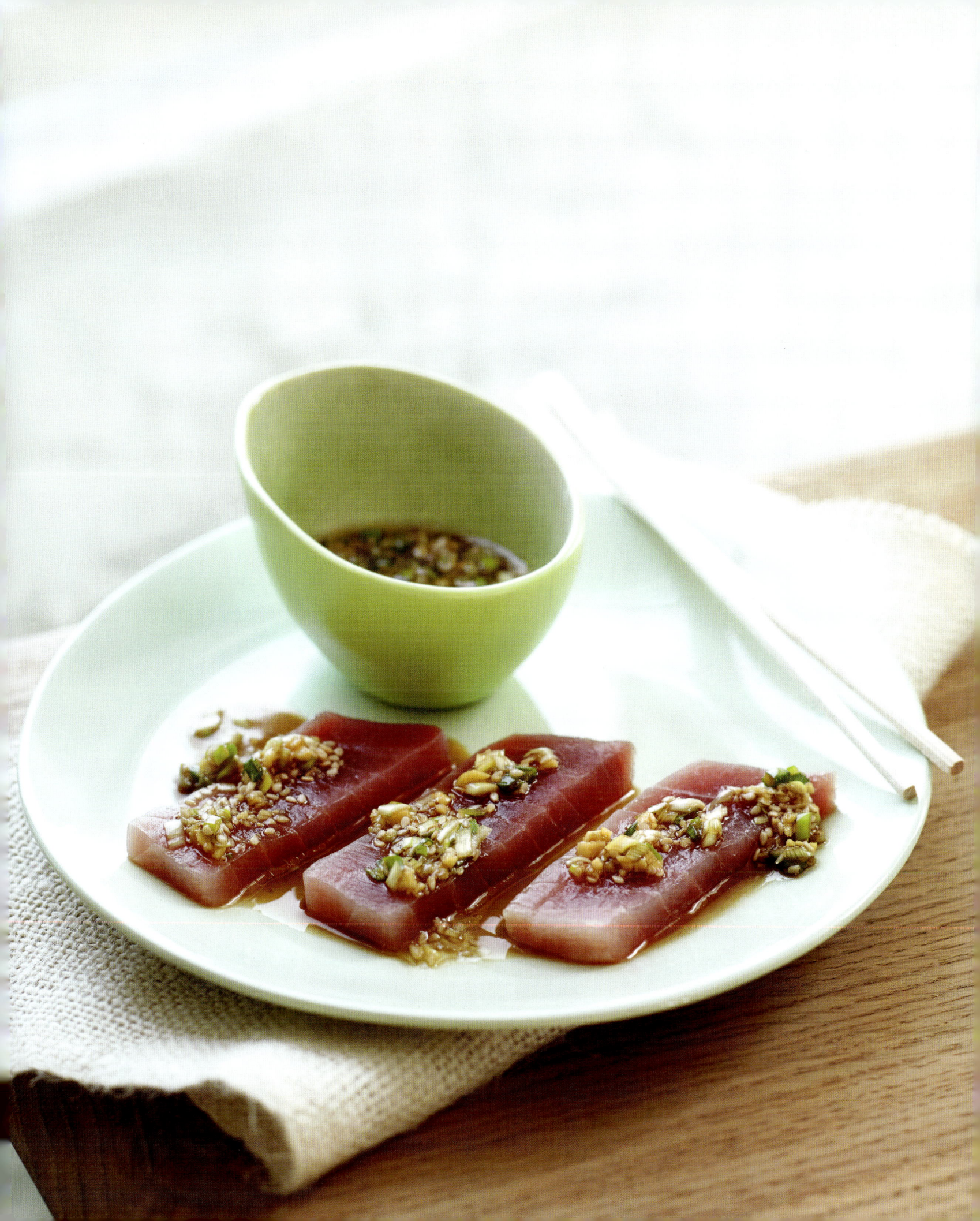

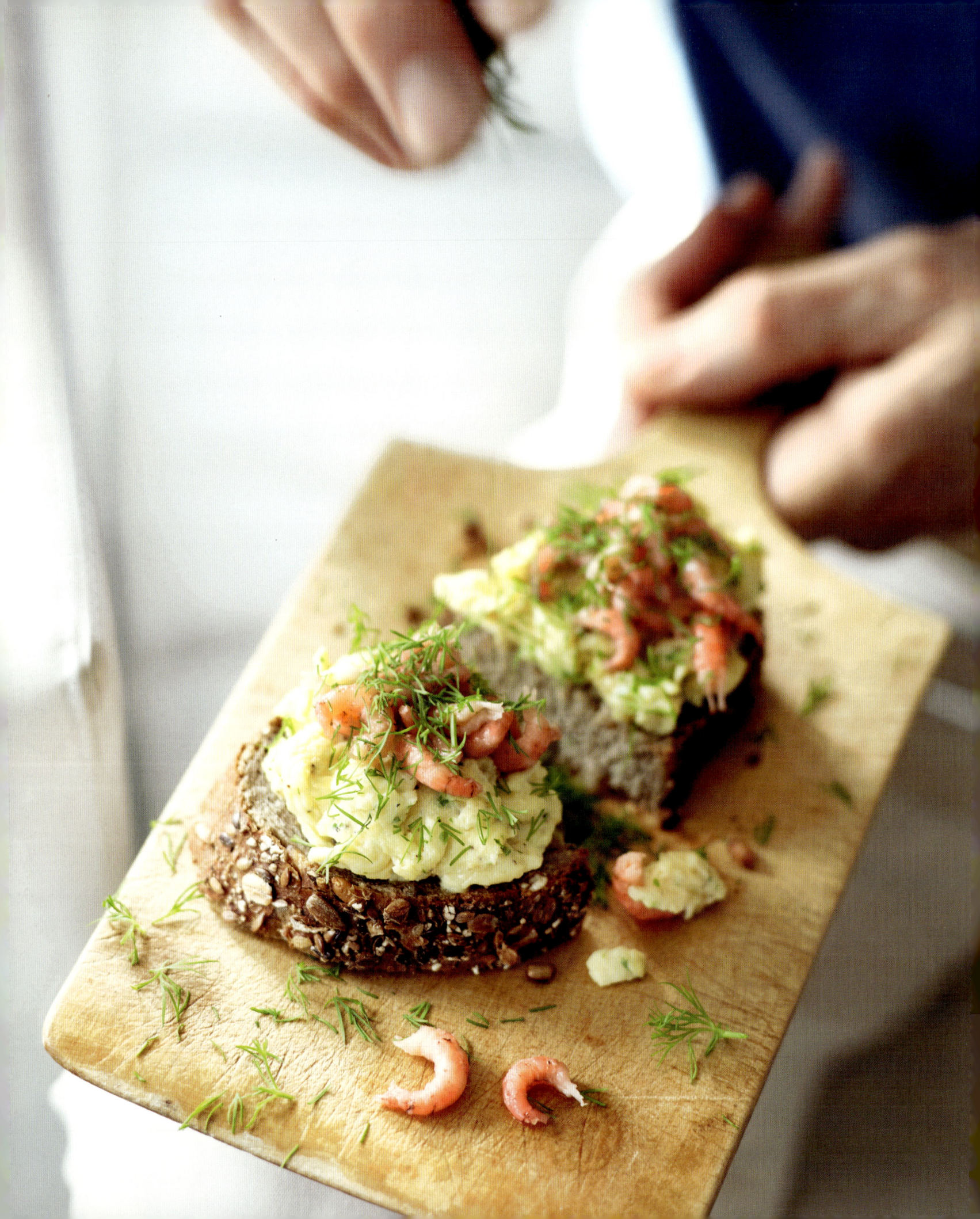

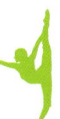

Krabbenbrot mit Rührei

Zutaten für 2 Personen
Zubereitungszeit ca. 10 Minuten

3 Eier
1 EL fein gehackte Petersilie
1 Schuss Milch
Meersalz
frisch gemahlener schwarzer Pfeffer
1 EL Butter und etwas Butter für das Brot
2 dicke Scheiben Schwarz- oder Vollkornbrot
150 g gepuhlte Nordseekrabben
1 EL gehackter Dill

1 Die **Eier** und die **Petersilie** miteinander ver-quirlen, Milch dazugeben, **salzen** und **pfeffern.** **Butter** in einer Pfanne zerlassen, die Eiermasse hineingießen und bei mittlerer Hitze stocken lassen, dabei weniger rühren als wenden, wenn sich die Masse am Pfannenboden ansetzt. Wenn das Rührei gerade stockt, die Hitze abschalten. Rührei in der heißen Pfanne noch 2 Minuten zu Ende garen. **2** Zum Servieren das leicht **gebut-terte Schwarzbrot** auf die Teller legen und das Rührei darauf verteilen. Zimmerwarme **Krabben** und zum Schluss den **Dill** darüberstreuen.

Eine Portion hat ca. 449 kcal (1.878 kJ). Eine perfekte Mahlzeit, die schnell gemacht ist und erstaunlich gut sättigt.

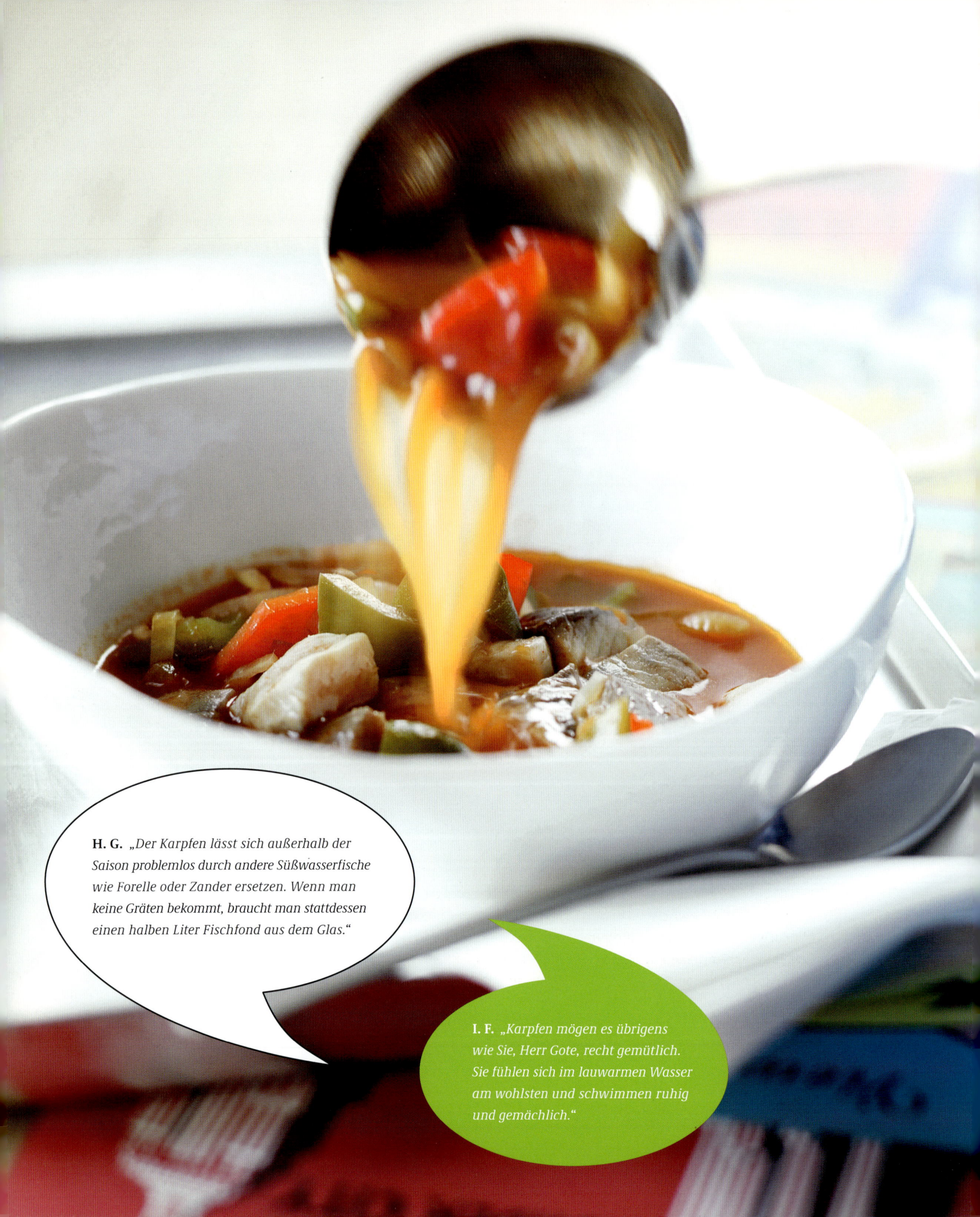

H. G. „Der Karpfen lässt sich außerhalb der Saison problemlos durch andere Süßwasserfische wie Forelle oder Zander ersetzen. Wenn man keine Gräten bekommt, braucht man stattdessen einen halben Liter Fischfond aus dem Glas."

I. F. „Karpfen mögen es übrigens wie Sie, Herr Gote, recht gemütlich. Sie fühlen sich im lauwarmen Wasser am wohlsten und schwimmen ruhig und gemächlich."

Klare Fischsuppe vom Karpfen

Zutaten für 4 Personen
Zubereitungszeit ca. 20 Minuten plus 55 Minuten Garzeit

1 Karpfen (etwa 2 kg; vom
Fischhändler filetieren und
Gräten und Kopf mitgeben
lassen)
1 Lauchstange
1 Möhre
1 Lorbeerblatt
Meersalz

Für die Einlage
2 Zwiebeln
1 grüne Paprikaschote
1 rote Paprikaschote
1 Knoblauchzehe
2 EL Butterschmalz zum Braten
Meersalz
frisch gemahlener schwarzer
Pfeffer

2 EL Tomatenmark
1 gehäufter TL edelsüßes
Paprikapulver
Cayennepfeffer

Außerdem
100 g saure Sahne

1 **Fischgräten** und **-kopf** mit kaltem Wasser abspülen. **Lauch** putzen und waschen, **Möhre** schälen und beides grob zerkleinern. Gräten, Kopf und **Lorbeerblatt** in 1 l Wasser geben und aufkochen. Leicht **salzen** und 30 Minuten sanft köcheln lassen. **2** In der Zwischenzeit die **Zwiebeln** für die Einlage schälen, längs halbieren und quer in Streifen schneiden. Die **Paprikaschoten** waschen, Samen und Scheidewände entfernen und das Fruchtfleisch in mundgerechte Stücke schneiden. Den **Knoblauch** schälen und fein hacken. Alles im **Butterschmalz** glasig andünsten, **salzen** und pfeffern. **3** Die Fischbrühe durch ein Sieb geben, 500 ml der Brühe zum Gemüse geben und 20 Minuten leicht köcheln lassen. **Tomatenmark** und **Paprikapulver** einrühren, weitere 10 Minuten leicht köcheln lassen. **4** **Karpfenfilets** so in Stücke schneiden, dass sie gut auf einen Suppenlöffel passen. In die Suppe legen und 5 Minuten sehr heiß ziehen lassen, aber nicht kochen. Filets auf Suppenteller verteilen. Die Suppe mit einer Prise **Cayennepfeffer** abschmecken und über die Fischstücke gießen. Abschließend je einen Klecks **saurer Sahne** daraufsetzen.

Eine Portion hat ca. 496 kcal (2.073 kJ). Das ist nicht wenig für ein klare Suppe, es ist aber eine erwachsene Portion, die satt macht.

Vietnamesische Reispfannkuchen mit süß-saurer Fischsauce

Zutaten für 6–8 Pfannkuchen bei 24 cm Pfannengröße
Zubereitungszeit ca. 20 Minuten plus 1 Stunde 30 Minuten Ziehzeit

Für die Pfannkuchen
200 g Reismehl
100 g Maisstärke
1 TL gemahlenes Kurkuma
½ TL Meersalz
300 ml Kokosmilch

Für die Sauce
4 TL vietnamesische
Fischsauce

1 TL Zucker
1 TL Zitronensaft
1 Knoblauchzehe
1 kleine Chilischote

Außerdem
250 g geputzter Sepia
oder Kalmar
30 sehr kleine getrocknete
Garnelen

1 Bund Schnittlauch
frische asiatische Kräuter
wie Thai-Basilikum,
vietnamesischer Koriander
und Schwarznessel
Pflanzenöl zum Braten
250 g Sojasprossen

1 **Reismehl, Maisstärke, Kurkuma** und **Salz** mischen. Unter ständigem Rühren mit einem Schneebesen **Kokosmilch** und 300 ml Wasser dazugießen. 1 Stunde quellen lassen, währenddessen gelegentlich durchrühren. **2** In der Zwischenzeit für die Sauce **Fischsauce, Zucker, Zitronensaft** und 4 TL Wasser vermischen, bis sich der Zucker aufgelöst hat. Den **Knoblauch** schälen und in dünne Scheiben schneiden. Die **Chilischote** waschen, von Samen und Scheidewänden befreien und fein hacken. Beides dazugeben und 30 Minuten ziehen lassen. **3** Den **Tintenfisch** in schmale Streifen schneiden, die **Garnelen** grob hacken, den **Schnittlauch** und die **asiatischen Kräuter** waschen und trocken schütteln. Den Schnittlauch in feine Röllchen schneiden und die Kräuterblättchen mit den Fingern zerzupfen. **4** In einer Pfanne mit dickem Boden etwas **Pflanzenöl** erhitzen und zunächst einige Tintenfischstreifen und Garnelen darin kurz anbraten. So viel Teigmasse dazugießen, dass der gesamte Boden dünn und gleichmäßig bedeckt ist. Etwas Schnittlauch darüberstreuen, dann **Sojasprossen** darauflegen. Einen Deckel auf die Pfanne legen und den Pfannkuchen 3 Minuten bei mittlerer Hitze weiterbacken. **5** Den Pfannkuchen auf einen Teller gleiten lassen, die zerzupften Kräuter darüber verteilen und tropfenweise mit der Sauce besprenkeln. Alle weiteren Pfannkuchen ebenso backen.

Ein Pfannkuchen hat ca. 265 kcal (1.111 kJ).* Pro Pfannkuchen extra empfehlen wir 30 Minuten langsames Radfahren (ca. 15 km/h). So machen es auch die Vietnamesen und bleiben schlank! * Pro Pfannkuchen bei 7 Stück.

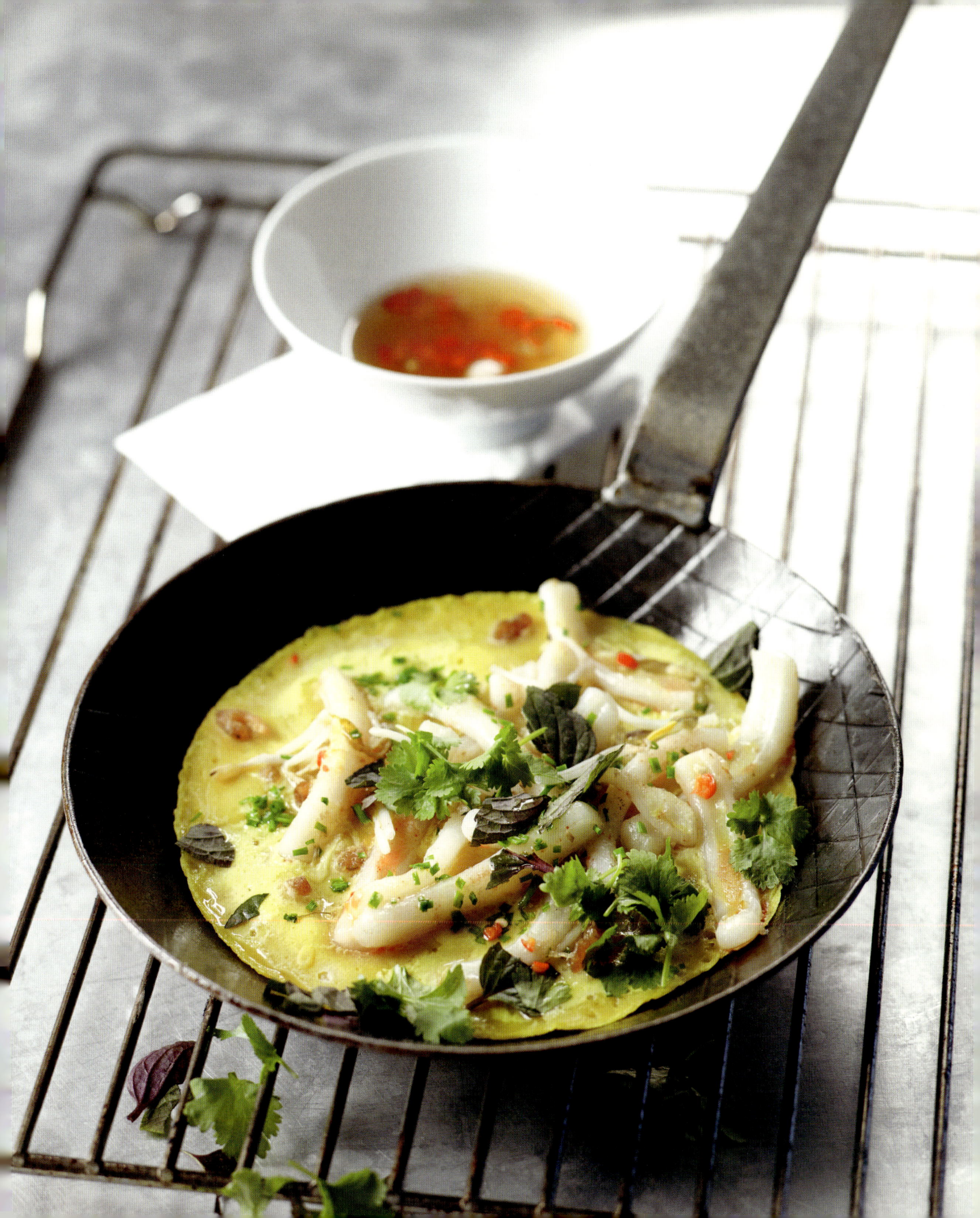

Glasierter Lachs mit Lauch

Zutaten für 4 Personen
Zubereitungszeit ca. 15 Minuten

3 dicke Lauchstangen
50 g Butter zum Braten
20 g frischer Ingwer
Meersalz
frisch gemahlener schwarzer Pfeffer
4 dicke Lachskoteletts à ca. 200 g
Olivenöl zum Braten

1 Den **Lauch** putzen, waschen, mit dem Grün längs halbieren und quer in schmale Streifen schneiden. In der **Butter** ca. 5 Minuten bei schwacher Hitze dünsten, sodass er noch etwas bissfest bleibt. Kurz vor Schluss den **Ingwer** schälen, reiben und gut mit dem Lauch verrühren, aber nicht mehr kochen lassen. Mit **Salz** und **Pfeffer** abschmecken. **2** Die **Lachskoteletts salzen** und **pfeffern.** In **Olivenöl** von beiden Seiten jeweils maximal 5 Minuten bei mittlerer Hitze braten. **3** Zum Servieren die Lachskoteletts auf den Lauch legen und mit dem Bratfett beträufeln.

Eine Portion hat ca. 547 kcal (2.289 kJ).

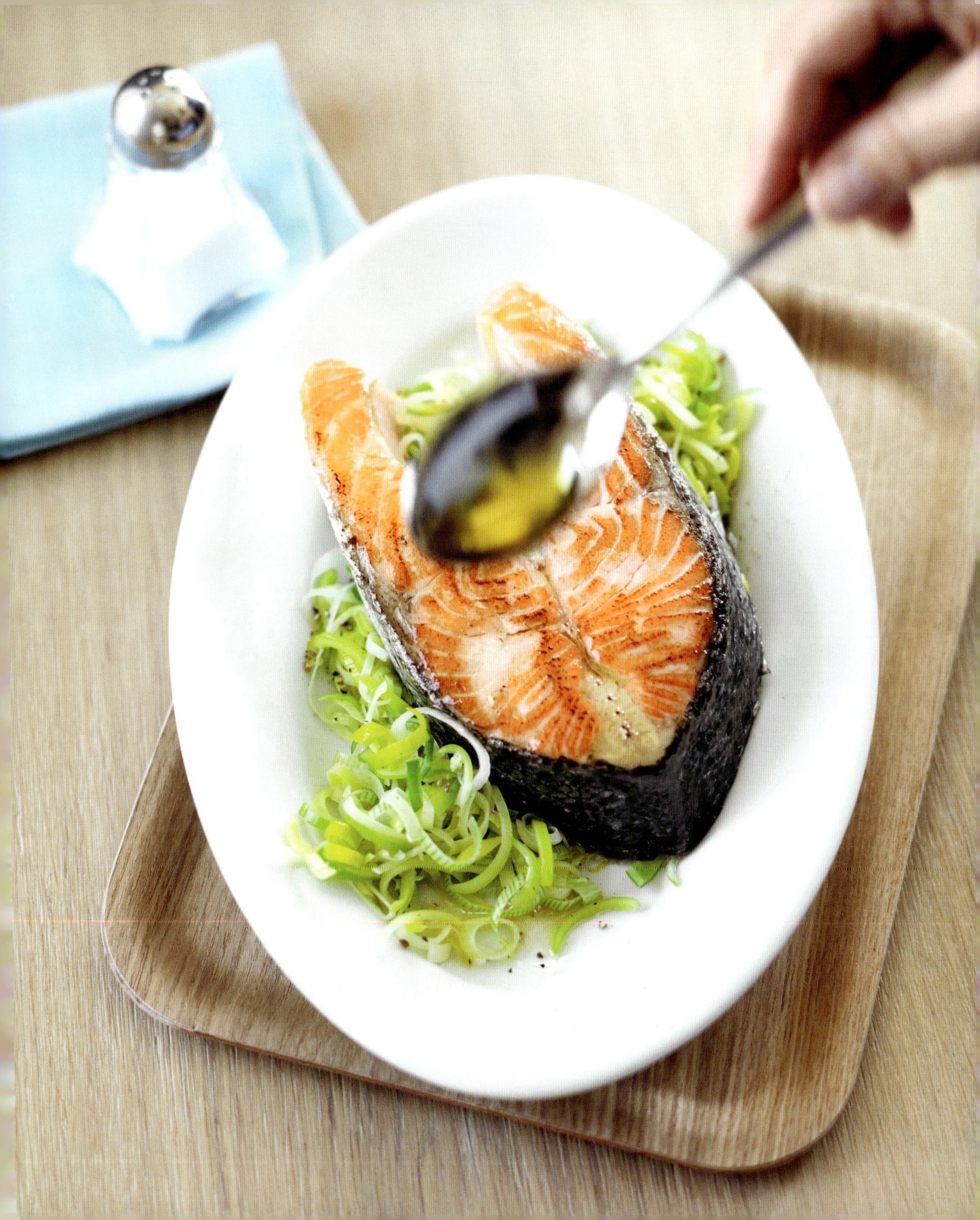

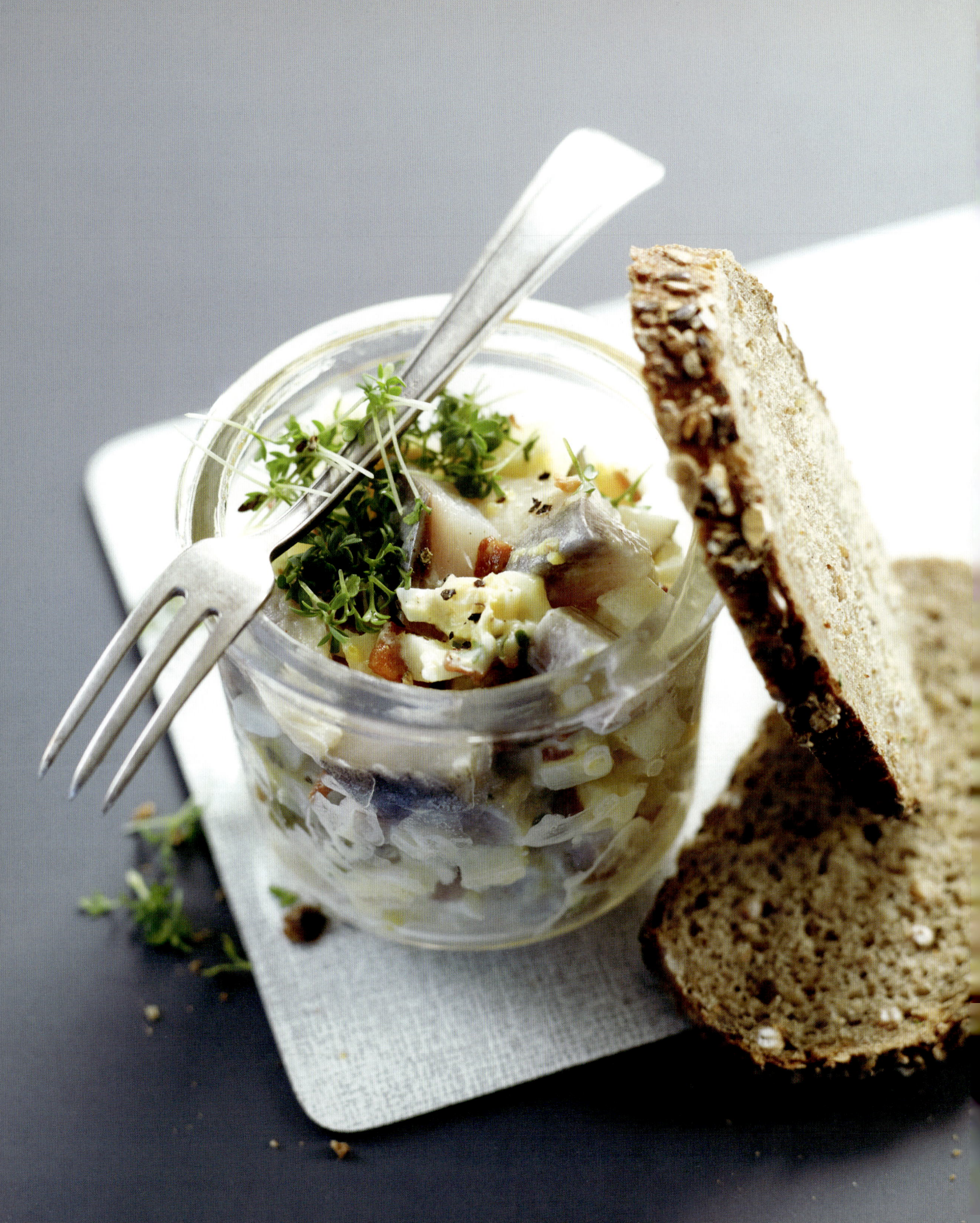

Matjeshäckerle

Zutaten für 4 Personen

Zubereitungszeit ca. 20 Minuten plus
1 Stunde Ziehzeit

100 g durchwachsener Speck	1 Kästchen Kresse
Butter zum Braten	3 EL Schmand
2 Eier	Meersalz
8 Matjesfilets	grob gemahlener
2 Zwiebeln	schwarzer Pfeffer
2 Gewürzgurken	½ TL scharfer Senf
1 Apfel (z. B. Cox Orange oder Elstar)	einige Tropfen Zitronensaft

1 Die Schwarte vom **Speck** abschneiden und die kleinen Knorpel entfernen. Die Scheiben in sehr kleine Stücke schneiden. Die Speckstückchen mit etwas **Butter** in eine kalte (!) Pfanne legen. Die Pfanne bei mittlerer Hitze heiß werden lassen. Die Speckstückchen etwa 5 Minuten glasig dünsten, bis sie gerade anfangen zu bräunen. Aus der Pfanne nehmen und abkühlen lassen. **2** Die **Eier** in 8 Minuten hart kochen, abkühlen lassen, pellen und in kleine Würfel schneiden. Von den **Matjesfilets** die Schwänze abschneiden, die Filets erst längs in 3 Streifen, anschließend quer in etwa 1,5 cm lange Stücke schneiden. Die **Zwiebeln** schälen und fein würfeln, die **Gurken** ebenfalls fein würfeln. Den **Apfel** schälen und ebenfalls würfeln. Die Apfelwürfel dürfen ruhig etwas größer sein, aber maximal halb so groß wie der Matjes, besser etwas kleiner. Die **Kresse** mit einer Schere von den Stängeln schneiden. **3** Alle Zutaten in einer großen Schüssel gründlich mit dem **Schmand** vermengen. Mit **Meersalz**, **Pfeffer**, **Senf** und **Zitronensaft** abschmecken. **4** Das Matjeshäckerle mindestens 1 Stunde im Kühlschrank durchziehen lassen. Mit Schwarzbrot oder Roggenbrot servieren. Pellkartoffeln mit Butter passen auch hervorragend dazu.

Eine Portion hat ca. 600 kcal (2.509 kJ). Mit 80 g Roggenmischbrot pro Person plus 180 kcal (753 kJ). Mit 150 g Kartoffeln mit Butter pro Person plus 142 kcal (598 kJ). Fetter Fisch macht lange satt. Der Körper bekommt reichlich Omega-3-Fettsäuren. Am Tag nach dem Matjes besser nicht wiegen: Das Salz sorgt gern für ein vorübergehendes Plus auf der Waage.

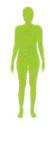

Ceviche auf peruanische Art

Zutaten für 3–4 Personen

Zubereitungszeit ca. 15 Minuten plus
1 Stunde Ziehzeit

500 g sehr frisches Weißfischfilet
3 Limetten (ca. 100 ml Saft)
4 Frühlingszwiebeln
1 Staudenselleriestange
1 EL fein gehackter Koriander
Meersalz
frisch gemahlener schwarzer Pfeffer
Cayennepfeffer
Olivenöl

H. G. *„Vielleicht sollte ich besser sagen, dass das eine peruanische Ceviche auf europäische Art ist. So limettensauer und chilischarf sie die Peruaner selbst zubereiten, schaffen wir Europäer es aber geschmacklich nicht. In Peru gilt die Ceviche auch als Katerfrühstück."*

I. F. *„Und zwar deshalb, weil das Gericht dem Körper nach der Party die ausgeschwemmten Mineralien wieder zurückgibt."*

1 Die **Fischfilets** abwaschen, mit Küchenpapier trocken tupfen und in kleine Streifen schneiden. **2** Die **Limetten** auspressen und den Saft gründlich mit dem Fisch vermischen. 1 Stunde im Kühlschrank ziehen lassen, zwischendurch noch einmal durchmischen. Die **Frühlingszwiebeln** putzen, waschen und mit dem Grün in sehr kleine Stücke schneiden. Den **Staudensellerie** putzen, waschen und fein würfeln. **3** Den Limettensaft von den Fischen abgießen. Frühlingszwiebeln, Staudensellerie und **Koriander** unterheben, herzhaft mit **Salz** und **Pfeffer** abschmecken und nach eigener Vorliebe mit **Cayennepfeffer** schärfen. Zum Servieren etwas **Olivenöl** darübergeben.

Eine Portion hat ca. 245 kcal (1.023 kJ).* Das ist eine sehr kleine Mahlzeit, sodass Sie auch mal zwei Portionen davon essen können.
* Für 3,5 Personen berechnet.

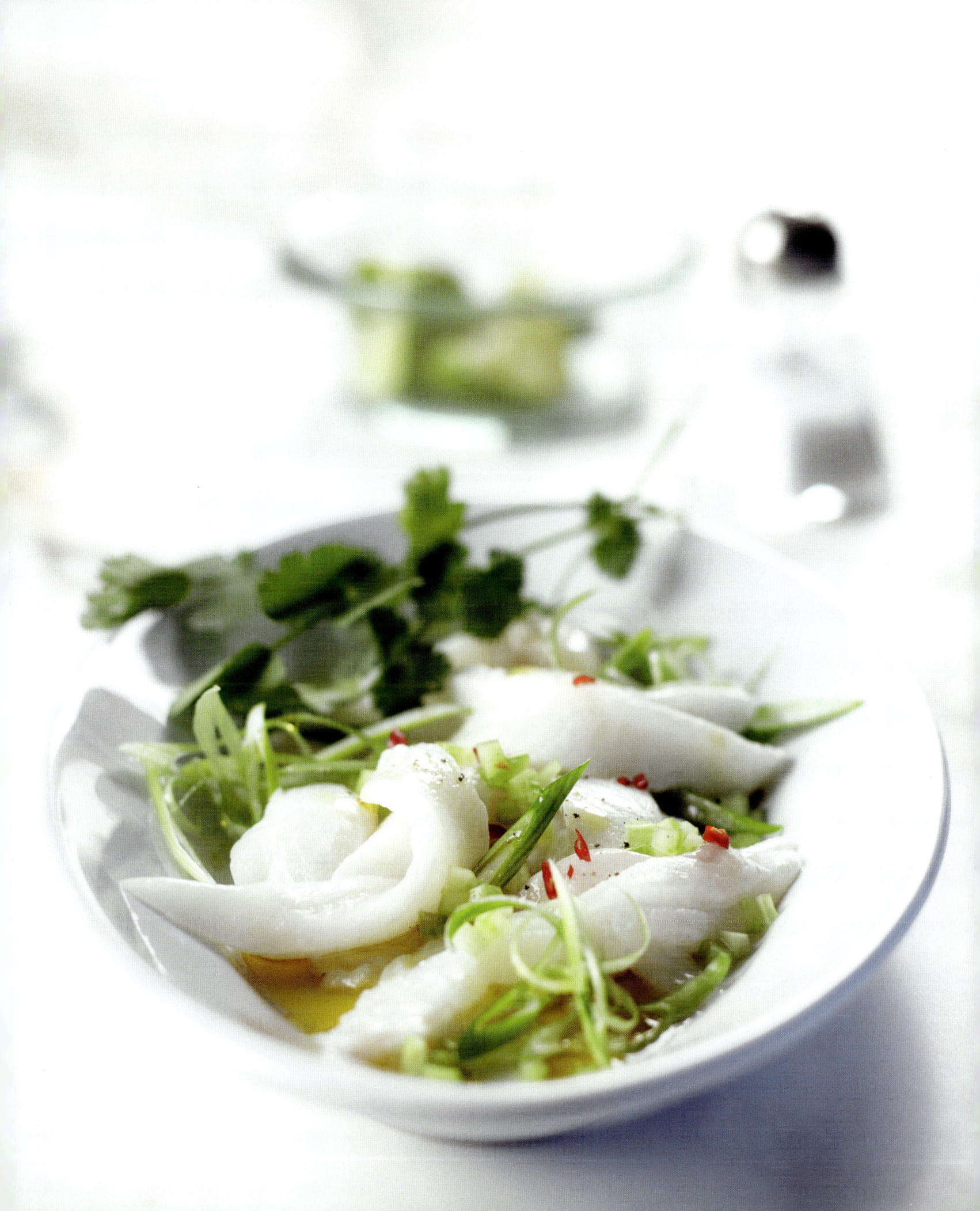

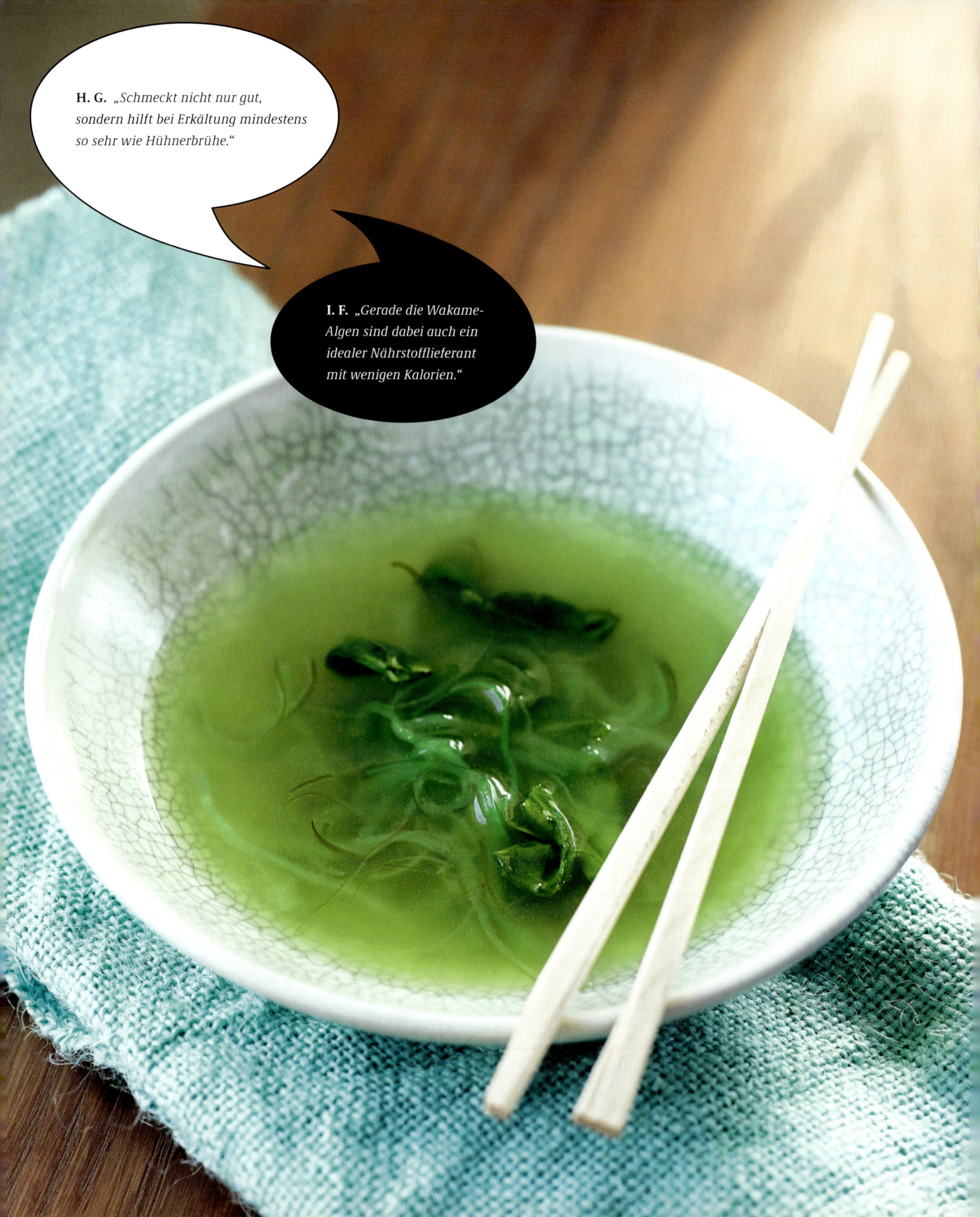

Das japanische Nationalgericht: Misosuppe

Zutaten für 4 Personen

Zubereitungszeit ca. 15 Minuten plus
2 Stunden 20 Minuten Quell- und
Einweichzeit

Für die Basisbrühe (Dashi)
1 Stück Konbu-Alge (ca. 8 × 8 cm groß)
1–2 TL Bonitoflocken (oder naturbelassenes
Iriko-Brühepulver)

Für die Einlage
ca. 5 g Wakame-Algen
5 große Blätter frischer Spinat (ohne Stiele)
60–80 g Misopaste

1 Für die Brühe das Stück **Konbu** etwa 2 Stunden in 800 ml kaltem Wasser quellen lassen, dann mit dem Wasser bei mittlerer Hitze im offenen Topf zum Kochen bringen, aber die Konbu-Alge herausnehmen, bevor das Wasser tatsächlich kocht. **2** Dann die **Bonitoflocken** in die Konbu-Brühe geben und einige Minuten köcheln lassen. Die Brühe durch ein Sieb in einen anderen Topf abgießen – jetzt ist es Dashi. **3** Die **Wakame-Alge** in einer kleinen Schale mit kaltem Wasser ca. 20 Minuten einweichen, dadurch vergrößert sie sich um ein Mehrfaches und wird hellgrünlich.

Dann den oberen harten Rand der Alge abschneiden, die Alge selbst in Stücke schneiden, die man gut mit Stäbchen fassen kann. Die **Spinatblätter** waschen und ebenso in Stücke schneiden. **4** Nun beides für einige Minuten in der siedenden Dashi-Brühe ziehen lassen. **5** Die **Misopaste** in einer anderen Schale mit etwas Brühe verrühren, damit sie flüssiger wird, in die Brühe geben und alles ordentlich durchrühren. **6** Noch einmal die Misosuppe richtig heiß werden lassen, aber auf keinen Fall mehr kochen. **7** Itadakimasu – guten Appetit!

Eine Portion hat ca. 32 kcal (134 kJ). Eignet sich bestens für den kleinen Hunger zwischendurch und hat weniger Kalorien als eine Cola.

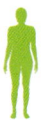

Miesmuscheln mit Fenchel und Safran

Zutaten für 3–4 Personen
Zubereitungszeit ca. 40 Minuten

2 Zwiebeln
4 Knoblauchzehen
3 Tomaten
1 Fenchelknolle
Olivenöl zum Braten
Meersalz
frisch gemahlener schwarzer Pfeffer
1 g Safranfäden
200 ml trockener Weißwein
½ Bund Petersilie
2 kg Miesmuscheln

H. G. *„Muscheln niemals länger kochen als bis zu dem Zeitpunkt, zu dem sie sich gerade geöffnet haben. Nur dann bleiben sie zart und erinnern nicht an Kaugummi."*

I. F. *„In Muscheln stecken übrigens viel hochwertiges Jod und viel Eiweiß. Kaufen Sie Muscheln aber immer nur im guten Fachgeschäft – und bereits geöffnete Muscheln gehören in den Müll."*

1 Die **Zwiebeln** schälen und fein würfeln, den **Knoblauch** schälen und fein hacken. **Tomaten** waschen und klein schneiden. Den **Fenchel** waschen, die äußere Schale und die grünen Stängel abschneiden, das Fenchelgrün aber aufbewahren. Fenchel längs vierteln und quer in sehr dünne Streifen schneiden. **2** Zwiebeln und Knoblauch in einem großen Topf mit etwas **Olivenöl** andünsten, **salzen** und **pfeffern.** Fenchel und **Safran** einrühren, mit dem **Weißwein** ablöschen. **3** Alles aufkochen und 1 l Wasser dazugeben, dann die Tomaten ebenfalls dazugeben. Etwa 10 Minuten köcheln lassen. Die **Petersilie** waschen, trocken schütteln, hacken und zum Schluss unterziehen. **4** Während der Kochzeit die **Muscheln** gründlich waschen und verlesen, also alle offenen Exemplare und die mit kaputter Schale wegwerfen. Die Muscheln in den Topf zu dem Sud geben. Bei starker Hitze und geschlossenem Deckel aufkochen. Maximal 5 Minuten leicht köcheln lassen, bis die Muscheln aufgegangen sind. Nicht geöffnete Muscheln wegwerfen. Das Fenchelgrün hacken. Muscheln mit frischem Ciabatta und mit dem Fenchelgrün bestreut servieren.

Eine Portion hat ca. 504 kcal (2.109 kJ).* Mit 80 g Ciabatta pro Person plus 194 kcal (812 kJ). Muscheln beschäftigen den Genießer recht lange beim Essen. Die Folge: Man isst weniger.   * Für 4 Personen berechnet.

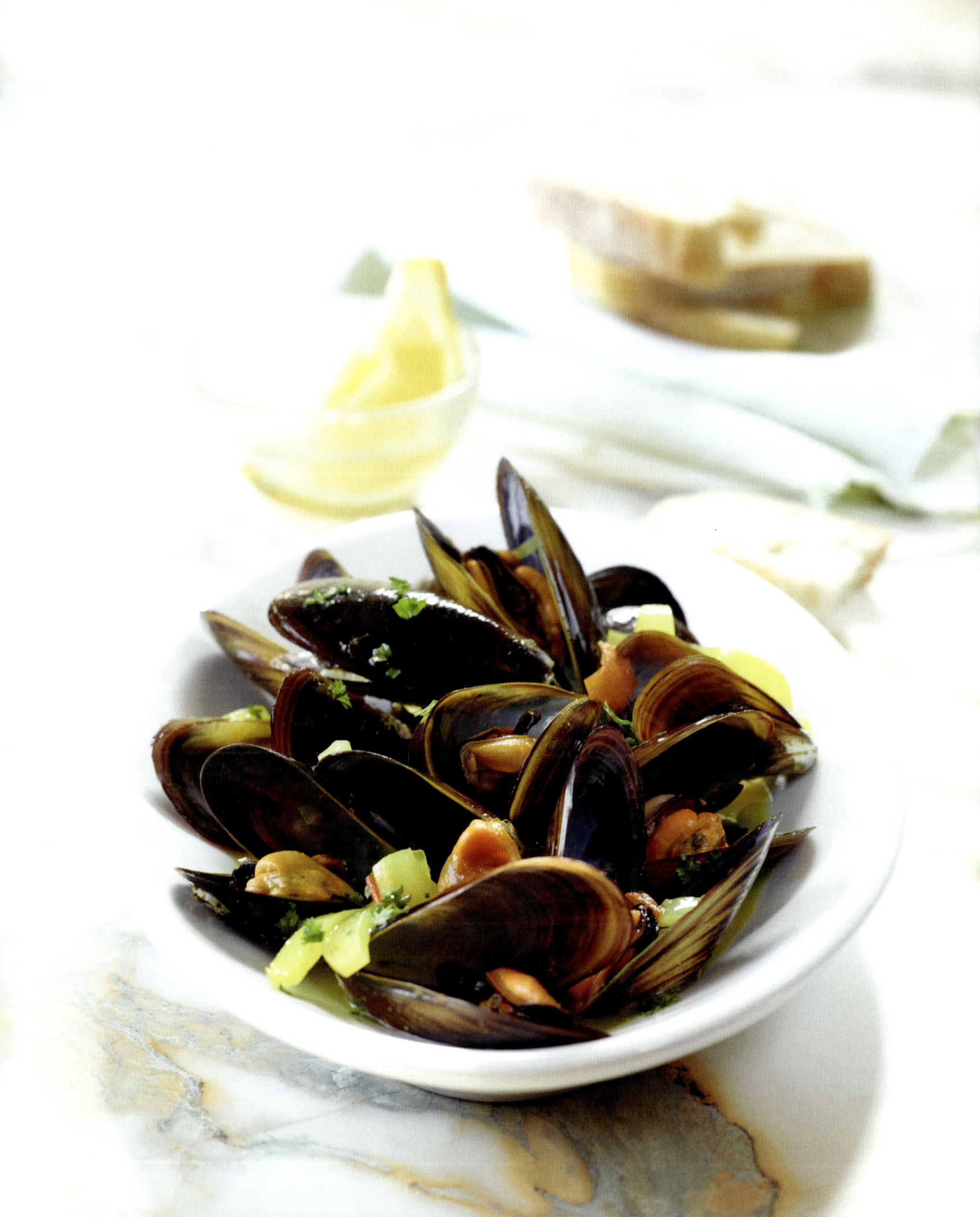

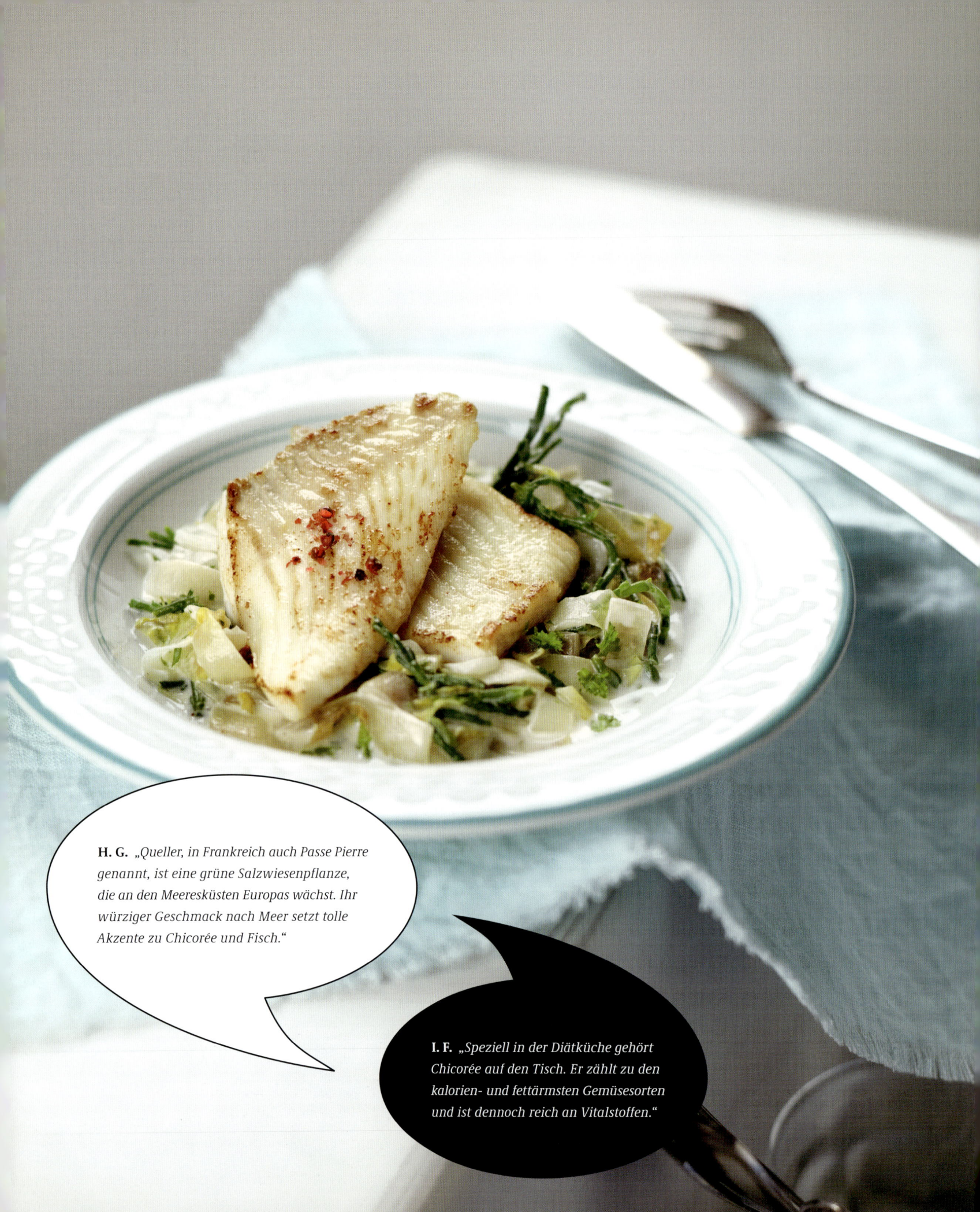

H. G. „Queller, in Frankreich auch Passe Pierre genannt, ist eine grüne Salzwiesenpflanze, die an den Meeresküsten Europas wächst. Ihr würziger Geschmack nach Meer setzt tolle Akzente zu Chicorée und Fisch."

I. F. „Speziell in der Diätküche gehört Chicorée auf den Tisch. Er zählt zu den kalorien- und fettärmsten Gemüsesorten und ist dennoch reich an Vitalstoffen."

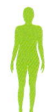

Steinbutt mit Chicorée und Queller

Zutaten für 2 Personen
Zubereitungszeit ca. 25 Minuten

2 Chicorée (etwa 600 g)
Pflanzenöl zum Braten
½ TL Zucker
Meersalz
frisch gemahlener schwarzer Pfeffer
75 g Sahne
50 g Queller
1 EL fein gehackte Petersilie
1 Steinbutt (etwa 1 kg; vom Fischhändler
filetieren und häuten lassen)
2 EL Butter zum Braten

1 **Chicorée** waschen, unten knapp abschneiden und längs halbieren. Den festen Kern in der Mitte herausschneiden, dann die Hälften quer in etwa 1 cm breite Streifen schneiden. In etwas **Pflanzenöl** andünsten, mit **Zucker,** etwas **Salz** und **Pfeffer** würzen. Mit der **Sahne** ablöschen und zugedeckt 5 Minuten dünsten. Anschließend nochmals 5 Minuten ohne Deckel köcheln lassen, bis die Flüssigkeit etwas verdunstet ist. **2** Queller waschen, in kochendem Wasser 2 Minuten blanchieren und etwas kleiner schneiden. Mit der Petersilie unter den Chicorée ziehen. Noch einmal abschmecken und warm halten. **3** Die **Steinbuttfilets** kalt abwaschen und mit Küchenpapier trocken tupfen. Auf beiden Seiten leicht **salzen** und **pfeffern.** In einer großen Pfanne bei mittlerer Hitze **Butter** zerlassen und etwas **salzen.** Wenn sie gerade anfängt, leicht zu bräunen, die Filets hineinlegen und in höchstens 2 Minuten auf jeder Seite fertig braten. **4** Mit dem Chicorée auf vorgewärmten Tellern servieren und mit dem Bratfett beträufeln. **5** Reis würde zusätzlich passen.

Eine Portion hat ca. 541 kcal (2.265 kJ). Mit 75 g Reis pro Person plus 80 kcal (332 kJ). Leicht und bekömmlich. Ideal für den Abend!

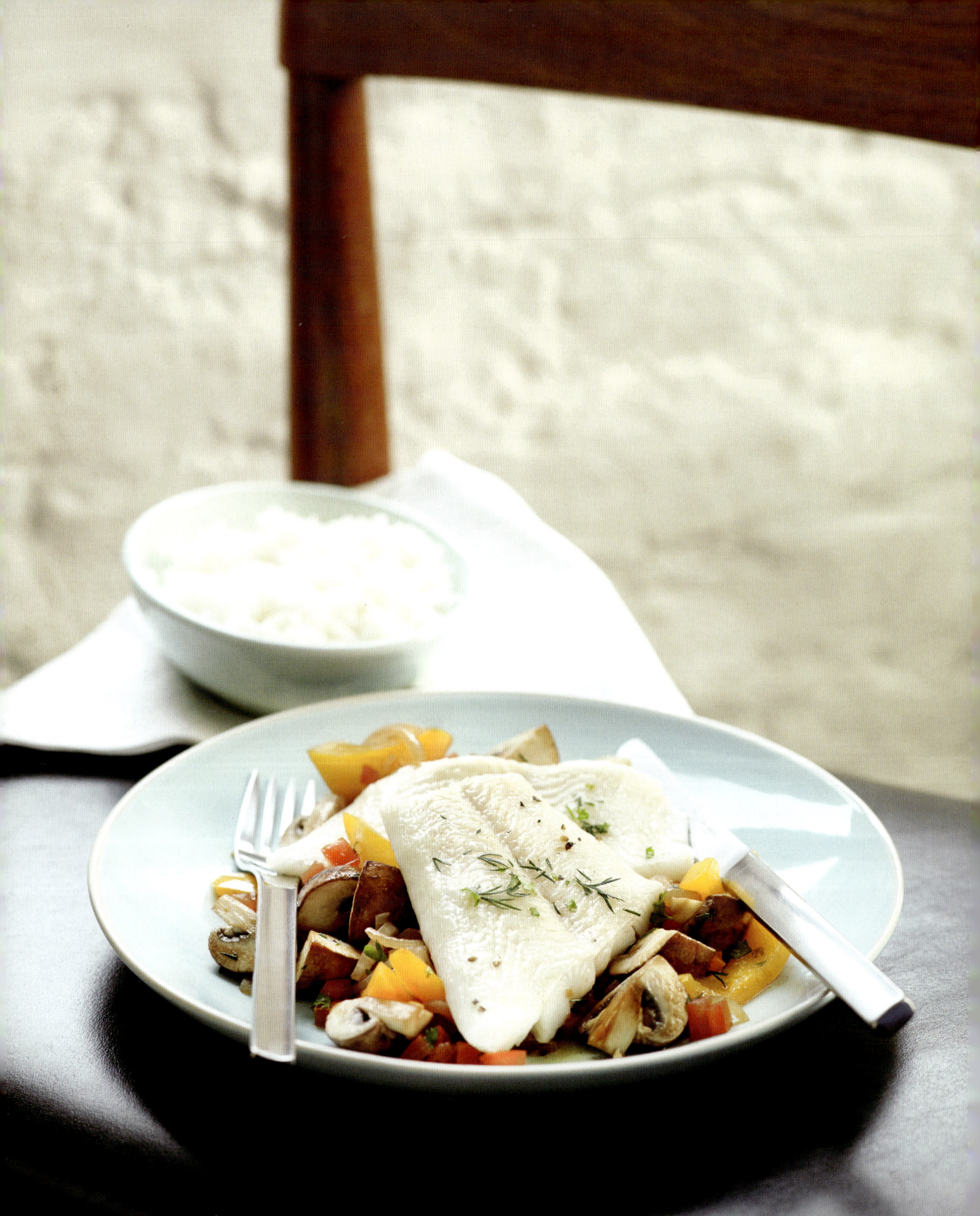

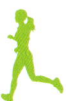

Heilbutt mit Champignons und Paprika

Zutaten für 4 Personen
Zubereitungszeit ca. 15 Minuten plus 2 Stunden Ziehzeit und 20 Minuten Garzeit

800 g Heilbuttfilet

Für die Marinade
1 Knoblauchzehe
2 Dillstängel
1 Rosmarinzweig
5 große Basilikumblätter
2 EL fein gehackte Petersilie
2 EL Olivenöl

Saft von 1 kleinen Zitrone
Meersalz
frisch gemahlener schwarzer
Pfeffer

Für das Gemüse
2 Zwiebeln
250 g gelbe Paprikaschoten
250 g braune Champignons

3 Tomaten
Olivenöl zum Braten
Meersalz
frisch gemahlener schwarzer
Pfeffer

1 Die **Fischfilets** in acht etwa gleich große Stücke schneiden. **2** Für die Marinade den **Knoblauch** schälen und durchpressen. **Kräuter** waschen, trocken schütteln, Dillstängel und Rosmarinnadeln fein hacken, Basilikum in Streifen schneiden. Knoblauch und alle Kräuter mit **Olivenöl, Zitronensaft** sowie etwas **Salz** und **Pfeffer** vermischen. Fischstücke in der Marinade wenden und 2 Stunden im Kühlschrank ziehen lassen. **3** In der Zwischenzeit die **Zwiebeln** für das Gemüse schälen und in feine Streifen schneiden. **Paprika** waschen, von Samen und Scheidewänden befreien und ebenfalls in feine Streifen schneiden. **Champignons** putzen und vierteln. **Tomaten** waschen, halbieren, die Kerne entfernen und das Fruchtfleisch fein würfeln. **4** Zwiebeln, Paprika und Champignons in **Olivenöl** anbraten, **salzen** und **pfeffern.** Nach 5 Minuten etwas Wasser angießen, nach weiteren 5 Minuten die Tomaten einrühren. **5** Fischfilets aus der Marinade nehmen, abtropfen lassen und nebeneinander auf dem Gemüse verteilen. Deckel auflegen und bei schwacher Hitze ganz leicht maximal 10 Minuten köcheln. **6** Dazu Baguette oder Basmatireis servieren.

Eine Portion hat ca. 480 kcal (2.007 kJ). Mit 50 g Baguette pro Person plus 142 kcal (592 kJ). Mit 75 g Reis pro Person plus 80 kcal (332 kJ). Viel zu lecker, um über Kalorien nachzudenken!

Herzhafte
GEMÜSEGERICHTE

Kaum spricht man es aus, blickt man immer noch häufig in über-
raschte oder leicht ablehnende Gesichter. Gemüse? Herzhaft?
Schuld an dieser Einschätzung sind wohl die unzähligen Dosen
mit durchgeweichtem, blassem und traurigem Gemüse, die man im
Laufe seines Lebens aufgetischt bekam. Marktfrisches Gemüse,
das raffiniert und gut gewürzt zubereitet wurde, hat damit zum
Glück wenig gemeinsam. Gemüse ist nicht nur für unsere Gesundheit unentbehrlich, es ist darüber hinaus eine großartige Bereiche-
rung für die moderne, abwechslungsreiche Küche.

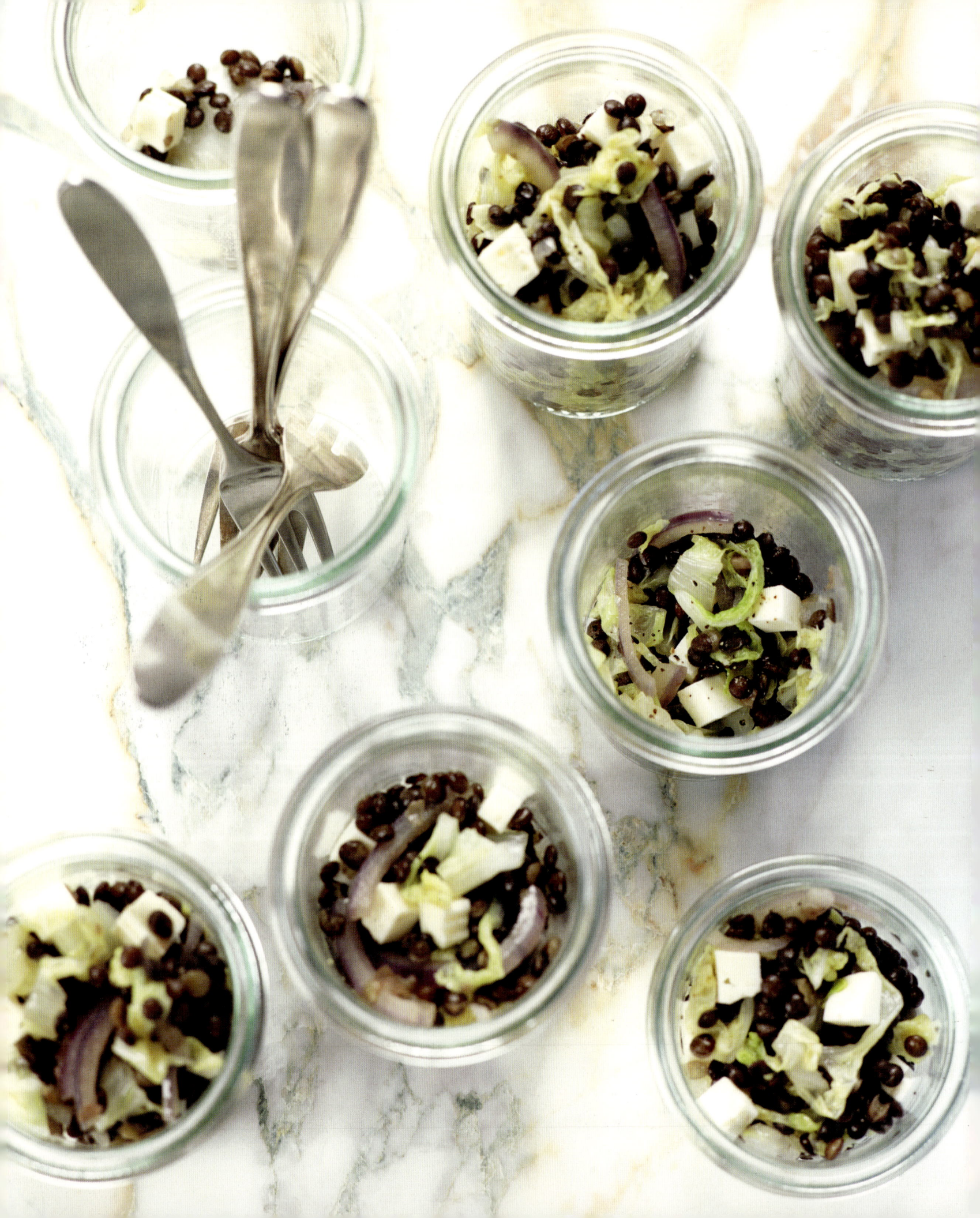

Schwarze Linsen mit Schafskäse

Zutaten für 2–3 Personen

Zubereitungszeit ca. 15 Minuten plus
20–25 Minuten Garzeit

200 g kleine schwarze oder grüne Linsen
(Beluga- oder Puy-Linsen)
Meersalz
100 g rote Zwiebeln
250 g Chinakohl (geputzt gewogen)
Olivenöl zum Braten und Würzen
frisch gemahlener schwarzer Pfeffer
Apfel-Balsamicoessig
2 EL fein gehackte Petersilie
150 g Schafskäse

H. G. *„Achten Sie darauf, dass die Linsen wirklich noch etwas Biss haben. Am besten schmecken sie lauwarm als Vorspeise. Außerdem sind sie eine willkommene Beilage für jedes Grillfest."*

I. F. *„Wer unter Heißhungerattacken leidet, sollte schnell zu Linsen greifen, denn die Ballaststoffe der Hülsenfrüchte sättigen lang anhaltend."*

1 Die **Linsen** mit 1 l Wasser und ordentlich **Salz** aufkochen. Hitze reduzieren und die Linsen offen etwa 20 Minuten köcheln lassen, dann sind sie meistens genau richtig. Falls sie Ihnen noch nicht weich genug sind, lassen Sie sie einfach 5 Minuten länger köcheln. Anschließend in einem Sieb mit kaltem Wasser abschrecken und abtropfen lassen. **2 Zwiebeln** schälen, längs in vier Stücke und dann quer in Streifen schneiden, den **Chinakohl** putzen, waschen und in mundgerechte Stücke schneiden. Beides etwa 5 Minuten bei mittlerer Hitze in **Olivenöl** dünsten, dabei **salzen** und **pfeffern.** Mit den abgekühlten Linsen mischen und noch einmal mit **Olivenöl, Salz, Pfeffer** und dem **Balsamicoessig** abschmecken. Die **Petersilie** unterheben. Den **Schafskäse** in kleine Würfel schneiden und ebenfalls locker unter die Linsen heben.

Eine Portion hat ca. 436 kcal (1.825 kJ).* Bei Linsen kommt es vor allem auch auf die Sorte an, also bevorzugen Sie generell die kleinen schwarzen, grünen oder braunen Linsen aus dem Bioladen.   *Für 3 Personen berechnet.

Gebratene Kichererbsenschnitten mit Pfifferlingen

Zutaten für 4 Personen
Zubereitungszeit ca. 35 Minuten

Für die Kichererbsenschnitten
500 ml Gemüsebrühe
Meersalz
frisch gemahlener schwarzer
Pfeffer
150 g geröstetes
Kichererbsenmehl
1 Knoblauchzehe

40 ml Olivenöl plus etwas für
die Form sowie zum Braten
1 TL Zitronensaft

Für die Pfifferlinge
800 g frische Pfifferlinge
2 Zwiebeln
1 EL Butter

Meersalz
frisch gemahlener schwarzer
Pfeffer
100 g Crème fraîche
1 Bund Schnittlauch
2 EL fein gehackte Petersilie

1 Die **Gemüsebrühe** für die Kichererbsenschnitten aufkochen und kräftig **salzen** und **pfeffern**. Das **Kichererbsenmehl** in die heiße Brühe einrühren und erst dann wieder zum Kochen bringen. 5 Minuten leicht köcheln lassen, bis eine dicke Masse entstanden ist. **Knoblauch** schälen, durchpressen und mit dem **Olivenöl** und dem **Zitronensaft** einrühren. In eine mit **Olivenöl** eingefettete Kastenform umfüllen und kalt werden lassen. **2** In der Zwischenzeit die **Pfifferlinge** gründlich und schnell mit den Händen in viel kaltem Wasser verwirbeln und schnell wieder herausnehmen, so ziehen sie kein Wasser. Pilze abtropfen lassen, auf Sandreste und matschige Stellen untersuchen und diese wegschneiden.

Große Pilze kleiner schneiden, sodass alle Stücke ungefähr gleich groß sind. Die **Zwiebeln** schälen, fein würfeln und in einer großen Pfanne in der **Butter** andünsten. Pfifferlinge dazugeben und so lange braten, bis sie Saft ziehen, dann **salzen** und **pfeffern**. Die **Crème fraîche** einrühren und offen köcheln lassen, bis die Sauce leicht cremig ist. **3** Den **Schnittlauch** waschen, trocken schütteln, in Röllchen schneiden und mit der **Petersilie** hinzufügen, noch 2 Minuten köcheln lassen und warm halten. **4** Die gestockte Kichererbsenmasse auf ein Brett stürzen und in 1 cm dicke Scheiben schneiden. Die Scheiben in **Olivenöl** auf beiden Seiten braun braten und mit den Pfifferlingen servieren.

Eine Portion hat ca. 404 kcal (1.689 kJ).

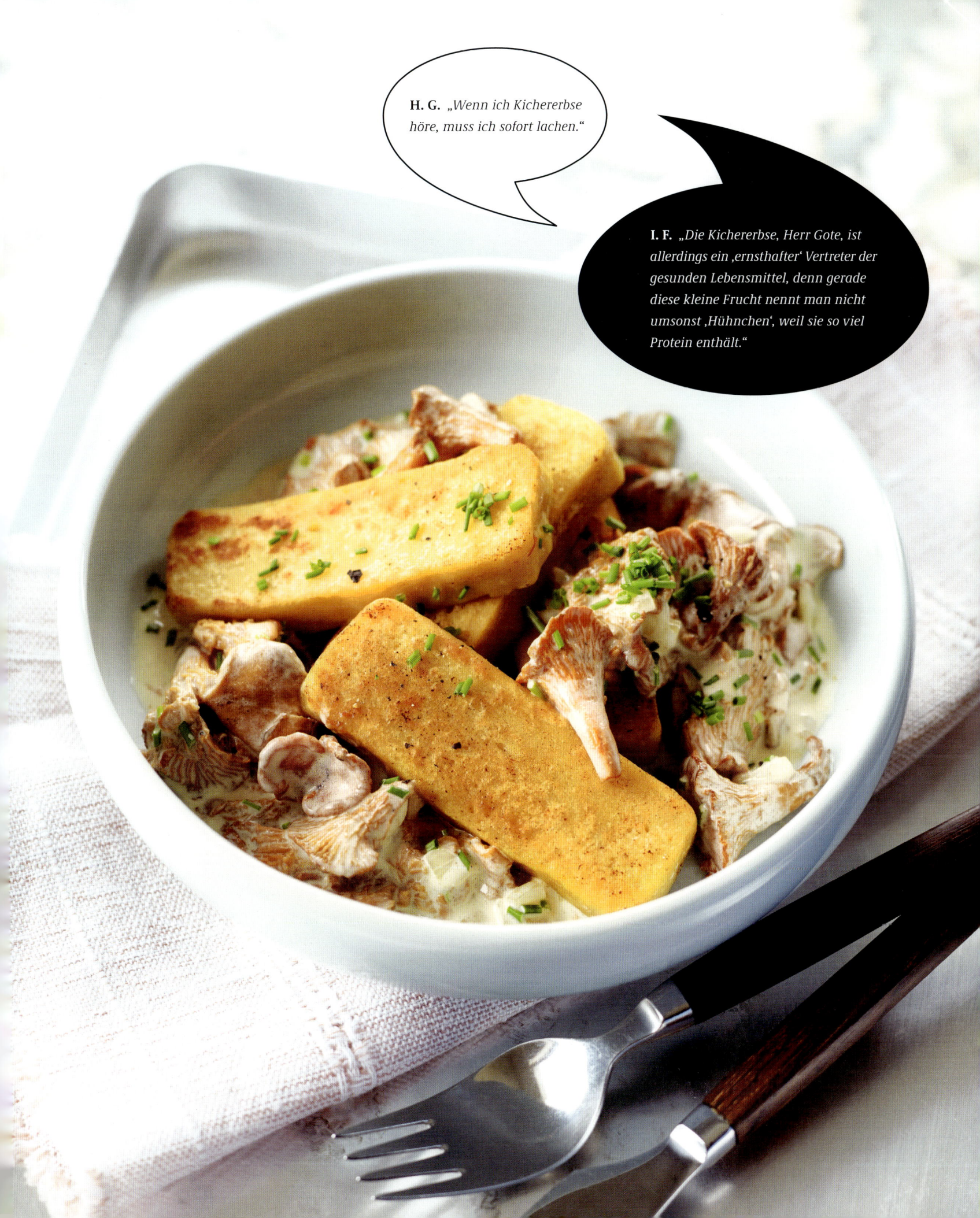

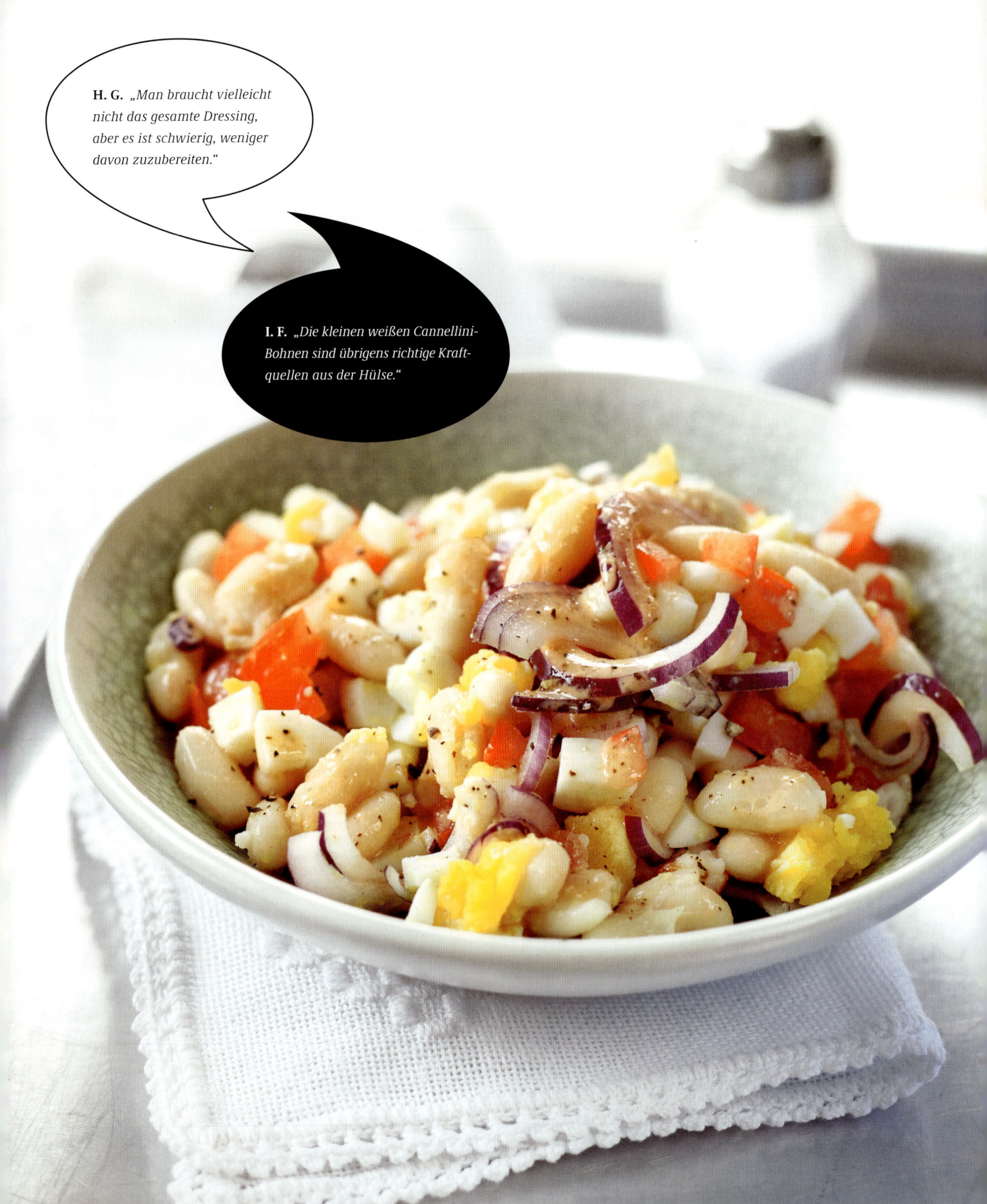

H. G. „Man braucht vielleicht nicht das gesamte Dressing, aber es ist schwierig, weniger davon zuzubereiten."

I. F. „Die kleinen weißen Cannellini-Bohnen sind übrigens richtige Kraftquellen aus der Hülse."

Salat von weißen Bohnen mit Ei und Tahin-Dressing

Zutaten für 4–6 Personen

Zubereitungszeit ca. 25 Minuten plus 12 Stunden Einweichzeit und 1 Stunde Garzeit

Für den Salat
250 g getrocknete Cannellini
(kleine weiße Bohnen)
2 Zitronenscheiben
Meersalz
2 Tomaten

3 hart gekochte Eier
1 rote Zwiebel

Für das Dressing
50 g Tahin (Sesammus)
100 ml Olivenöl

abgeriebene Schale und
2–3 EL Saft von 1 Biozitrone
2 Knoblauchzehen
frisch gemahlener schwarzer
Pfeffer
Meersalz

1 Die weißen **Bohnen** über Nacht in kaltem Wasser einweichen. Am nächsten Tag mit den **Zitronenscheiben** in frischem Wasser aufsetzen, **salzen** und in etwa 1 Stunde weich kochen. Die **Tomaten** waschen, die Kerne herauslösen, in ein Sieb geben und abtropfen lassen, den Saft dabei auffangen. Die gekochten **Eier** schälen und mit dem Tomatenfruchtfleisch fein würfeln. Die **Zwiebel** schälen und in feine Streifen schneiden. Eier, Tomatenfruchtfleisch und Zwiebeln mit den abgetropften Bohnen und dem abgetropften Tomatensaft mischen. **2** Für das Dressing **Tahin**, **Olivenöl** und abgeriebene **Zitronenschale** gründlich mit 100 ml warmem Wasser verrühren. Den **Knoblauch** schälen, durchpressen und hinzufügen. Herzhaft mit **Zitronensaft**, **Salz** und **Pfeffer** abschmecken. Den Salat gründlich mischen und servieren.

Eine Portion hat ca. 469 kcal (1.962 kJ).* Da ist dann auch noch etwas Luft für einen Wein oder ein Bier im Kalorienhaushalt.
* Für 5 Personen berechnet.

Gestampfte Möhren mit Tortillachips

Zutaten für 4 Personen

Zubereitungszeit ca. 15 Minuten plus
20 Minuten Garzeit

6 Tortillas (aus dem Asia-Laden)
750 g Möhren
250 g Kartoffeln
Meersalz
1 EL getrocknete Minze
1 EL mittelfein gemörserter Kümmel
4 EL Olivenöl und etwas zum Bestreichen
frisch gemahlener schwarzer Pfeffer
einige Tropfen Zitronensaft

1 Den Backofen auf 180 °C vorheizen. **Tortillas** in große Dreiecke schneiden, von beiden Seiten dünn mit **Olivenöl** bepinseln und im Backofen 20 Minuten knusprig backen. Auf einem Kuchengitter abkühlen lassen. (Ersatzweise gehen auch fertige Maischips aus dem Bioladen.) **2** Die **Möhren** und die **Kartoffeln** schälen, in etwa gleich große Stücke schneiden und mit möglichst wenig **gesalzenem** Wasser weich kochen. **Minze** und **Kümmel** in der Hälfte des **Olivenöls** kurz erhitzen und sofort die Platte abschalten. Dann 5 Minuten ziehen lassen. **3** Das Wasser von den Möhren und den Kartoffeln abgießen und Kartoffeln und Möhren mit dem Kartoffelstampfer stampfen. Das warme Olivenöl mit den Gewürzen einrühren, weiterstampfen, bis ein nicht zu feines Püree entsteht. Mit dem restlichen **Olivenöl** bis zur gewünschten Cremigkeit verrühren. **4** Abschließend mit **Salz, Pfeffer** und ein paar Tropfen **Zitronensaft** abschmecken.

Eine Portion hat ca. 511 kcal (2.139 kJ). Das perfekte Rezept für das langsame Genießen. So wird aus wenig mehr!

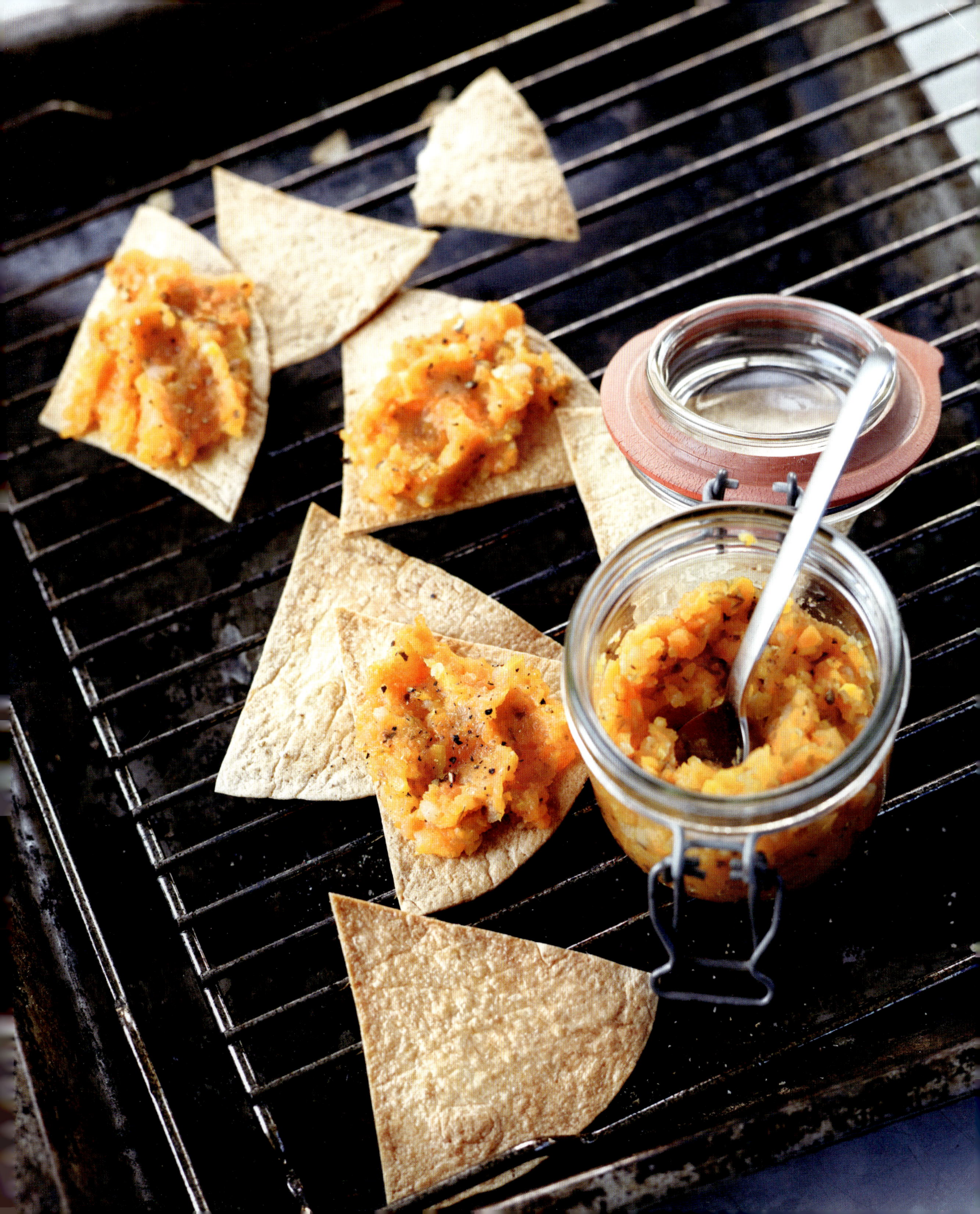

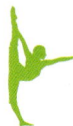

Gebackene Rote Bete mit Meerrettichmousse und Kresse

Zutaten für 4 Personen

Zubereitungszeit ca. 20 Minuten plus 1 Stunde 30 Minuten Backzeit plus 4 Stunden Kühlzeit

Für die Rote Bete

4 Rote Bete (à etwa 250 g)
Zitronensaft
Meersalz
frisch gemahlener weißer
Pfeffer
gemahlener Kümmel
3 EL Sonnenblumenöl

Für die Mousse

3 Blatt Gelatine
390 g Ricotta
3 EL kalt gepresstes
Sonnenblumenöl
1 EL Honig
75 g frischer Meerrettich
Meersalz

frisch gemahlener weißer
Pfeffer
Zitronensaft
150 g Sahne
1 Kästchen Kresse
Roggenknäckebrot

1 Den Backofen auf 200 °C vorheizen. Die **Rote Bete** oben und unten glatt abschneiden und in Alufolie wickeln. Auf ein Backblech legen und 1 Stunde 30 Minuten im Backofen garen. Stichprobe mit einem spitzen Messer machen: Sie sollten gar, aber nicht zu weich sein. Herausnehmen und in der Alufolie komplett abkühlen lassen. Danach schälen und in 0,5 cm dicke Scheiben schneiden. Mit **Zitronensaft, Meersalz, Pfeffer** und **Kümmel** würzen. Mit dem **Sonnenblumenöl** mischen und mindestens 4 Stunden abgedeckt ziehen lassen. **2** In der Zwischenzeit für die Mousse die **Gelatine** in reichlich kaltem Wasser 5 Minuten

einweichen. **Ricotta** mit dem **Sonnenblumenöl** und dem **Honig** glatt verrühren. **Meerrettich** schälen, sehr fein reiben und schnell unterziehen. **3** Jetzt die Gelatine in 4 EL lauwarmem Wasser auflösen und mit dem Ricotta verrühren. Dann mit **Salz, Pfeffer** und **Zitronensaft** abschmecken. **4** Die **Sahne** steif schlagen und locker unter den Ricotta heben. Im Kühlschrank mindestens 4 Stunden fest werden lassen. **5** Zum Servieren die Rote-Bete-Scheiben schuppenartig auf Tellern anrichten, ein paar dicke Klekse Mousse auf die Scheiben setzen und mit Kresse bestreuen. Mit dem **Knäckebrot** servieren.

Eine Portion hat ca. 602 kcal (2.525 kJ). Wer glaubt, er würde nicht satt: Da sind 100 g Ricotta pro Person drin! Und Knäcke gibt es auch dazu.

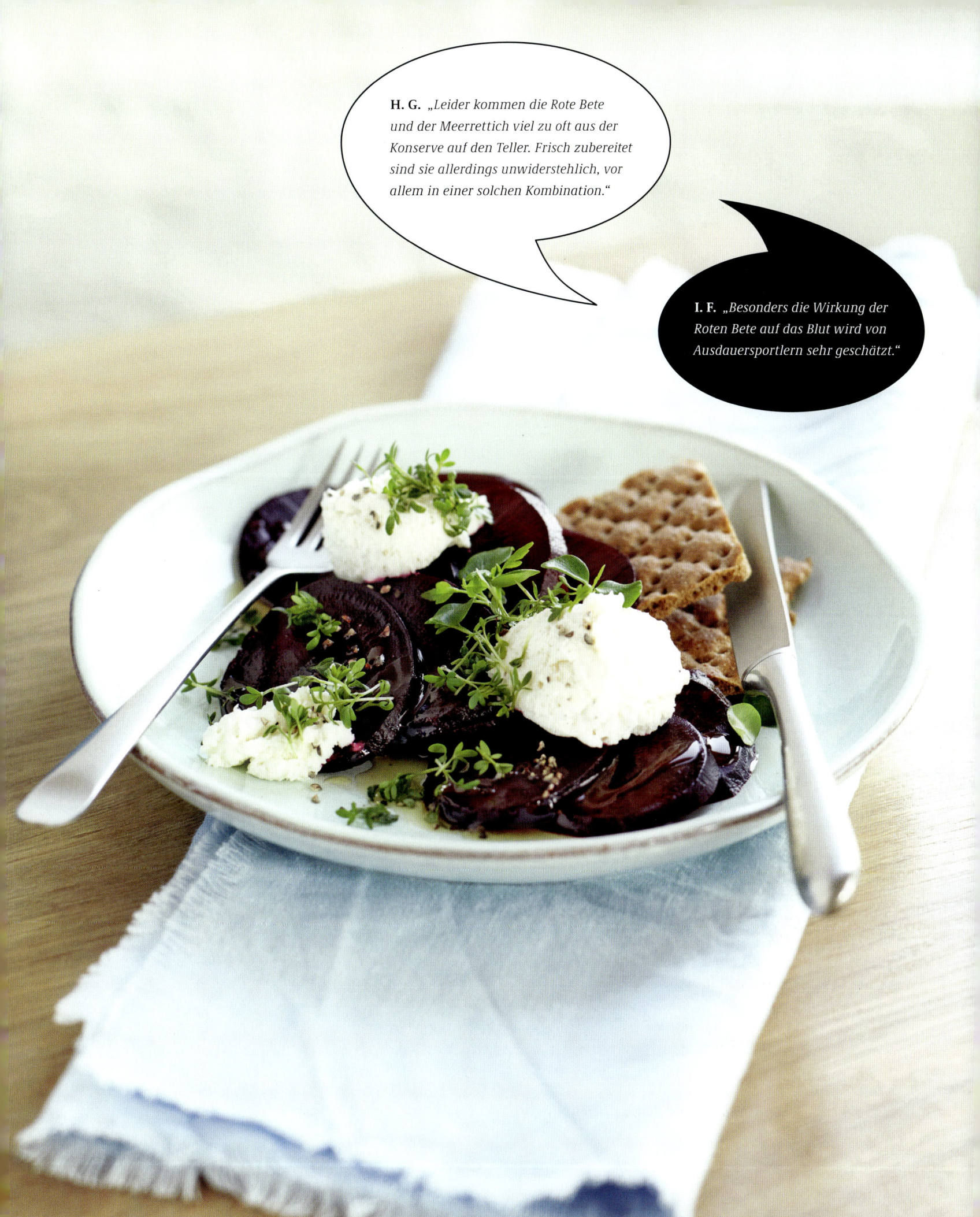

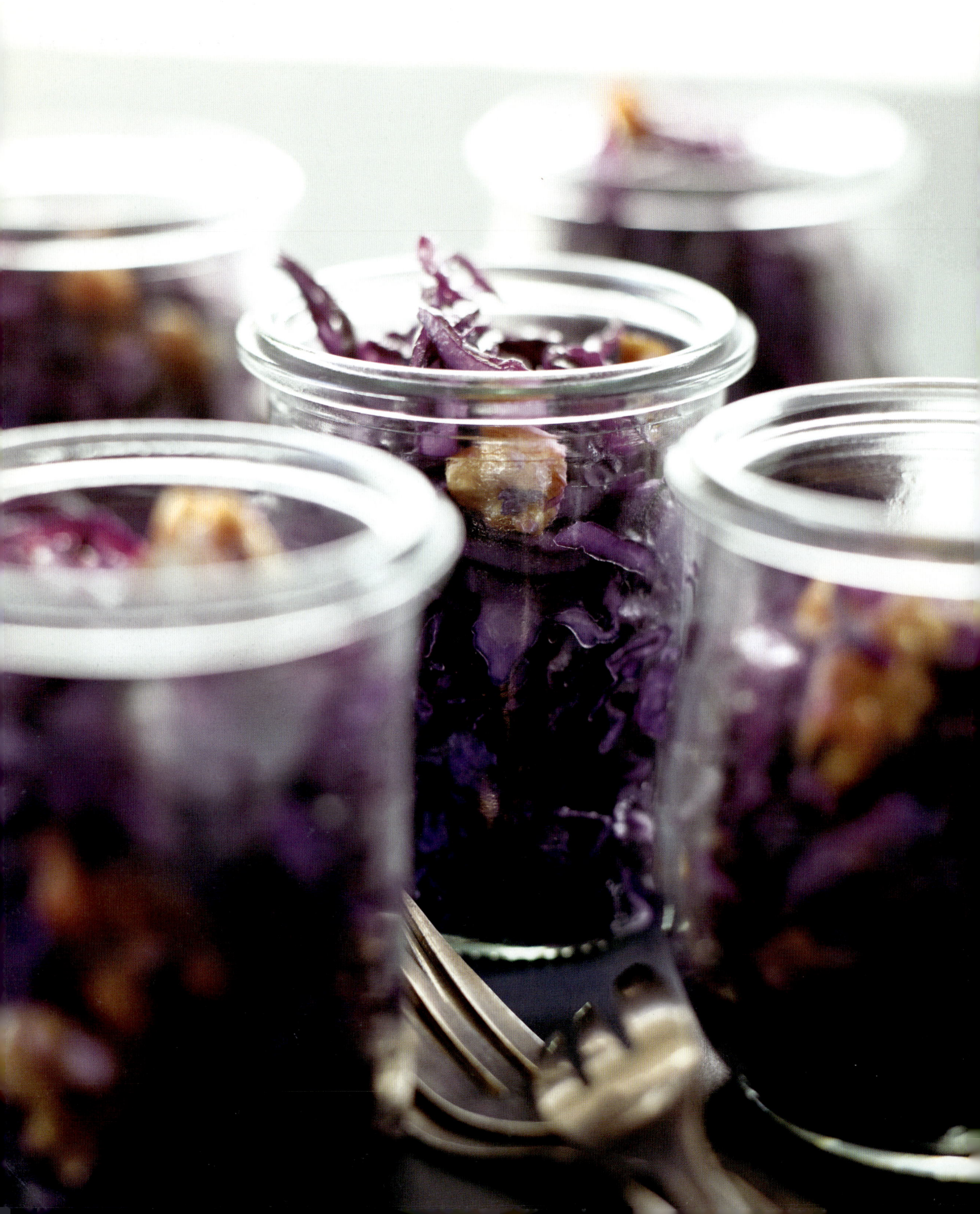

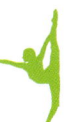

Rotkohlsalat mit Walnüssen

Zutaten für 4–6 Personen
Zubereitungszeit ca. 15 Minuten plus
30 Minuten Ziehzeit

750 g Rotkohl (ca. ½ Kopf)
Meersalz
frisch gemahlener schwarzer Pfeffer
etwa 4 EL Apfel-Balsamicoessig
80 g Walnusskerne
etwa 6 EL kalt gepresstes Sonnenblumenöl

H. G. *„Der Knüller auf jedem
Partybuffet und für jede
Gelegenheit zu Hause."*

I. F. *„Schon 30 Gramm Walnüsse
decken unseren Bedarf an Linolsäure,
einer lebenswichtigen Fettsäure. Da
sie auch viel gutes Eiweiß enthalten,
sind sie ideal für Vegetarier."*

1 Vom **Rotkohl** die äußeren Blätter abzupfen. Den Kopf längs halbieren, den Strunk keilförmig herausschneiden. Rotkohl mit einem Gemüsehobel in etwa 2 mm dünne Streifen schneiden, **salzen, pfeffern** und 30 Minuten durchziehen lassen. Dann **Apfel-Balsamicoessig** unterziehen. Die **Walnusskerne** hacken und mit dem Rotkohl mischen. Erst zum Schluss das **Sonnenblumenöl** unterrühren. **2** Der Rotkohl schmeckt am besten, wenn er schön dunkelrot glänzt, aber sich kaum Vinaigrette auf dem Schüsselboden sammelt. So hält er sich abgedeckt übrigens problemlos ein paar Stunden – vor dem Servieren allerdings noch einmal gründlich durchmischen.

Eine Portion hat ca. 320 kcal (1.336 kJ).* Die perfekte kleine Mahlzeit für zwischendurch – oder als Ausgleich zu anderen üppigen Rationen vorher. * Für 5 Personen berechnet.

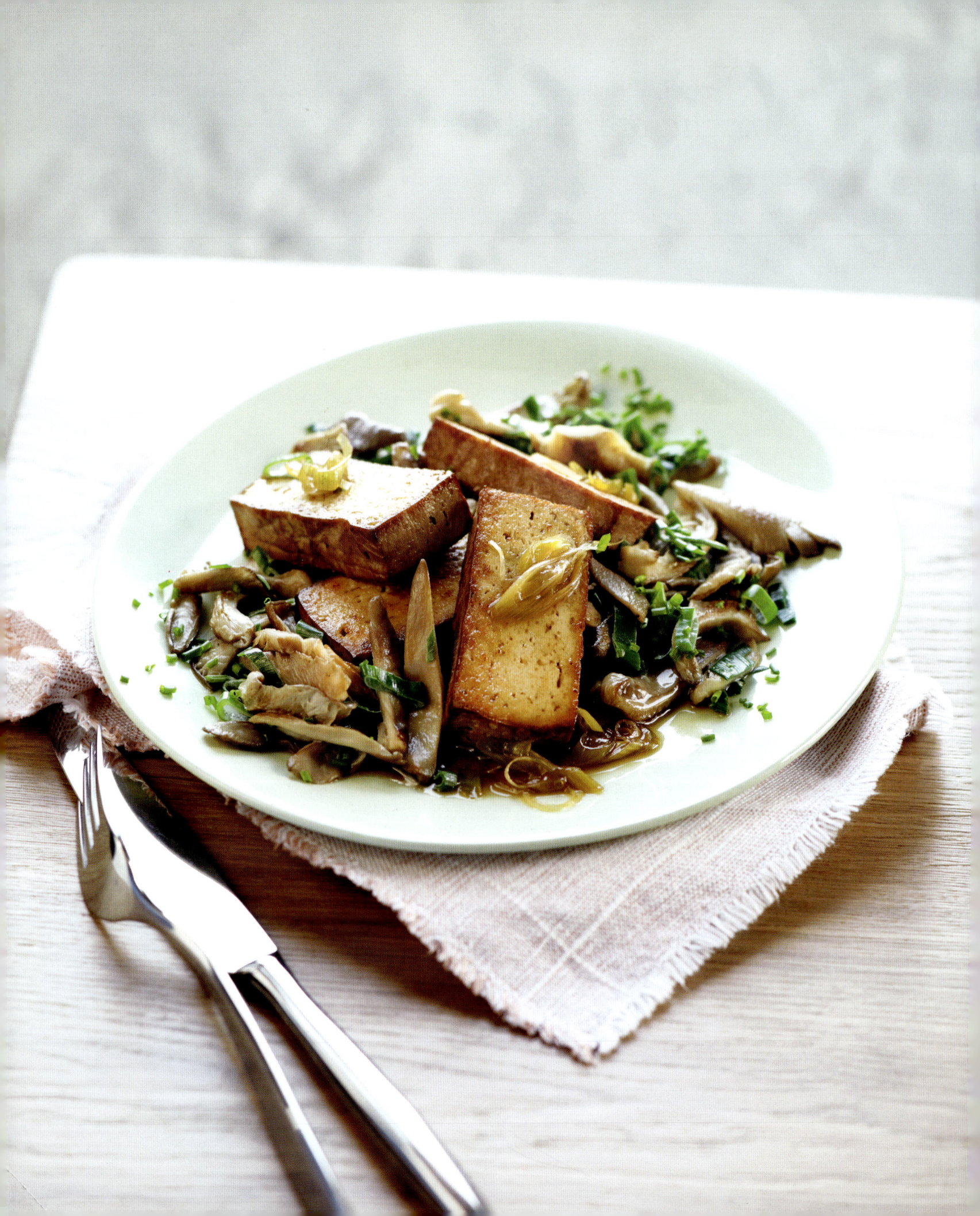

Geräucherter Tofu mit Austernpilzen

Zutaten für 4 Personen

Zubereitungszeit ca. 15 Minuten plus 20 Minuten Garzeit plus 1 Stunde 30 Minuten Press- und Ziehzeit

Für den Tofu
600 g Räuchertofu
Pflanzenöl zum Braten

Für die Sauce
6 Frühlingszwiebeln
100 ml Mirin (süße Sojasauce)
100 ml Sake

100 ml helle Sojasauce
2 Knoblauchzehen

Für die Pilze
1 großes Bund Schnittlauch
1 kg Austernpilze
Pflanzenöl zum Braten
Meersalz

frisch gemahlener schwarzer
Pfeffer
Zitronensaft
100 g Sahne

1 Den **Tofu** abtropfen lassen und locker in Küchenpapier wickeln. In ein Sieb legen, mit einem Teller abdecken, eine schwere Konservendose oder Ähnliches daraufstellen und den Tofu so 1 Stunde pressen und abtropfen lassen. **2** In der Zwischenzeit für die Sauce die **Frühlingszwiebeln** waschen und den weißen und hellgrünen Teil in schmale Ringe schneiden, das Dunkelgrüne aufbewahren. **Mirin, Sake** und **Sojasauce** verquirlen, die Frühlingszwiebeln einrühren und zugedeckt 30 Minuten ziehen lassen. **3** Für die Austernpilze den **Schnittlauch** waschen, trocken schütteln, mit dem Dunkelgrünen der Frühlingszwiebeln in feine Röllchen schneiden und beiseitestellen. **4** Die **Pilze** putzen, die Stielansätze entfernen und die Pilze in etwa 1 cm dicke Schnitze schneiden. Die Schnitze in einer großen Pfanne bei sehr starker Hitze in **Pflanzenöl** goldbraun anbraten, dabei **salzen, pfeffern** und mit etwas **Zitronensaft** würzen. Nach 5 Minuten das Dunkelgrüne der Frühlingszwiebeln einrühren und mit der **Sahne** ablöschen. Bei mittlerer Hitze offen braten, bis die Flüssigkeit fast verdampft ist, zum Schluss mit dem Schnittlauch bestreuen. **5** Den **Knoblauch** für die Sauce schälen, längs halbieren und in **Pflanzenöl** dünsten, bis er goldbraun ist, dann aus der Pfanne nehmen. Tofu in fingerdicke Scheiben schneiden, frisches **Öl** nachgießen und den Tofu von beiden Seiten hellbraun braten. Aus der Pfanne nehmen, das Öl fast vollständig abgießen und den Bratensatz mit der Sauce ablöschen. Angebratenen Knoblauch fein hacken und dazugeben. Aufkochen, 2 Minuten köcheln lassen, die Tofuscheiben wieder in die Pfanne legen. Nochmals heiß werden lassen. **6** Zum Servieren die Tofuscheiben auf dem Teller mit den Frühlingszwiebeln und der Sauce überziehen, die Pilze daneben anrichten.

Eine Portion hat ca. 580 kcal (2.435 kJ). Würzig Deftiges ohne allzu viel Kalorien!

Rührei mit grüner Spitzpaprika

Zutaten für 4 Personen
Zubereitungszeit ca. 25 Minuten

8 hellgrüne Spitzpaprika (gut 500 g)
2 Zwiebeln
1 Knoblauchzehe
1 Bund Dill
1 Bund glatte Petersilie
1 Bund Schnittlauch
Olivenöl zum Braten
Meersalz
frisch gemahlener schwarzer Pfeffer
Cayennepfeffer
250 g stückige Tomaten aus der Dose
5 Eier

1 Die **Paprikaschoten** waschen, oben abschneiden, längs halbieren, Samen und Scheidewände entfernen und das Fruchtfleisch quer in schmale Streifen schneiden. Die **Zwiebeln** schälen und ebenfalls in schmale Streifen schneiden. **Knoblauch** schälen und fein hacken, **Kräuter** waschen und trocken schütteln. Dillfähnchen und Petersilienblättchen von den Stängeln zupfen und ebenfalls fein hacken. Schnittlauch in kleine Röllchen schneiden. **2** Zwiebeln und Spitzpaprika in einer Pfanne mit hohem Rand 5 Minuten bei mittlerer Hitze in **Olivenöl** andünsten, dann **salzen, pfeffern** und mit **Cayennepfeffer** pikant abschmecken. **3** **Tomaten** dazugeben, dann die **Eier** verquirlen und mit den Kräutern und dem Knoblauch ebenfalls zugeben. Alles gründlich verrühren und bei mittlerer Hitze weitergaren, bis die Eier gestockt sind, dabei immer mal wieder rühren. Nochmals herzhaft abschmecken. **4** Mit Fladenbrot oder Baguette servieren.

Eine Portion hat ca. 253 kcal (1.058 kJ). Mit 80 g Weißbrot pro Person plus 194 kcal (812 kJ). Bei dieser geringen Kalorienzahl darf es gern auch mal ein bisschen mehr Brot sein.

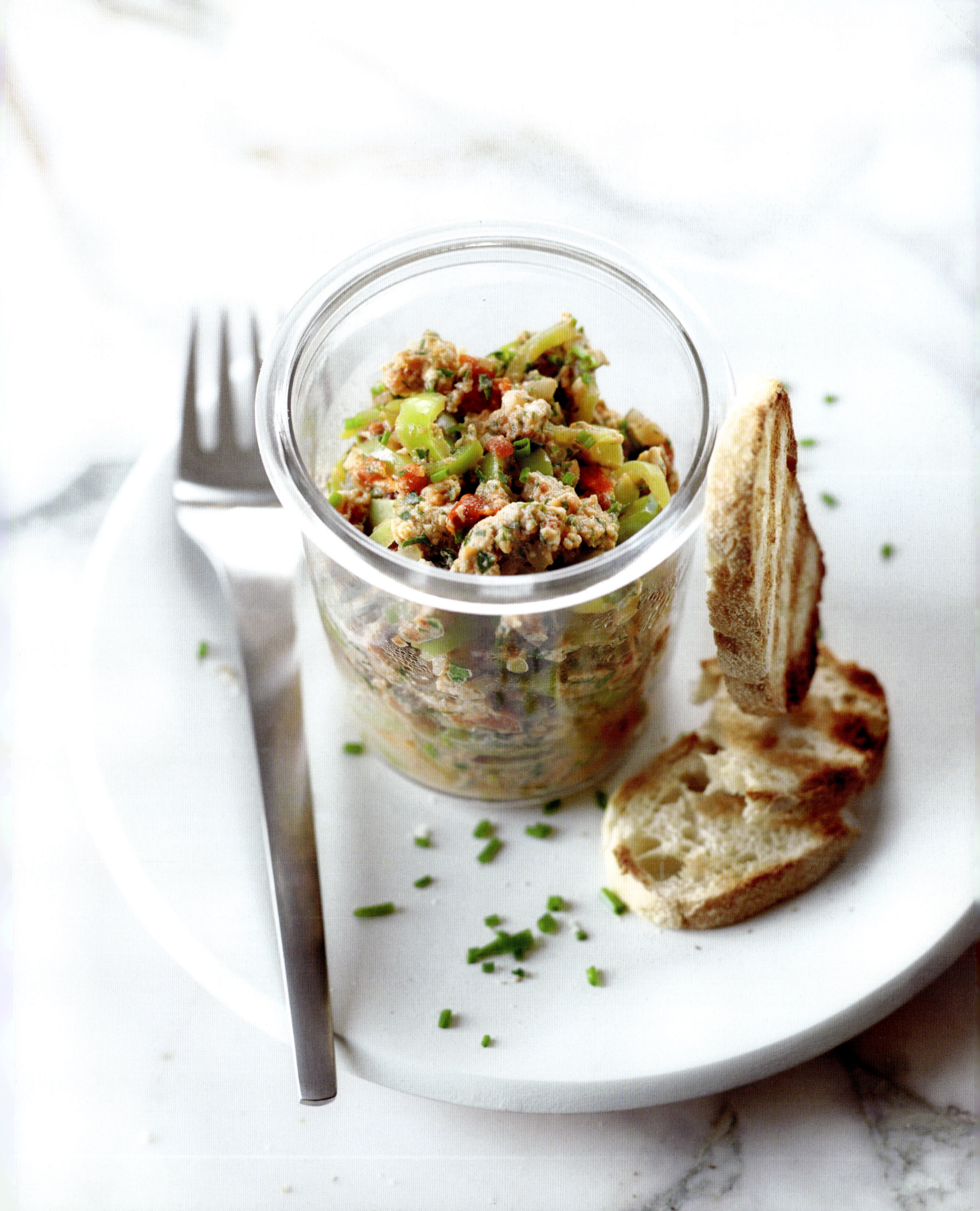

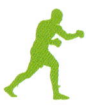

Indische Eier

Zutaten für 4 Personen

Zubereitungszeit ca. 15 Minuten plus
25 Minuten Garzeit

5 Zwiebeln	3 cm frischer Ingwer
Pflanzenöl zum Braten	250 g stückige Tomaten
100 g Kokosraspel	aus der Dose
2 EL gemahlener Koriander	1 TL mildes Currypulver
je ½ TL Cayennepfeffer,	1 Prise Zucker
gemahlener Kurkuma und	frisch gemahlener
gemahlener Kreuzkümmel	schwarzer Pfeffer
Meersalz	100 g Basmatireis
400 ml Kokosmilch	8 hart gekochte Eier

H. G. *„Nicht nur toll, wenn Ostern wieder so viele hart gekochte Eier übrig bleiben ..."*

I. F. *„Wie wäre es denn zu Ostern mal mit einem maßvollen Umgang, Herr Gote?"*

1 Zuerst 2 **Zwiebeln** schälen, fein würfeln und in etwas **Pflanzenöl** glasig dünsten. **Kokosraspel, Koriander, Cayennepfeffer, Kurkuma** und **Kreuzkümmel** einrühren und alles etwa 5 Minuten bei schwacher Hitze rösten, etwas **salzen.** Mit der **Kokosmilch** ablöschen, aufkochen, 15 Minuten ohne weitere Hitzezufuhr quellen lassen. **2** Nun wieder 2 **Zwiebeln** schälen, aber diesmal quer in dünne Streifen schneiden, in etwas **Pflanzenöl** glasig dünsten. Den **Ingwer** schälen und fein reiben. Mit **Tomaten, Currypulver, Zucker** sowie etwas **Salz** und **Pfeffer** zu den Zwiebeln geben.

5 Minuten köcheln lassen. **3** Den **Basmatireis** in kochendem **Salzwasser** garen. **4** Die Kokosmilch-Mischung mit der Flüssigkeit im Mixer pürieren und zu den Tomaten geben. Alles gut verrühren, nochmals 5 Minuten köcheln lassen und abschließend abschmecken. **5** Die letzte **Zwiebel** in feine Streifen schneiden und in etwas **Öl** schön goldgelb braten, dann in die Sauce rühren. **6** Die **Eier** pellen und in der Sauce heiß werden lassen, aber nicht kochen. **7** Zum Servieren jeweils 2 Eier auf ein Reisbett legen und mit der Sauce übergießen.

Eine Portion hat ca. 510 kcal (2.132 kJ). Ein Gericht, in dem jede Menge Vitamine, Spurenelemente und Antioxidantien sowie gute Eiweiße stecken, ohne dass es üppige Kalorien enthält.

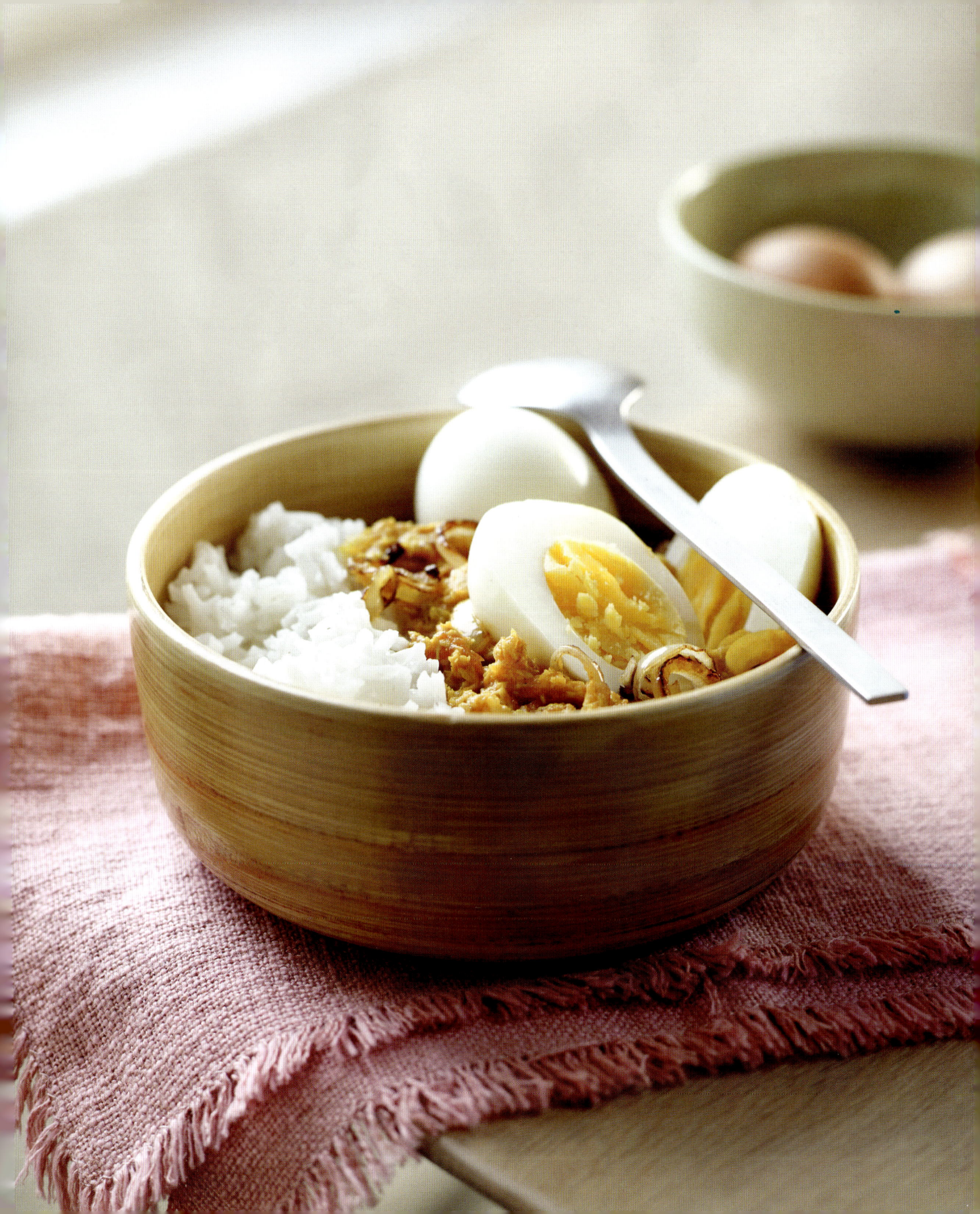

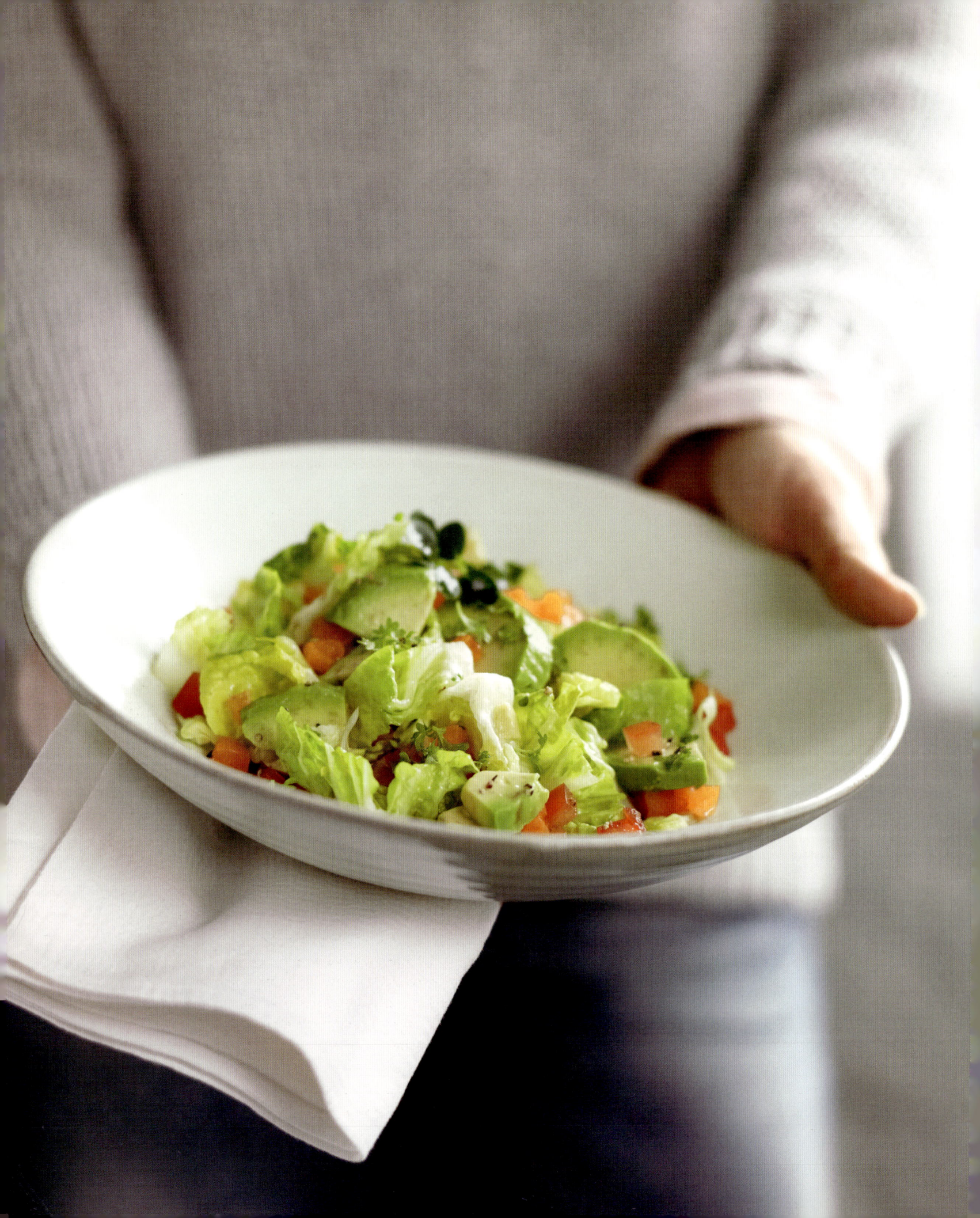

Avocadosalat mit Mandarinen

Zutaten für 4 Personen
Zubereitungszeit ca. 20 Minuten

2 Frühlingszwiebeln
2 Mandarinen
2 Tomaten
2 kleine Köpfe Romana-Salat
2 reife Avocados
2 EL Zitronensaft
Meersalz
frisch gemahlener schwarzer Pfeffer
2 EL Olivenöl

H. G. *„Avocados brauchen aufgrund ihres hohen Fettgehalts leichtere Zutaten als Begleitung sowie erfrischende Säure. Die liefern hier Zitrone, Mandarine und Tomate in einer überraschend stimmigen Kombination."*

I. F. *„Dass ich das mal von Ihnen höre, Herr Gote! Aber recht haben Sie – so bleibt auch die Avocado leicht!"*

1 Die **Frühlingszwiebeln** putzen, waschen, längs halbieren und quer in sehr feine Streifen schneiden. Die **Mandarinen** schälen, die **Tomaten** waschen. Tomaten und Mandarinen fein würfeln. **2** Jeweils die beiden äußeren Blätter von den **Salaten** entfernen, den Strunk knapp abschneiden. Salate waschen, längs halbieren, dann quer in etwa 1 cm breite Streifen schneiden.

Alle vorbereiteten Zutaten in einer Schüssel miteinander vermischen. **3** Die **Avocados** halbieren, die Steine entfernen, das Fruchtfleisch vorsichtig mit einem Löffel aus der Schale heben und in Stücke schneiden. Mit **Zitronensaft** beträufeln und unter den Salat ziehen. **Salzen, pfeffern, Olivenöl** zugeben und noch einmal gründlich mischen. Sofort servieren.

Eine Portion hat ca. 316 kcal (1.326 kJ). Die Avocado ist natürlich fettreich – aber dabei extrem gesund.

Birnensalat mit Radicchio und Gorgonzola

Zutaten für 4 Personen
Zubereitungszeit ca. 15 Minuten

100 g Gorgonzola
1 kleiner Kopf Radicchio
3–4 feste Birnen (z. B. Lucas, Conference oder Gellerts Butterbirne)
10 Walnusskerne
Butter zum Braten
3 TL Honig
frisch gemahlener schwarzer Pfeffer

1 **Gorgonzola** in kleine Würfel schneiden. **Radicchio** waschen, längs halbieren, den Strunk entfernen und den Salat quer in schmale Streifen schneiden. Die **Birnen** schälen, längs vierteln und entkernen, dann quer in nicht zu dünne Scheiben schneiden. Die **Walnusskerne** grob hacken. **2** Die Birnen in etwas **Butter** von beiden Seiten je höchstens 3 Minuten bei schwacher Hitze dünsten. Erst die Walnusskerne einrühren, dann den **Honig.** Alles in der Pfanne so vermischen, dass sich der Honig gut verteilt. **3** Radicchiostreifen auf flachen Tellern verteilen. Die lauwarmen Birnen mit den Nüssen auf den Radicchio legen, mit dem Gorgonzola und etwas frisch gemahlenem schwarzen **Pfeffer** bestreuen. **4** Dazu passt gebuttertes Toastbrot.

Eine Portion hat ca. 371 kcal (1.555 kJ). Mit Weißbrot mit Butter pro Person plus 209 kcal (875 kJ). Superschnell gemacht und leicht!

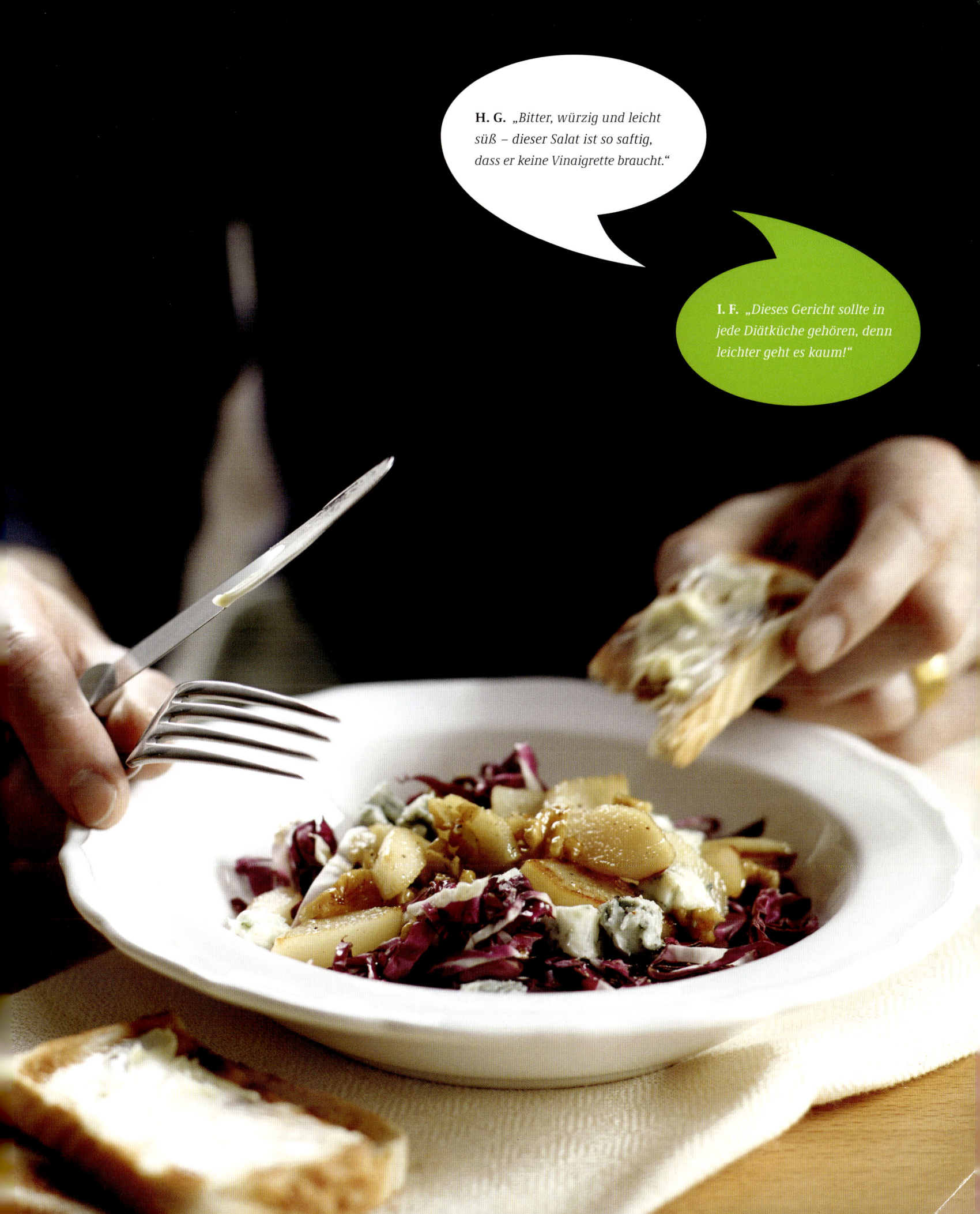

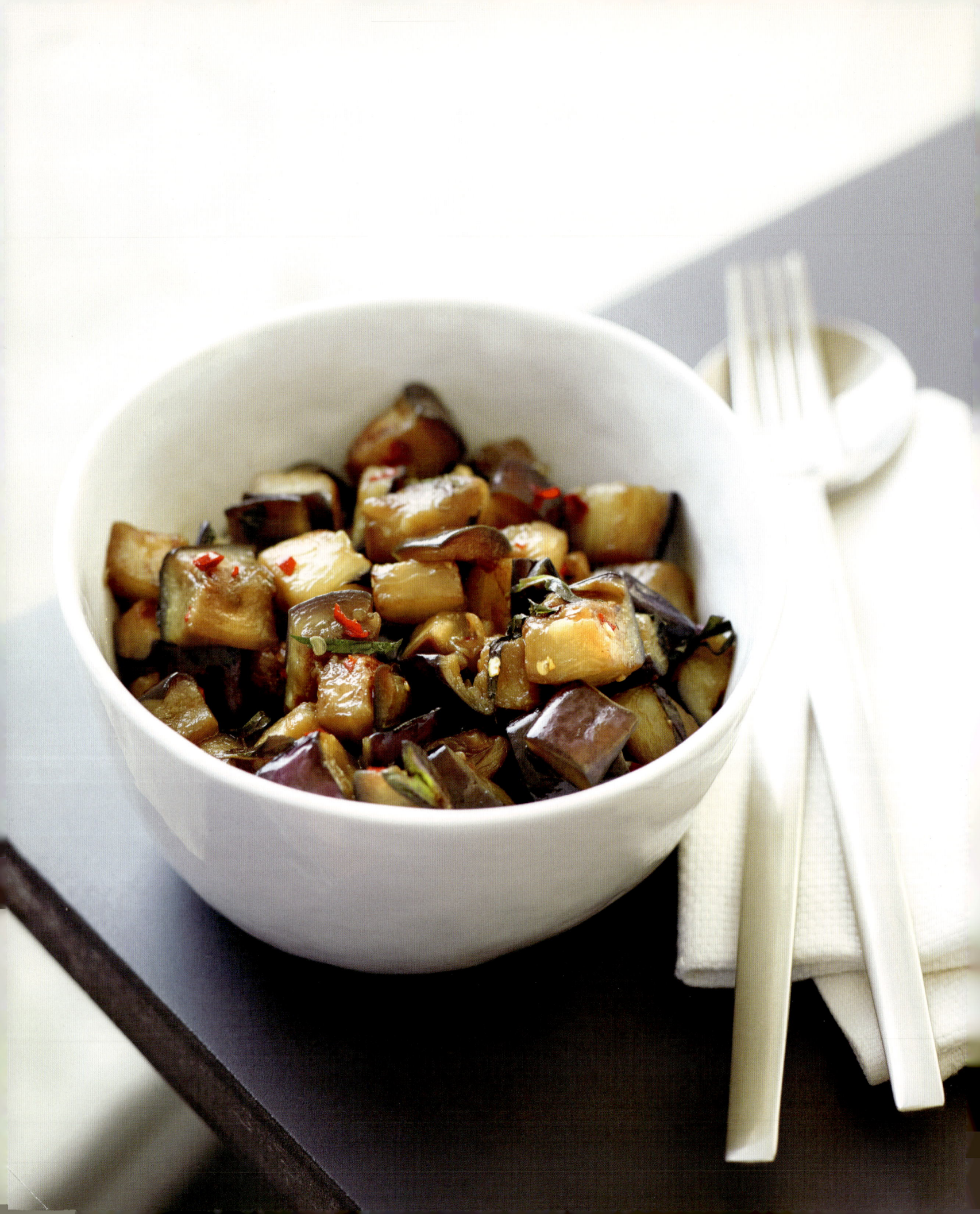

Auberginen mit Thai-Basilikum

Zutaten für 2–4 Personen

Zubereitungszeit ca. 15 Minuten plus
15–20 Minuten Garzeit

1 kleine getrocknete Chilischote
2 EL Reisessig
3 EL Fischsauce
1 TL Rohrzucker
750 g Aubergine (am besten die länglichen violetten)
Pflanzenöl zum Braten
3 Knoblauchzehen
frisch gemahlener schwarzer Pfeffer
Meersalz
25 Thai-Basilikumblättchen

1 Zunächst die **Chilischote** fein hacken und mit **Reisessig**, **Fischsauce** und **Zucker** verquirlen. **Auberginen** waschen, Stängel abschneiden und das Fruchtfleisch grob würfeln. In sehr heißem **Pflanzenfett** von allen Seiten kräftig anbraten, dabei immer wieder rühren. **Knoblauch** schälen, fein hacken und dazugeben, die Hitze deutlich verringern und die Auberginen mit der Sauce ablöschen. Kräftig **pfeffern** und leicht **salzen.** Auberginen unter gelegentlichem Rühren etwa 10 Minuten bei mittlerer Hitze offen dünsten. **2** Kurz vor Schluss **Basilikumblättchen** waschen, trocken schütteln, in schmale Streifen schneiden und unterziehen. Abschmecken und servieren. **3** Passt sehr gut zu Schweinefleisch und Geflügel oder einfach zu Basmatireis.

Eine Portion hat ca. 307 kcal (1.283 kJ).* Mit 100 g Schweinefilet pro Person plus 107 kcal (448 kJ). Mit 100 g Hühnerbrust pro Person plus 102 kcal (426 kJ). Nur 300 Kalorien bei beachtlicher Menge! Zusammen mit Reis oder Geflügel eine runde Mahlzeit.
*Für 3 Personen berechnet.

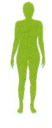

Rote-Bete-Zaziki

Zutaten für 4 Personen

Zubereitungszeit ca. 15 Minuten plus
10 Minuten Ziehzeit

1 Bund Dill
2 Bund Schnittlauch
4 Knoblauchzehen
350 g Rote Bete
Meersalz
frisch gemahlener schwarzer Pfeffer
3 TL Apfel-Balsamicoessig
4 TL Sonnenblumenöl
100 g Schmand (20 % Fett)
100 g saure Sahne (10 % Fett)

1 Die **Kräuter** waschen und trocken schütteln. Dillfähnchen von den Stängeln zupfen und fein hacken, Schnittlauch in feine Röllchen schneiden. **Knoblauch** schälen und fein hacken. **2** **Rote Bete** mit nassen Händen schnell schälen, dann färben sie die Finger nicht so stark. Die Knollen auf einer Gemüsereibe raspeln. **Salzen** und **pfeffern,** die Kräuter unterziehen, mit **Balsamicoessig** mischen und 10 Minuten ziehen lassen. **Sonnenblumenöl, Schmand** und **saure Sahne** gründlich einrühren, nochmals herzhaft abschmecken. **3** Mit frischem Baguette servieren.

Eine Portion hat ca. 225 kcal (942 kJ). Mit 80 g Baguette pro Person plus 227 kcal (950 kJ).

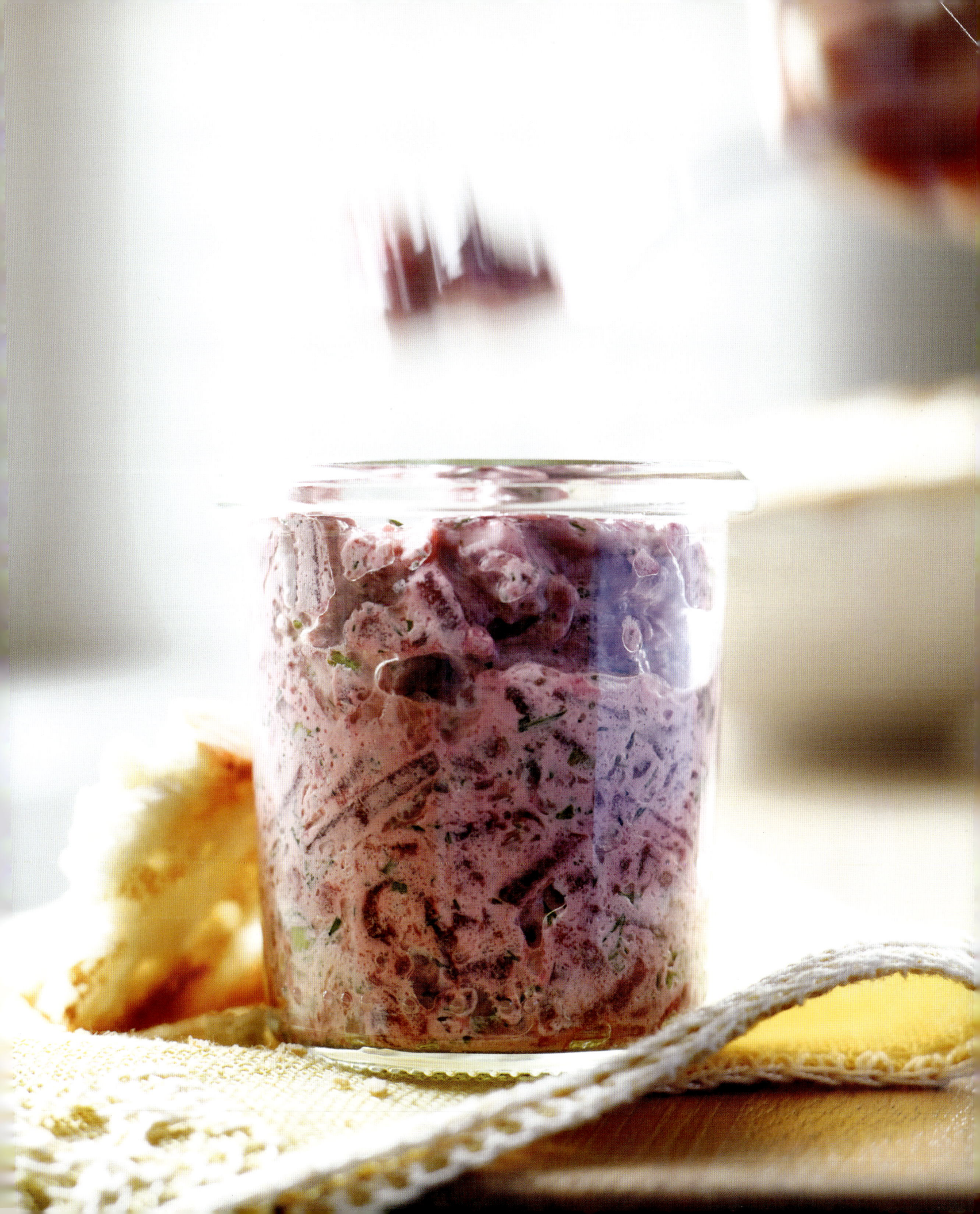

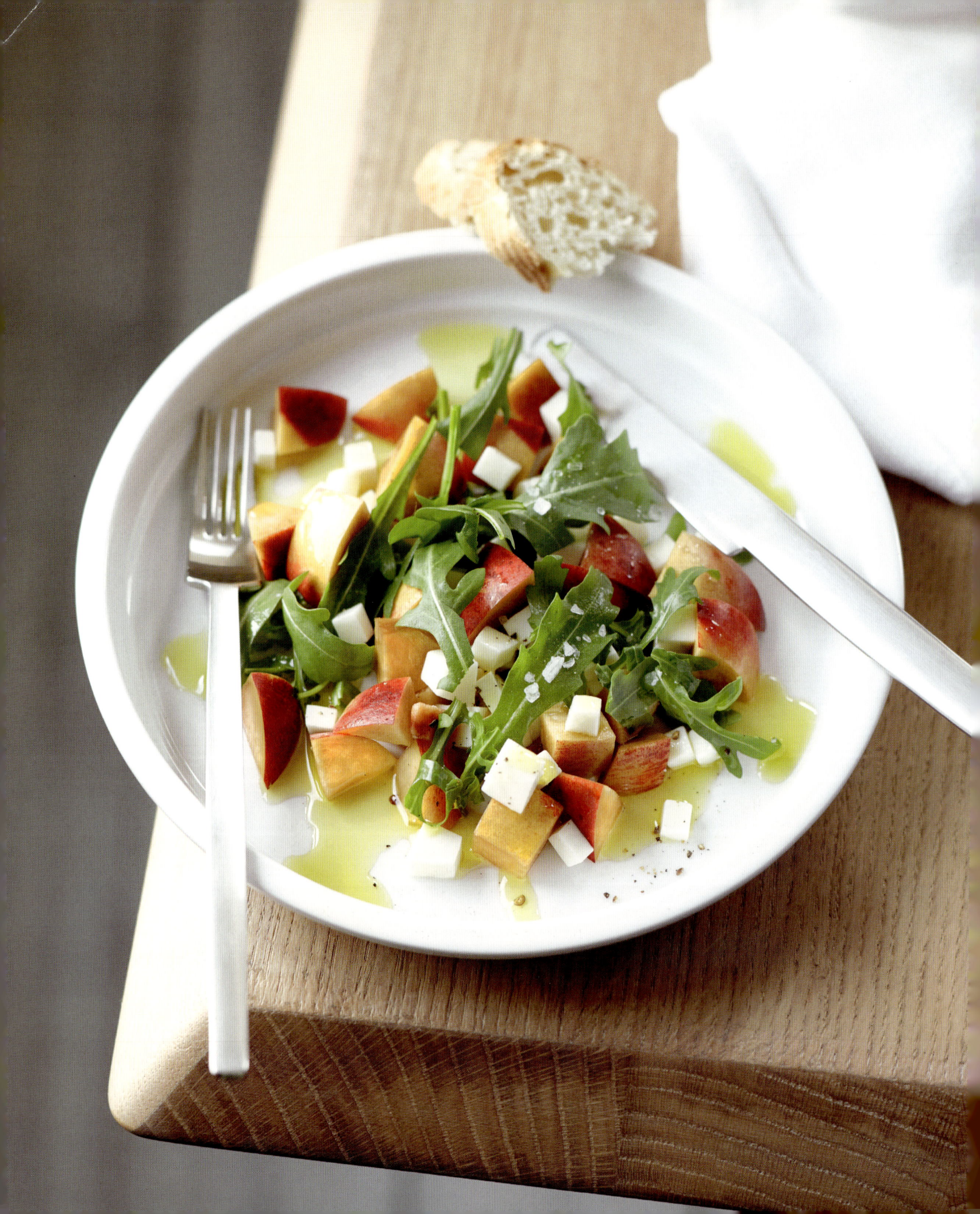

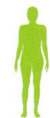

Nektarinen mit Rucola und Ziegenkäse

Zutaten für 4 Personen

Zubereitungszeit ca. 15 Minuten plus
1 Stunde Ziehzeit

1 Knoblauchzehe
4 EL Olivenöl
4 weiße Nektarinen (ersatzweise Aprikosen)
3 mittelalte Ziegenkäse (etwa 200 g, z. B.
Crottin de Chavignol)
150 g Rucola
frisch gemahlener schwarzer Pfeffer
grobes Meersalz

1 Die **Knoblauchzehe** schälen und längs halbieren, dann in einem kleinen Topf mit dem **Olivenöl** auf etwa 60 °C erhitzen, sodass es gerade heiß ist, dann von der Platte nehmen und abkühlen lassen. Den Knoblauch insgesamt etwa 1 Stunde ziehen lassen. **2** **Nektarinen** waschen, halbieren, die Steine entfernen und das Obst in würfelgroße Stücke schneiden. Den **Ziegenkäse** eventuell ganz dünn schälen und in etwa halb so große Stücke wie die Nektarinen würfeln. **3** Den **Rucola** waschen, trocken schleudern, die Stängel entfernen und die Blätter quer halbieren. Knoblauch aus dem Olivenöl nehmen, den Salat locker, aber gründlich mit dem Olivenöl vermischen und zum Schluss **pfeffern.** Vor dem Servieren alles miteinander vermengen, auf flachen Tellern anrichten und etwas grobes **Meersalz** darüberstreuen. Knoblauchfans können auch noch den Knoblauch von der Ölaromatisierung fein hacken und darübergeben. **4** Dazu passt knuspriges Ciabatta mit und ohne Oliven.

Eine Portion hat ca. 349 kcal (1.459 kJ). Mit 80 g Ciabatta pro Person plus 194 kcal (812 kJ). Ein leichtes Sommergericht für die Rückkehr zur Bikinifigur!

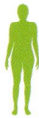

Der Sommer auf dem Teller: Zucchini und Tomaten aus dem Backofen

Zutaten für 4 Personen

Zubereitungszeit ca. 15 Minuten plus 45 Minuten Backzeit

100 g Zwiebeln
2 Knoblauchzehen
1 Bund frischer Oregano
2 kleine getrocknete
Chilischoten

100 g schwarze Oliven ohne
Stein
750 g reife Tomaten
750 g Zucchini
Olivenöl zum Braten, für die
Form und zum Beträufeln

Meersalz
frisch gemahlener schwarzer
Pfeffer
50 g Parmesan

1 **Zwiebeln** schälen und fein würfeln, **Knoblauch** schälen und fein hacken. Den **Oregano** waschen, trocken schütteln, Blättchen abzupfen und in feine Streifen schneiden. **Chilischoten** entkernen und fein hacken. Die **Oliven** längs vierteln. **Tomaten** und **Zucchini** waschen und in dünne Scheiben schneiden. **2** Zwiebeln, Knoblauch und Chili in **Olivenöl** glasig dünsten, dabei **salzen** und **pfeffern.** 5 Minuten offen dünsten, dann Oregano und Oliven einrühren und abkühlen lassen. **3** Den Backofen auf 200 °C vorheizen. **4** Eine Auflaufform mit **Olivenöl** einpinseln und mit einer dicken Schicht aus einem Drittel der Tomaten auslegen, leicht **salzen** und **pfeffern.** Die Hälfte der Zwiebelmischung punktuell darauf verteilen. Mit der Hälfte der Zucchinischeiben abdecken, mit etwas **Olivenöl** beträufeln, leicht **salzen** und **pfeffern.** Nun wieder eine Lage aus dem zweiten Drittel der Tomaten, die zweite Hälfte der Zwiebelmischung und wieder eine Lage Zucchini daraufgeben. Zum Schluss mit einer Lage Tomaten abschließen. **5** **Parmesan** reiben, gleichmäßig darüberstreuen und wieder mit etwas **Olivenöl** beträufeln. **6** 30 Minuten backen, außerhalb des Ofens noch 10 Minuten ziehen lassen und mit frischem Ciabatta servieren.

Eine Portion hat ca. 294 kcal (1.231 kJ). Mit 80 g Ciabatta pro Person 194 kcal (812 kJ). Ein leckerer Sattmacher, der auch den Magen gut füllt – dabei sogar sehr kalorienarm ist.

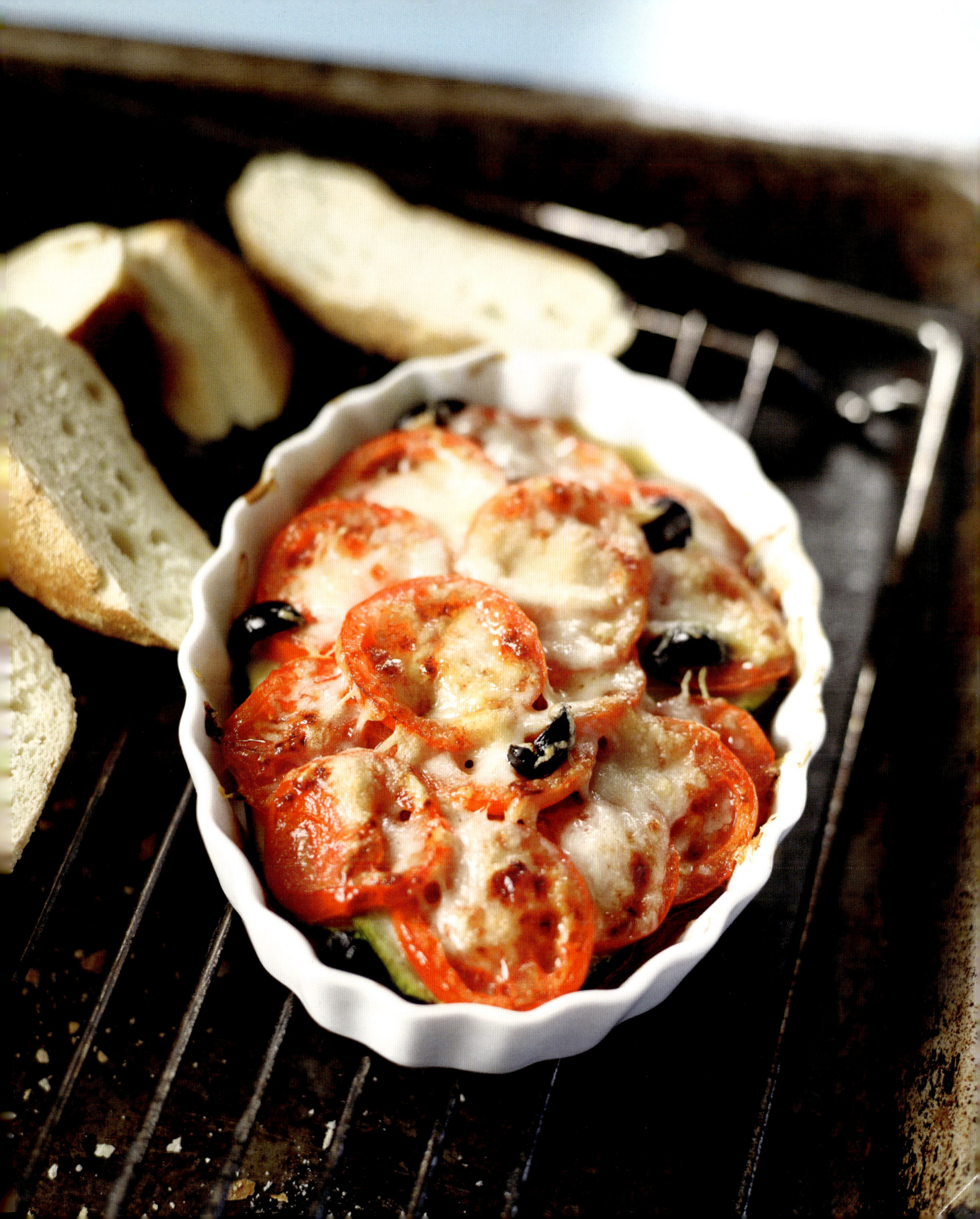

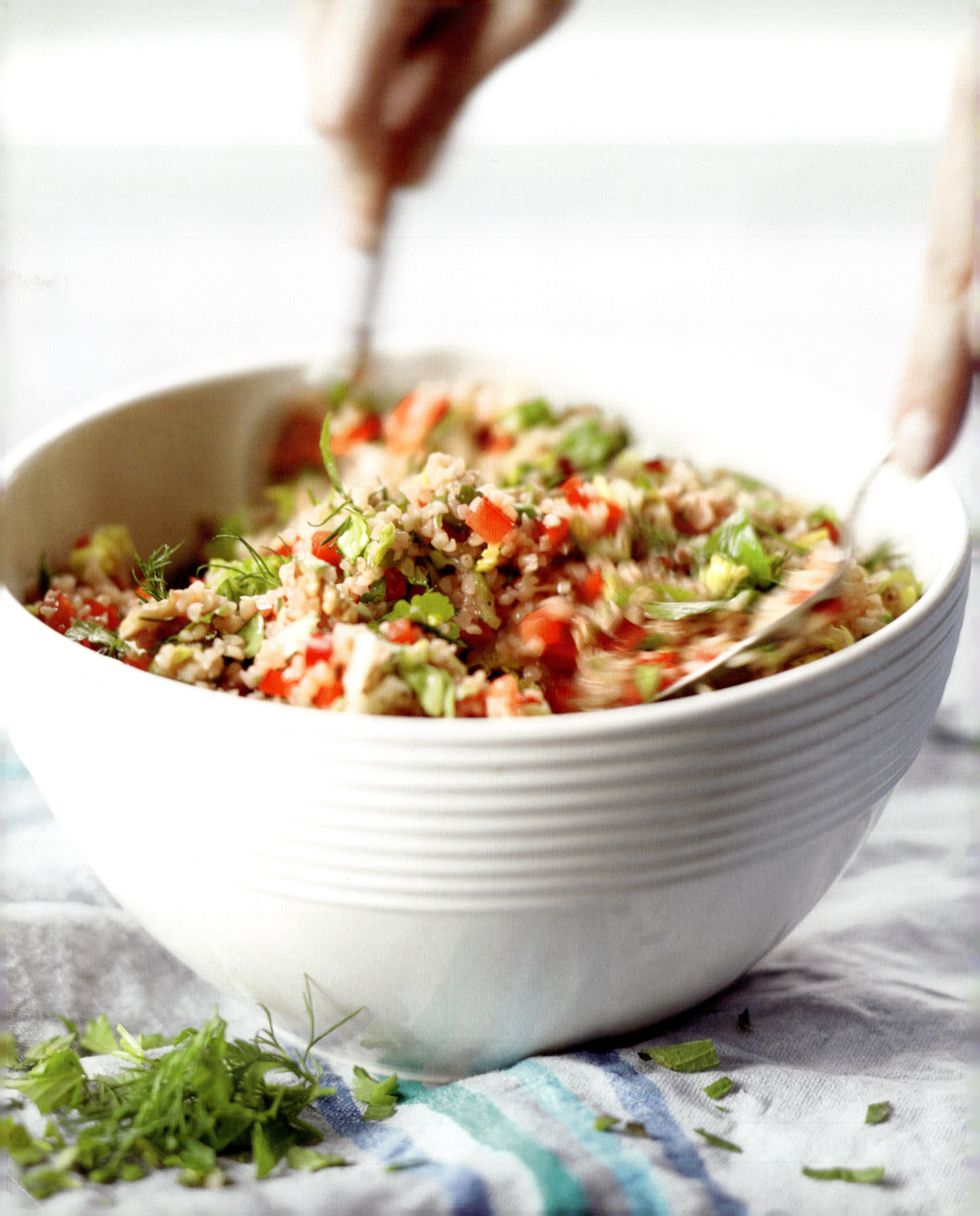

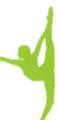

Winterlicher Bulgursalat

Zutaten für 4 Personen
Zubereitungszeit ca. 20 Minuten plus
25 Minuten Garzeit

Meersalz
150 g Bulgur
4 Frühlingszwiebeln
2 Knoblauchzehen
1 rote Paprikaschote
1 kleiner Romana-Salat
20 Minzeblättchen
1 Handvoll glatte
Petersilienblättchen

1 Handvoll Dillfähnchen
50 g Walnusskerne
frisch gemahlener
schwarzer Pfeffer
1 Granatapfel
Olivenöl
evtl. 1 Prise Zucker

H. G *„Die türkische Küche hat weit mehr kulinarische Finessen zu bieten, als die üblichen Dönerbuden uns ahnen lassen. Die Menge der frischen Kräuter ist ernst gemeint."*

I. F. *„Viele Kräuter, sehr gut! Der etwas gröbere Vertreter des feinen Couscous boomt übrigens – und das aus gutem Grund, denn er lässt sich vielseitig verwenden und ist richtig gesund."*

1 So viel Wasser abmessen, dass es die doppelte Menge des Bulgurs ergibt. Aufkochen, leicht **salzen** und den **Bulgur** einrühren. Wieder aufkochen und 3 Minuten mit geschlossenem Deckel leicht köcheln lassen. Die Platte abschalten und den Bulgur rund 20 Minuten ausquellen lassen. **2** In der Zwischenzeit die **Frühlingszwiebeln** putzen, waschen und mit dem Grün quer in dünne Ringe schneiden. Den **Knoblauch** schälen und fein hacken. Die **Paprikaschote** waschen, von Samen und Scheidewänden befreien und sehr fein würfeln. Den **Romana-Salat** waschen, längs vierteln und quer in sehr schmale Streifen schneiden. **3** Dann **Minze, Petersilie** und **Dill** waschen, trocken tupfen und zusammen mit den **Walnusskernen** nicht zu fein hacken. **4** Alle vorbereiteten Zutaten in einer großen Schüssel gründlich vermischen, dabei **salzen** und **pfeffern**. Den **Granatapfel** quer durchschneiden und vorsichtig auf einer Zitronenpresse auspressen, damit nicht zu viel von den Bitterstoffen aus der Schale in den Saft gerät. Den Saft unter den Salat ziehen, danach so viel **Olivenöl** zugeben, dass der Salat schön saftig wird. **5** Noch einmal eventuell auch mit einer Prise **Zucker** abschmecken und bei Zimmertemperatur servieren.

Eine Portion hat ca. 364 kcal (1.526 kJ). Eine kleine Mahlzeit – perfekt auch zum Mitnehmen ins Büro.

Gelbe Linsen mit geschmortem Blumenkohl

Zutaten für 4 Personen
Zubereitungszeit ca. 15 Minuten plus 35 Minuten Garzeit

1 Lauchstange

1 große Zwiebel

2 Knoblauchzehen

1 gehäufter EL Fünf-Gewürze-Pulver (aus dem Asia-Laden)

50 g Ghee

Meersalz

frisch gemahlener schwarzer Pfeffer

1 EL Tomatenmark

Zitronensaft

200 ml Kokosmilch

200 g gelbe Linsen

1 kleiner Blumenkohl

1 Den **Lauch** putzen, längs halbieren und quer mit seinem Grün in feine Streifen schneiden. **Zwiebel** schälen und ebenfalls in feine Streifen schneiden. **Knoblauch** schälen und fein hacken. Alles zusammen mit dem **Fünf-Gewürze-Pulver** in etwas **Ghee** glasig andünsten, dabei **salzen** und **pfeffern**. **2** **Tomatenmark** und etwas **Zitronensaft** einrühren, mit **Kokosmilch** und 300 ml Wasser ablöschen und aufkochen lassen. Nun die **Linsen** dazugeben, so lange köcheln lassen, bis sie weich sind und die Flüssigkeit dabei etwas eingedickt ist – das dauert ungefähr 20 Minuten. Noch einmal herzhaft abschmecken. **3** Den **Blumenkohl** putzen und in Röschen teilen. Die Röschen in dem restlichen **Ghee** von allen Seiten goldgelb anbraten, **salzen** und wenig Wasser zugießen. Mit geschlossenem Deckel 10 Minuten sanft köcheln, der Blumenkohl sollte nicht zu weich sein. **4** Linsen auf tiefe Teller verteilen und Blumenkohlröschen hineinlegen.

Eine Portion hat ca. 633 kcal (2.645 kJ).

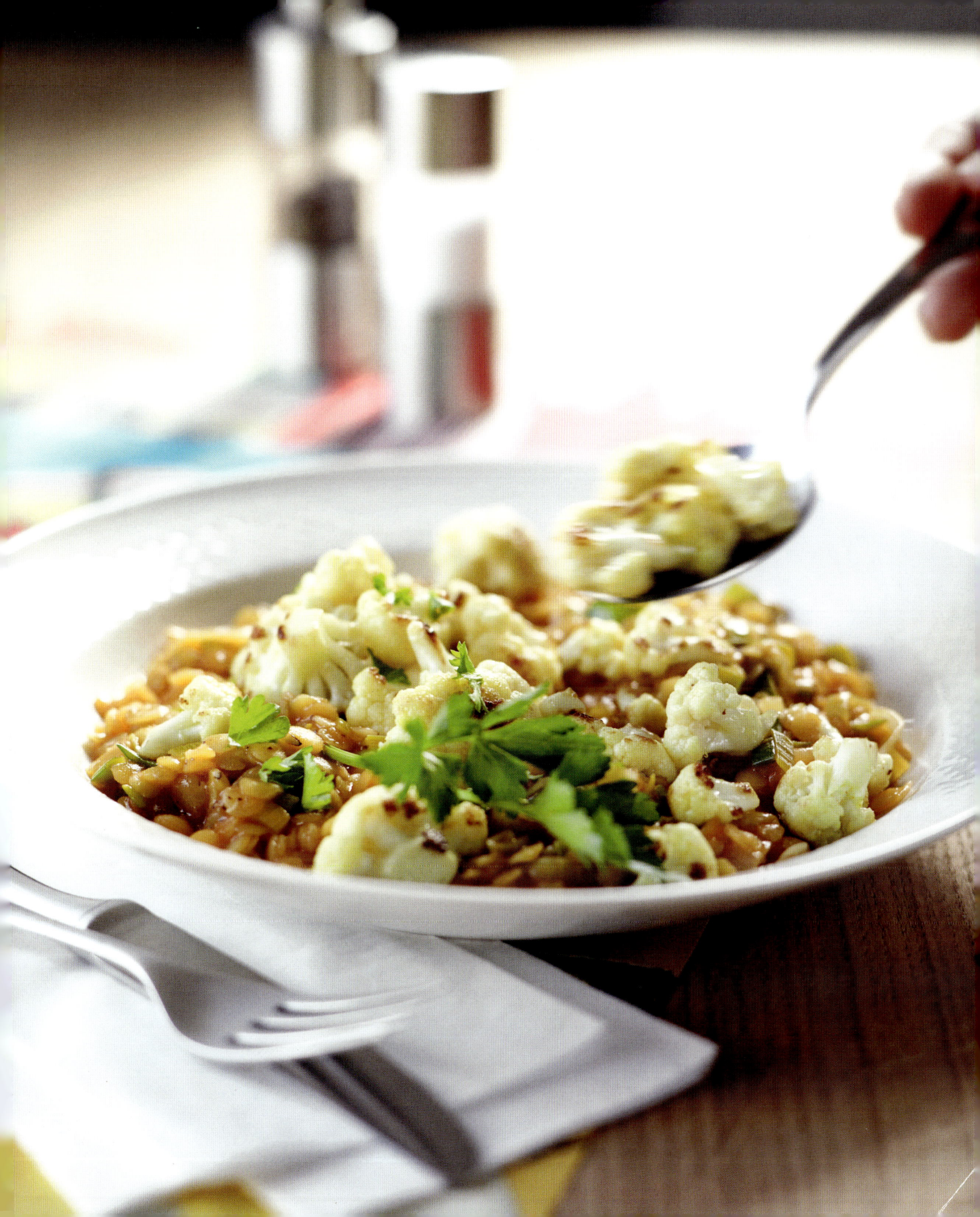

KRÄFTIG PIKANTES

mit Kartoffeln und Getreide

Spricht der Mensch von Beilagen, klingt das eher nach einer kulinarischen Nebensache, die in Speisekarten gern kleingedruckt unten am Rand zu finden ist. Dabei haben Getreide und Kartoffeln richtig viel zu bieten, wenn es um den großen Genuss geht. Und hier ist mal nicht die Rede von Spaghetti, Pizza und Pommes. Aber sehen Sie selbst ...

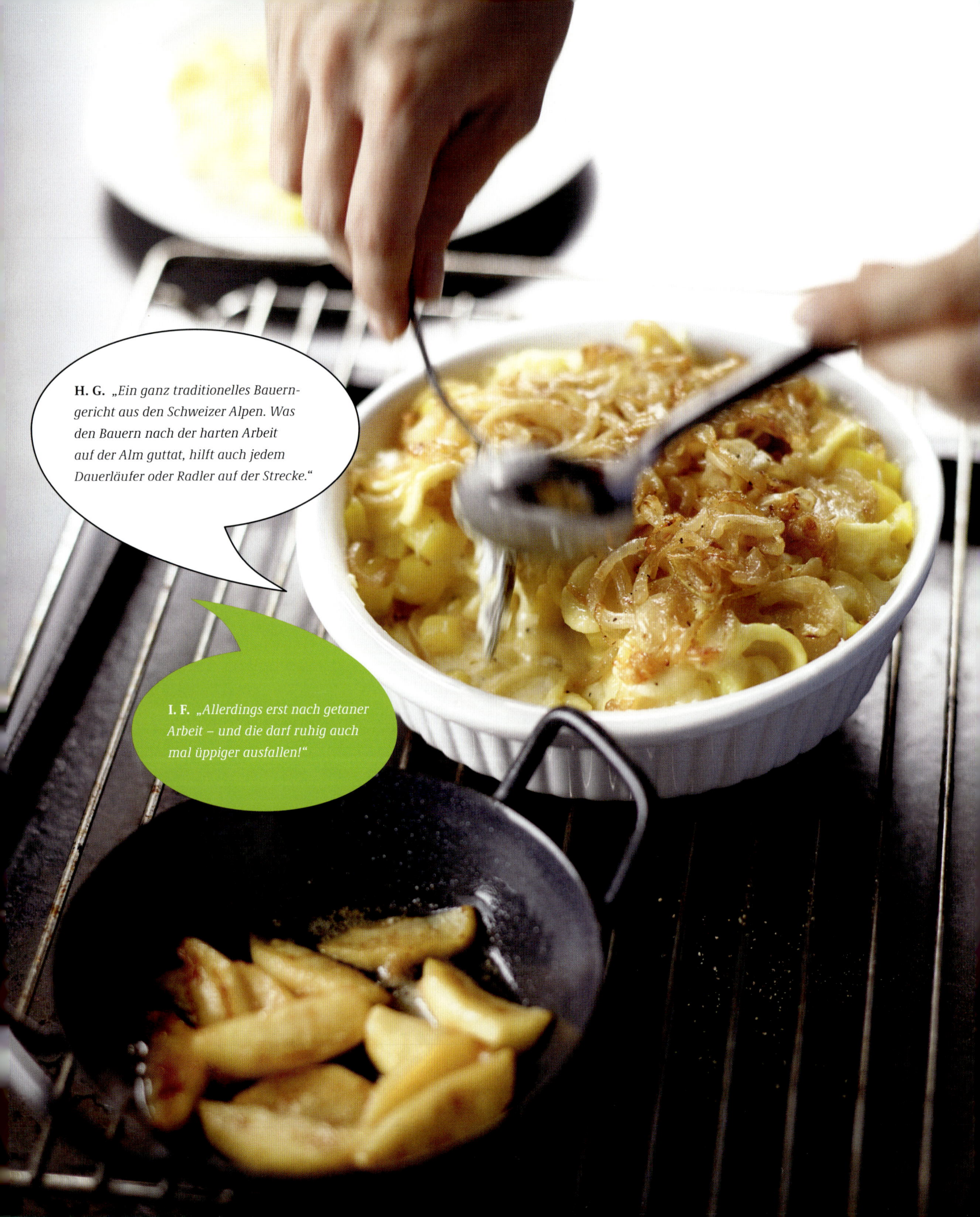

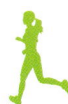

Älplermagronen

Zutaten für 4 Personen
Zubereitungszeit ca. 15 Minuten plus 45 Minuten Backzeit

250 g Zwiebeln
1 Knoblauchzehe
60–70 g Butter und etwas
für die Form
Meersalz

frisch gemahlener schwarzer
Pfeffer
500 g festkochende Kartoffeln
250 g Orecchiette
(Öhrchennudeln)

200 g mindestens 12 Monate
gereifter Schweizer Bergkäse
50 ml Milch
50 g Sahne
4 kleine süßsaure Äpfel
(Jonagold, Cox Orange)

1 Die **Zwiebeln** schälen, längs halbieren und quer in feine Streifen schneiden. Den **Knoblauch** schälen und durchpressen. Beides zusammen in 50 g **Butter** hellbraun braten, dabei **salzen** und **pfeffern**. **2** **Kartoffeln** schälen und in 1 cm große Würfel schneiden. In **gesalzenem** Wasser knapp gar kochen und durch ein Sieb abgießen. Die **Orecchiette** in **gesalzenem** Wasser al dente kochen, durch ein Sieb abgießen und mit heißem Wasser abspülen. Mit den Kartoffeln vermischen. **3** Den Backofen auf 120 °C vorheizen. Eine Auflaufform **ausbuttern**. Die Hälfte der Nudeln und Kartoffeln einfüllen, den **Käse** fein reiben und die Hälfte davon darüber verteilen. Darauf die zweite Hälfte der Kartoffeln und der Nudeln geben. Den Rest des Käses darüberstreuen. Zum Schluss die Zwiebeln über den Älplermagronen verteilen. **4** **Milch** und **Sahne** mit etwas **Salz** in einem kleinen Topf erhitzen und über die Zwiebeln gießen. Die Form für 30 Minuten in den Backofen stellen. **5** Die **Äpfel** schälen und entkernen. Jeweils in acht Schnitze schneiden und in der restlichen **Butter** 5 Minuten sanft braten. Lauwarm zu den Älplermagronen servieren.

Eine Portion hat ca. 780 kcal (3.265 kJ).

Ditaloni mit Borlottibohnen und Hackfleisch

Zutaten für 5 Personen

Zubereitungszeit ca. 20 Minuten
plus 12 Stunden Einweichzeit und
45 Minuten Garzeit

150 g getrocknete Borlottibohnen
Meersalz
5 Frühlingszwiebeln
1 Knoblauchzehe
400 g Gehacktes, halb und halb
Olivenöl zum Braten
frisch gemahlener schwarzer Pfeffer
800 g stückige Tomaten
1 EL fein gehackte Petersilie
400 g Ditaloni
Parmesan zum Servieren

1 **Borlottibohnen** über Nacht in kaltem Wasser einweichen, dann in kräftig **gesalzenem** frischen Wasser etwa 45 Minuten sanft gar köcheln. Abgießen und dabei etwa 200 ml Kochwasser auffangen. **2** In der Zwischenzeit die **Frühlingszwiebeln** putzen, waschen und mit dem Grün in schmale Ringe schneiden. **Knoblauch** schälen und fein hacken. **3** Das **Gehackte** in einem Topf in etwas **Olivenöl** anbraten, bis es schön bräunt und krümelig zerfällt, dabei **salzen** und pfeffern. Frühlingszwiebeln und Knoblauch einrühren, kurz mitbraten und mit den **Tomaten** ablöschen. 20 Minuten offen köcheln lassen, dann nochmals abschmecken und die Bohnen mit der **Petersilie** unterziehen. **4** **Ditaloni** in **gesalzenem** Wasser al dente kochen, kurz unter heißem Wasser abspülen und mit der Sauce mischen. So viel vom Bohnenkochwasser dazugießen, dass die Pasta schön saftig ist. **5** Mit frisch geriebenem **Parmesan** servieren.

Eine Portion hat ca. 661 kcal (2.769 kJ).

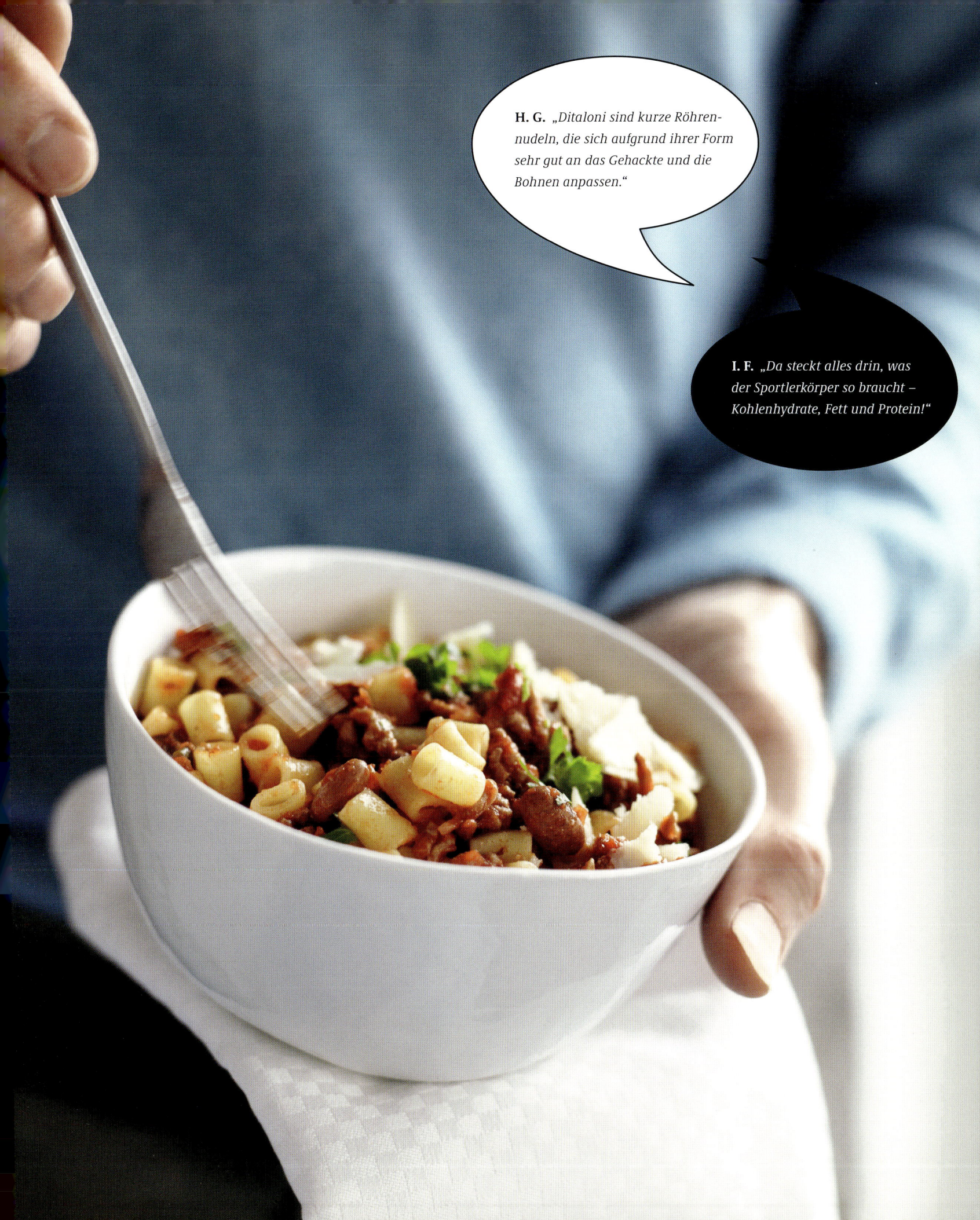

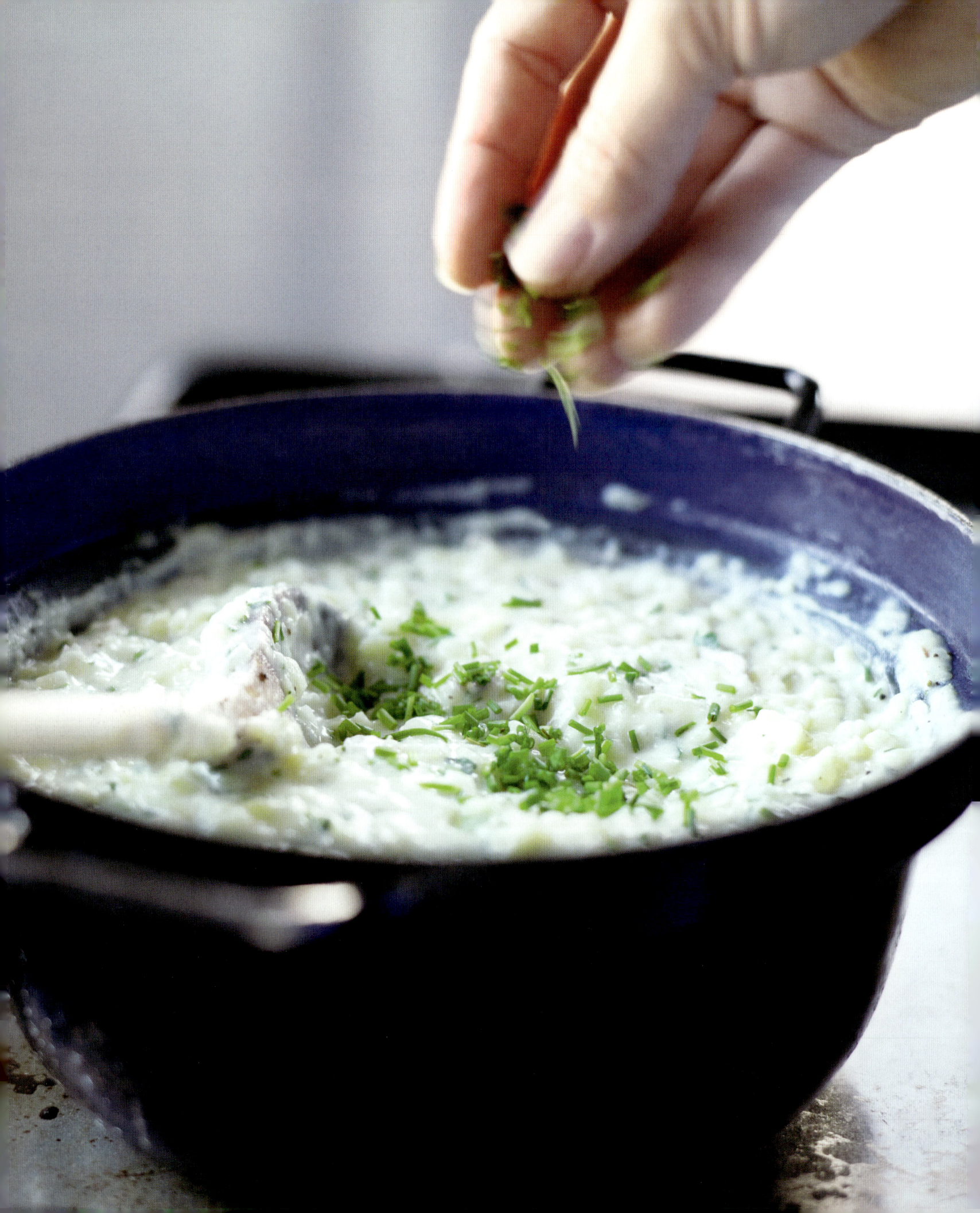

Kartoffel-„Risotto"

Zutaten für 4 Personen
Zubereitungszeit ca. 40–45 Minuten

1 kg kalte Pellkartoffeln
2 Zwiebeln
50 g durchwachsener Speck in dünnen Scheiben
200 ml Milch
200 g Sahne
Butter zum Braten
Meersalz
frisch gemahlener schwarzer Pfeffer
frisch geriebene Muskatnuss
1 EL fein gehackte Petersilie
1 EL Schnittlauchröllchen

H. G. *„Kartoffeln sind nicht fett, da dürfen es ruhig Speck und Sahne dazu sein."*

I. F. *„Eine tolle Ausrede, Herr Gote! Aber lecker ist es!"*

1 **Kartoffeln** pellen und auf einer groben Reibe reiben. **Zwiebeln** schälen, fein würfeln und den **Speck** quer in sehr feine Streifen schneiden. **Sahne** und **Milch** vermischen. **2** Speck und Zwiebeln in etwas **Butter** glasig andünsten und die Hälfte der Milchsahne dazugießen. 2 Minuten köcheln lassen, dabei **salzen, pfeffern** und mit **Muskat** würzen. Kartoffeln einrühren und bei mittlerer Hitze weiterrühren, bis die Flüssigkeit fast aufgesogen ist. Jetzt den Rest der Milchsahne dazugießen und weiter unter leichtem Köcheln rühren, bis ein dicker, gebundener Brei entstanden ist. Nochmals abschmecken. **Petersilie** und **Schnittlauch** unterziehen und servieren. **3** Wer es gern üppiger mag: Passt zu Salat, Spiegelei oder kurzgebratenem Fleisch, Hühnchen und Fisch.

Eine Portion hat ca. 504 kcal (2.114 kJ). Mit einem Spiegelei pro Person plus 186 kcal (777 kJ). Mit einem kleinen Salat pro Person plus 66 kcal (276 kJ).

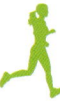

Zuppa Gallurese
(Brotauflauf nach sardischer Art)

Zutaten für eine runde Auflaufform (ø 24 cm)/ 4 Personen

Zubereitungszeit ca. 15 Minuten plus
45 Minuten Back- und Ziehzeit

500 g Weißbrot (Ciabatta oder Baguette; am
besten 2 Tage alt)
350 g junger sardischer Pecorino
1 knapper EL frische Thymianblättchen
2 EL fein gehackte Petersilie
1 l kräftige, heiße Fleischbrühe
Meersalz

1 Das **Brot** in sehr dünne Scheiben schneiden, den **Käse** grob reiben, **Thymian** und **Petersilie** mischen. Den Backofen auf 200 °C vorheizen. **2** Nun die Auflaufform mit einer Lage Weißbrot dicht auslegen, die Scheiben dürfen dabei ruhig etwas überlappen. Die **Brühe** mit **Salz** abschmecken. So viel heiße Brühe angießen, dass die Schicht gut bedeckt ist. **3** Die Hälfte der Kräutermischung und 125 g Käse darüberstreuen. Wieder eine Lage Brot einschichten, dann wieder ebenso viele Kräuter, Käse und Brühe. Mit restlichem Brot abdecken, mit Brühe auffüllen und mit dem übrigen Käse bestreuen. **4** Dann in den Backofen schieben und 30 Minuten garen. Herausnehmen und vor dem Servieren 15 Minuten ziehen lassen. **5** Mit grünem Blattsalat servieren.

Eine Portion hat ca. 649 kcal (2.721 kJ).* Mit 80 g Blattsalat mit Dressing pro Person plus 66 kcal (276 kJ). Würzige Speisen machen auch im Kopf länger satt. Deshalb fehlt vielen Menschen bei Diäten die deftige Komponente.   * Für 4 Personen berechnet.

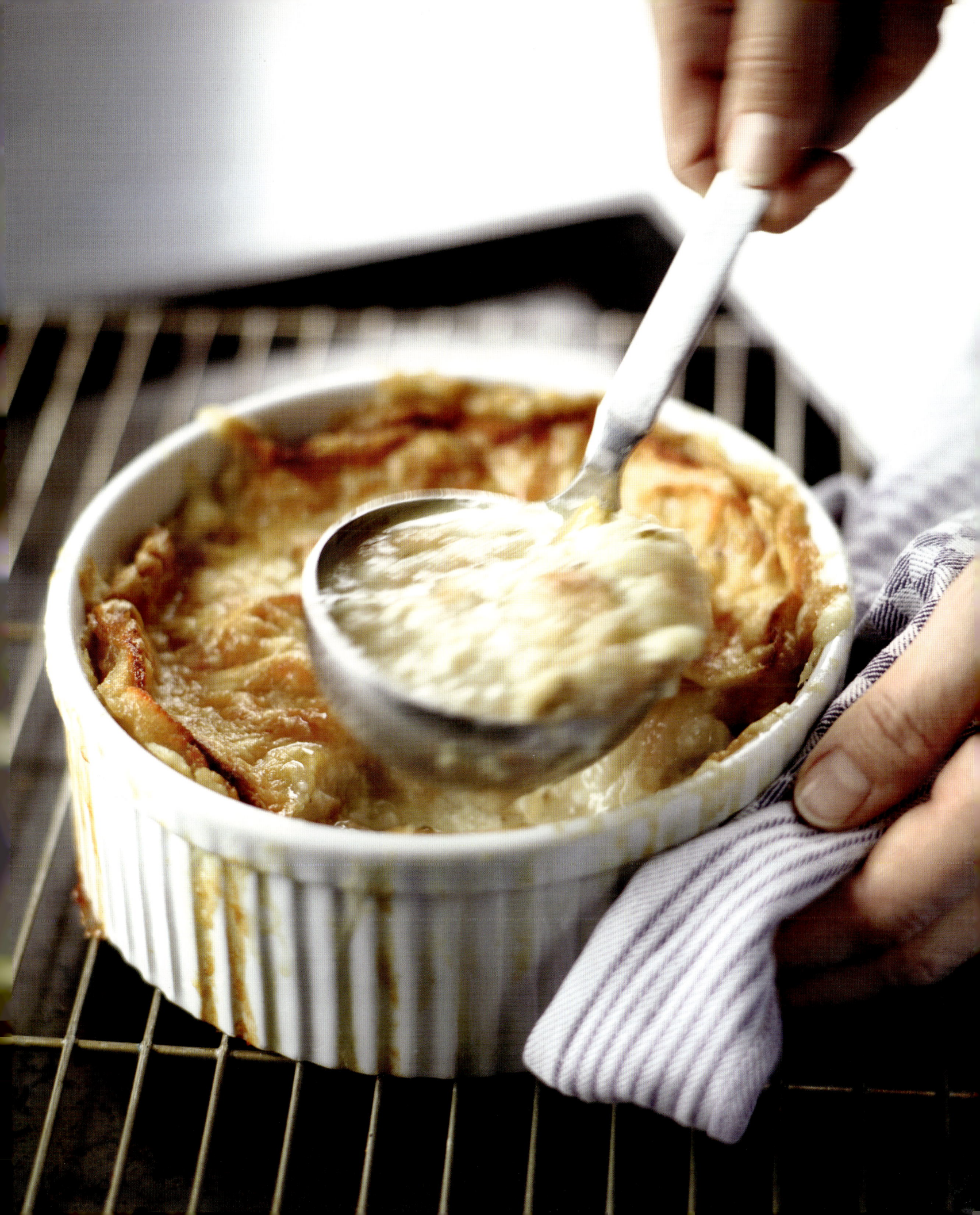

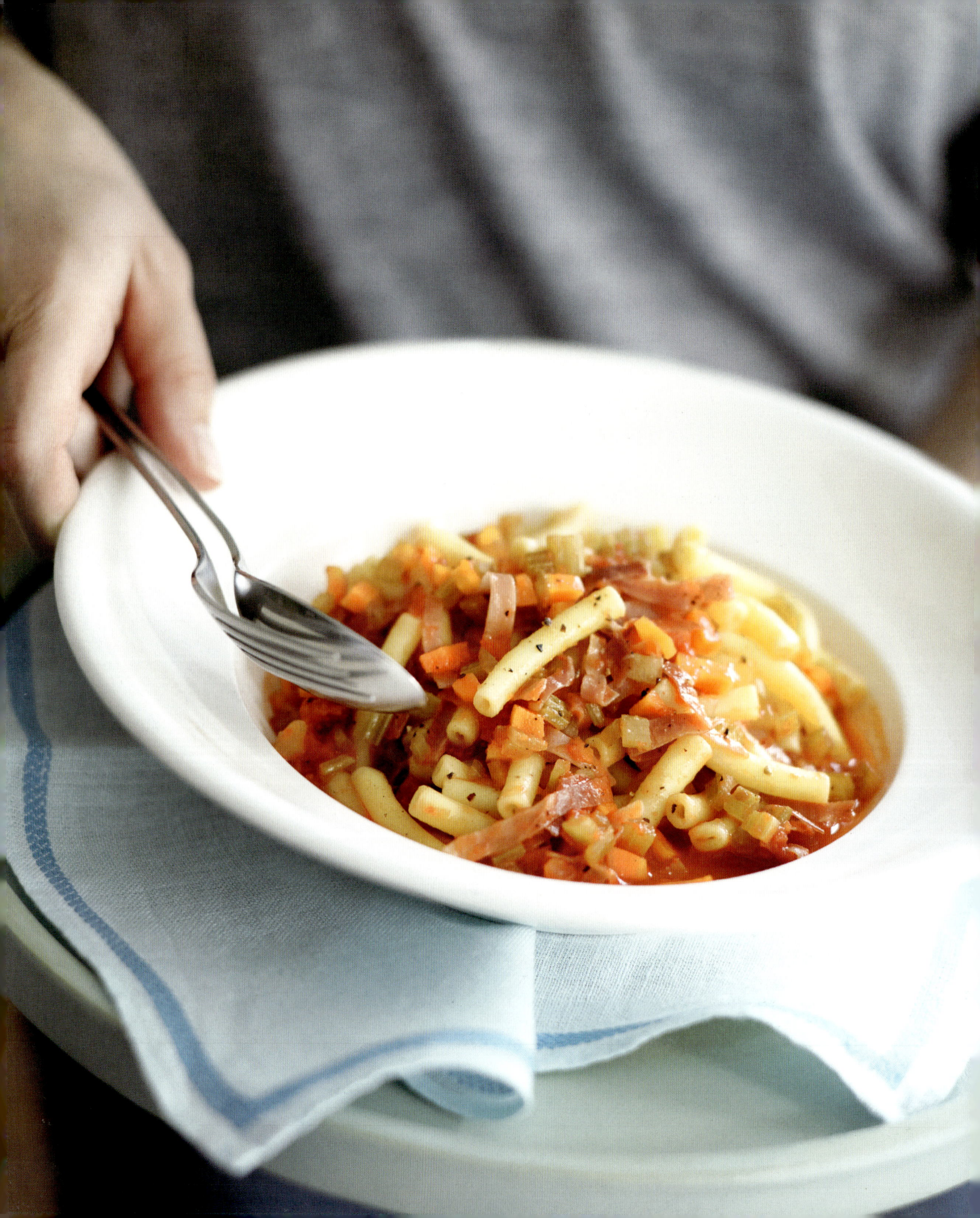

Makkaroni mit Schinken und Sellerie

Zutaten für 4 Personen

Zubereitungszeit ca. 15 Minuten plus
25 Minuten Garzeit

350 g Staudensellerie
150 g Möhren
3 Knoblauchzehen
Olivenöl zum Braten
Meersalz
frisch gemahlener
schwarzer Pfeffer
1 Prise Zucker

150 g luftgetrockneter
Schinken in dünnen
Scheiben
350 g stückige Tomaten
aus der Dose
50 g Parmesan
300 g kurze Makkaroni

1 **Sellerie** und **Möhren** putzen, waschen und fein würfeln, **Knoblauch** schälen und fein hacken. Alles in **Olivenöl** andünsten, mit **Salz, Pfeffer** und **Zucker** würzen. Mit geschlossenem Deckel 10 Minuten sanft dünsten. **2** Den **Schinken** in schmale Streifen schneiden und mit den **Tomaten** einrühren. 300 ml Wasser zugeben und alles nochmals 5 Minuten köcheln lassen. **Parmesan** reiben und darin schmelzen. **3** **Makkaroni** in **Salzwasser** al dente kochen und durch ein Sieb abgießen. Mit der Sauce mischen, wieder heiß werden lassen und servieren.

Eine Portion hat ca. 532 kcal (2.224 kJ). Ein perfektes Essen auch zum Mitnehmen ins Büro.

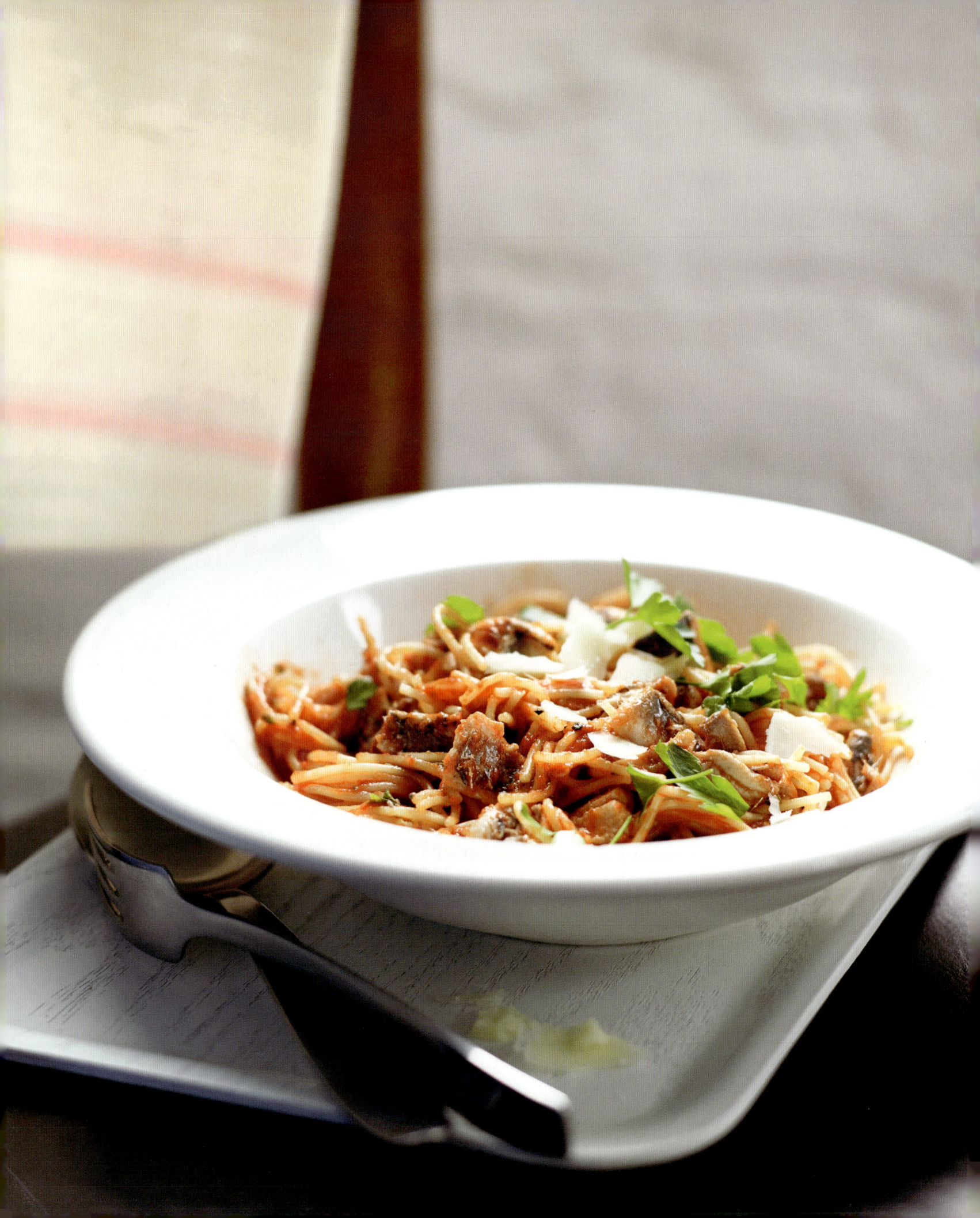

Sizilianische Fischpasta

Zutaten für 4 Personen
Zubereitungszeit ca. 40–45 Minuten

500 g Sardinen (etwa 10 cm lang; vom
Fischhändler ausgenommen und ohne Kopf)
1 Knoblauchzehe
Olivenöl zum Braten
Meersalz
frisch gemahlener schwarzer Pfeffer
50 g Tomatenmark
100 g sehr dünne Spaghetti (Spaghettini)
1 EL fein gehackte Petersilie
100 g Pecorino

H. G. *„Ein für Sizilien sehr typisches,
deftiges Fischgericht, das man in
den italienischen Restaurants in
Deutschland leider kaum bekommt.“*

I. F. *„Sardinen sind übrigens so gar nicht
kalorienreich – denn sie haben zum Beispiel um 5 Gramm Fett pro 100 Gramm
Fisch. Das gilt sogar für die Ölsardinen,
wenn man sie vorher gut abtropfen lässt.“*

1 Mittelgräten und kleine Rückenflossen der **Sardinen** entfernen. Mit Wasser abspülen und die Filets mit Haut in 2 cm lange Stücke schneiden. Den **Knoblauch** schälen, fein hacken und im **Olivenöl** kurz andünsten. Dann die Sardinenstücke einrühren, **salzen, pfeffern** und unter gelegentlichem Rühren 5 Minuten sanft braten. **2** **Tomatenmark** in 500 ml sehr heißem Wasser auflösen und zum Fisch gießen. Wieder aufkochen. **3** Die **Spaghettini** in maximal 5 cm lange Stücke brechen und in die Suppe geben. So lange köcheln, bis sie al dente sind. Dann auch die **Petersilie** dazugeben, umrühren, aber nicht mehr kochen, und noch einmal herzhaft abschmecken. **4** Auf Teller verteilen, den **Pecorino** fein zerbröseln und darübergeben.

Eine Portion hat ca. 418 kcal (1.728 kJ). Wussten Sie, dass bereits leichte Gartenarbeit 200 Kalorien pro Stunde verbrennt? Harte Gartenarbeit wie Umgraben bringt es neben dem Effekt des Muskelaufbaus sogar auf über 350 Kalorien pro Stunde.

Speckknödel mit Endiviensalat

Zutaten für 4–6 Personen (6–8 Knödel)

Zubereitungszeit ca. 20 Minuten plus 20 Minuten Ziehzeit und 10–15 Minuten Garzeit

Für die Speckknödel

150 g altbackene Brötchen
(3–4 Stück)
1 Zwiebel
Butter zum Braten
2 EL Mehl
50 g geräucherter
Schinkenspeck in dünnen
Scheiben

1 EL Schnittlauchröllchen
2 Eier
100 ml Milch
Meersalz

Für den Endiviensalat

1 Kopf Endiviensalat
1 TL scharfer Senf
3 EL Olivenöl

frisch gemahlener schwarzer
Pfeffer
Meersalz
1 EL Weißweinessig

Außerdem

2 Bund Schnittlauch
100 g Parmesan
100 g Butter

1 Die **Brötchen** in sehr kleine Würfel schneiden, ähnlich wie Croûtons, und in eine Schüssel geben. **Zwiebel** schälen und fein hacken, in der **Butter** glasig dünsten und mit dem **Mehl** unter die Brötchenwürfel mischen. Den **Schinkenspeck** in feine Streifen schneiden, zu den Zwiebeln geben und die **Schnittlauchröllchen** ebenfalls dazugeben. **2** **Eier** mit der **Milch** mixen, mit **Salz** kräftig abschmecken und die Flüssigkeit über die Brötchenwürfel gießen. Kurz durchmengen und 20 Minuten ziehen lassen. **3** Einen sehr großen Topf mit **gesalzenem** Wasser aufsetzen. Mit feuchten Händen Knödel formen und diese 10 Minuten in leicht köchelndem Wasser sieden. **4** Währenddessen **Endiviensalat** putzen und waschen, die Blätter in feine Streifen schneiden. **Senf** mit **Öl, Pfeffer** und **Salz** verquirlen. **Essig** einrühren und mit 1 EL Wasser verdünnen, bis die Vinaigrette nicht mehr zu kräftig schmeckt. Mit dem Salat mischen. **5** Den **Schnittlauch** waschen, trocken schütteln und in Röllchen schneiden. Den **Parmesan** fein reiben. Die **Butter** in einem kleinen Topf zerlassen. **6** Die Knödel auf die Teller geben. Heiße Butter darübergießen, Schnittlauchröllchen und Parmesan darüberstreuen. Den Salat separat dazu servieren.

Eine Portion hat ca. 520 kcal (2.174 kJ). Für 5 Personen berechnet.

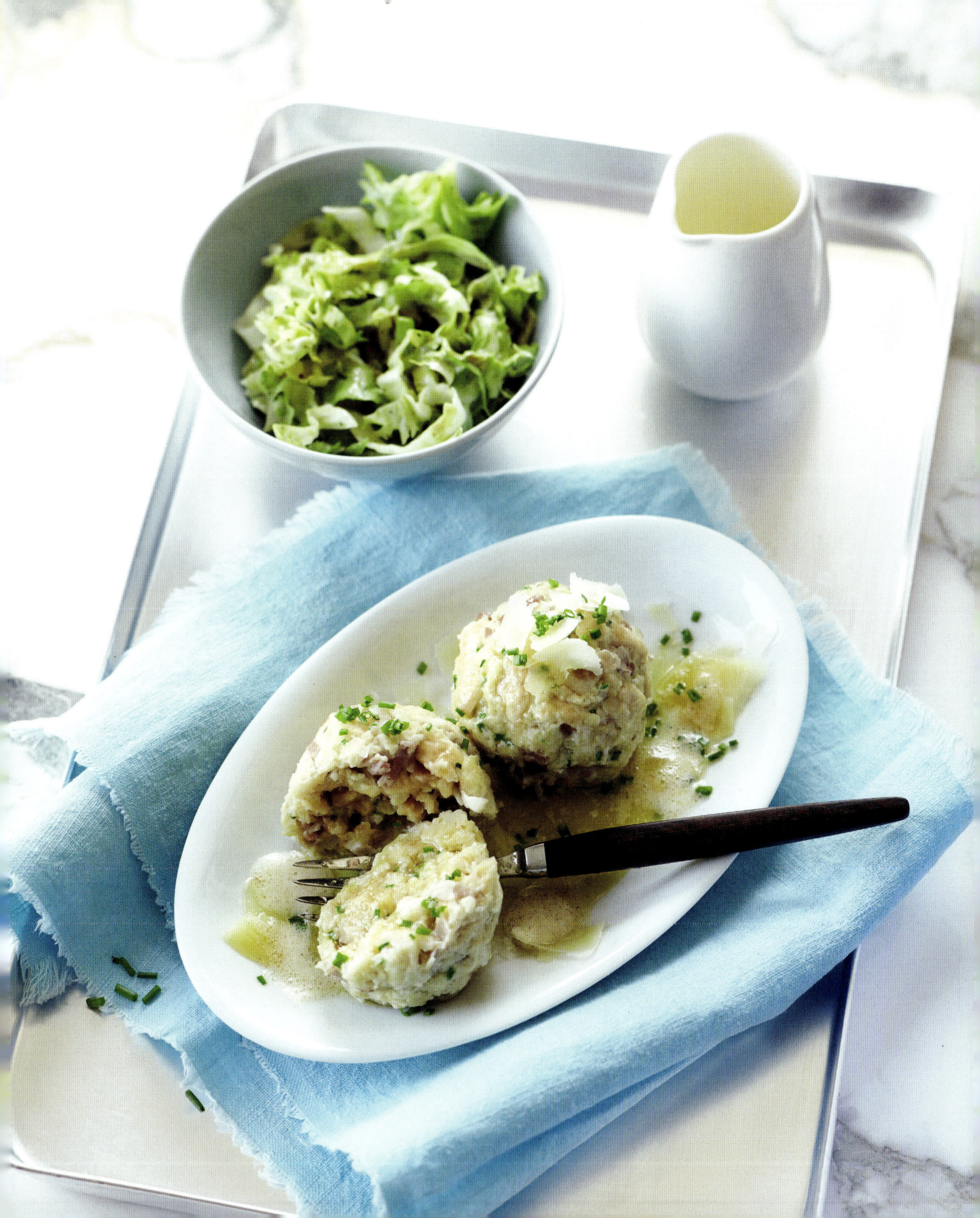

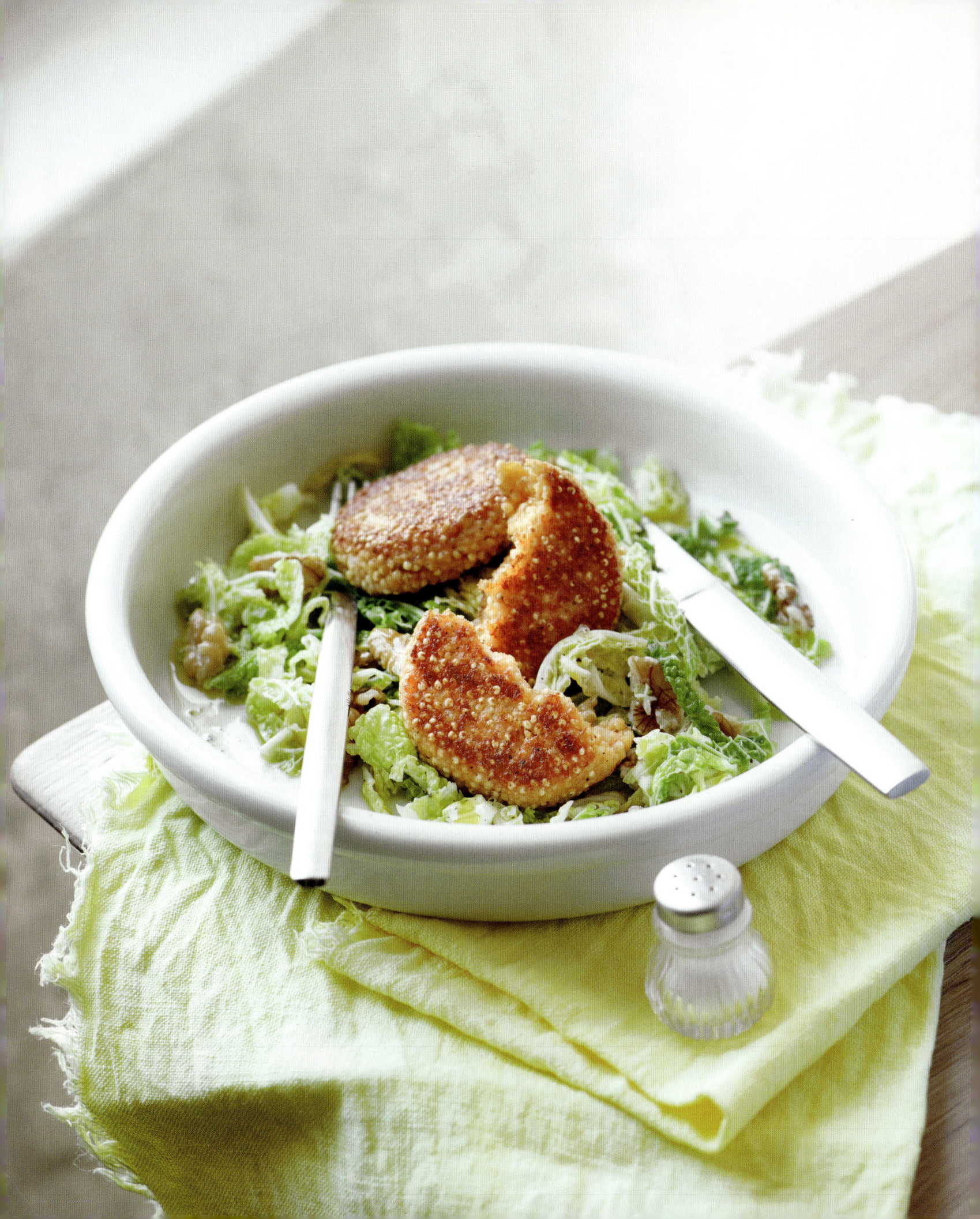

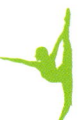

Hirsebratlinge mit Wirsing

Zutaten für 6–8 Stück

Zubereitungszeit ca. 20 Minuten plus 30 Minuten Ziehzeit und
45 Minuten Gar- und Quellzeit

Für den Wirsing	*Für die Hirsebratlinge*	1 guter TL edelsüßes
½ kleiner Kopf Wirsing	2 Zwiebeln	Paprikapulver
Meersalz	Butter zum Braten	1 Knoblauchzehe
50 g Walnusskerne	Meersalz	100 g Bergkäse
Zitronensaft	frisch gemahlener schwarzer	2 Eier
frisch gemahlener schwarzer	Pfeffer	1 EL Semmelbrösel
Pfeffer	300 g Hirse	Pflanzenöl zum Braten
2 EL Olivenöl		

1 Die äußeren dunkelgrünen Blätter vom **Wirsing** entfernen, den Wirsing waschen, die dicken Strünke herausschneiden, den Wirsing quer in sehr feine Streifen schneiden, in einer Schüssel mit etwas **Meersalz** mischen. Mit dem Kartoffelstampfer kurz und kräftig stampfen, also fest andrücken, bis die Struktur des Wirsings etwas bricht. 20 Minuten ziehen lassen. **2** In der Zwischenzeit die **Walnüsse** grob hacken, dann mit dem Wirsing vermischen. Mit **Zitronensaft** und **Pfeffer** würzen, zum Schluss das **Olivenöl** dazugeben. Weitere 10 Minuten ziehen lassen. **3** Für die Hirsebratlinge die **Zwiebel** schälen, in kleine Würfel schneiden, in einem Topf mit etwas **Butter** glasig dünsten. **Salzen, pfeffern,** die **Hirse** einrühren und kurz mitdünsten. Etwa 700 ml Wasser zugießen und zum Kochen bringen. So viel **salzen,** dass es tatsächlich leicht salzig schmeckt, sonst

schmeckt die Hirse hinterher fade. Das **Paprikapulver** einrühren, den **Knoblauch** schälen und hineinpressen und alles etwa 15 Minuten bei sanfter Hitze mit geschlossenem Deckel köcheln lassen. Danach die Hirse ohne Hitzezufuhr auf dem abgeschalteten Herd ca. 20 Minuten ausquellen lassen, bis sie locker und körnig ist. **4** Hirse in eine Schüssel umfüllen, den **Käse** reiben und gründlich unterheben, danach die beiden **Eier** gründlich einarbeiten und dann die **Semmelbrösel.** Zum Schluss noch einmal kräftig mit **Salz** und **Pfeffer** abschmecken. **5** Aus der Hirsemasse Bratlinge formen und in einer schweren Pfanne in **Pflanzenöl** schön braun anbraten, nach etwa 3 Minuten wenden und bei mittlerer Hitze in weiteren 7–8 Minuten fertig braten, zwischendurch noch ein- bis zweimal wenden. **6** Wirsing zu den Bratlingen servieren.

Ein Stück hat ca. 388 kcal (1.621 kJ).* Eine Portion verbrennt man z. B. beim Walken in etwa 60 Minuten.   * Pro Stück auf 7 Stück berechnet.

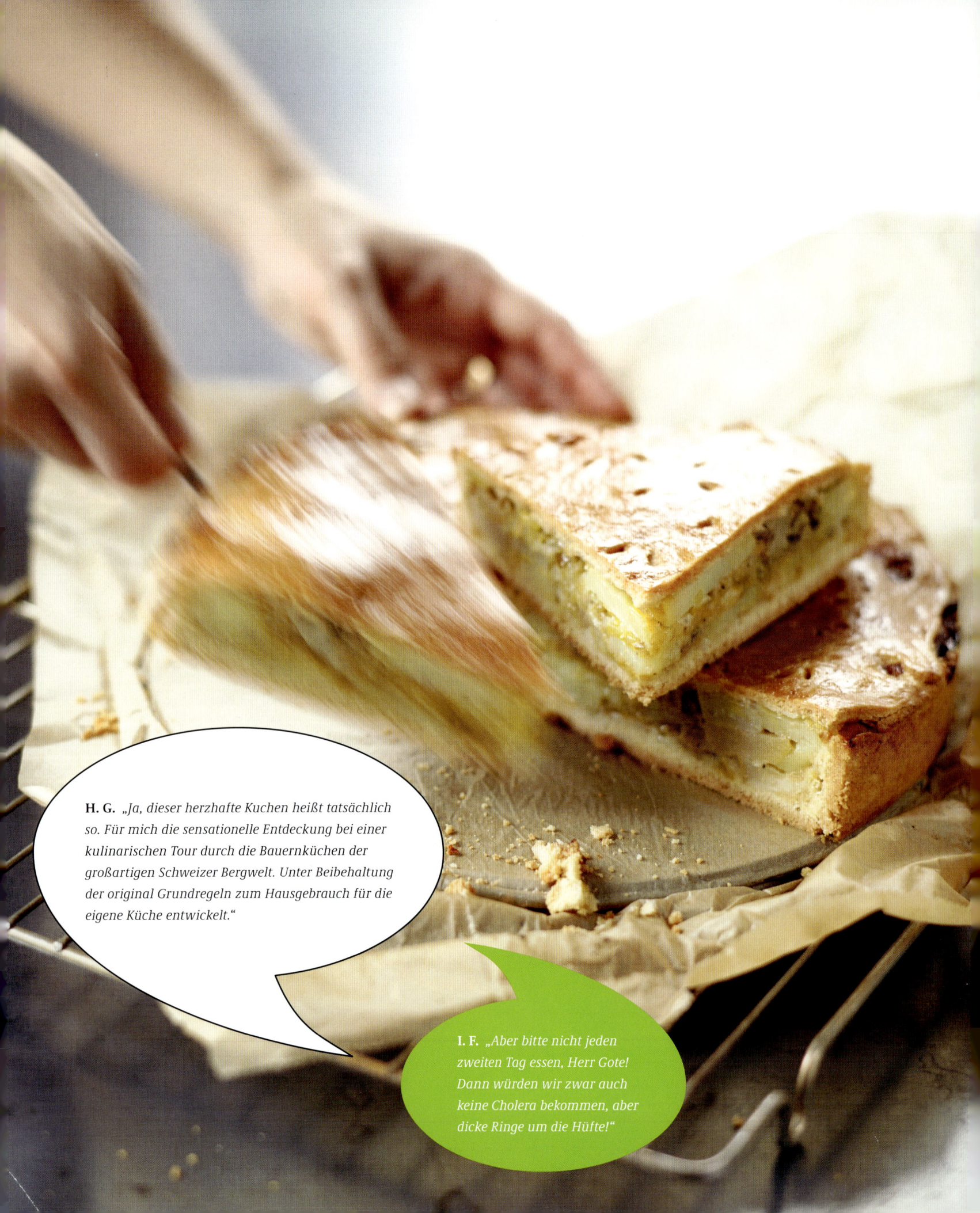

H. G. „Ja, dieser herzhafte Kuchen heißt tatsächlich so. Für mich die sensationelle Entdeckung bei einer kulinarischen Tour durch die Bauernküchen der großartigen Schweizer Bergwelt. Unter Beibehaltung der original Grundregeln zum Hausgebrauch für die eigene Küche entwickelt.“

I. F. „Aber bitte nicht jeden zweiten Tag essen, Herr Gote! Dann würden wir zwar auch keine Cholera bekommen, aber dicke Ringe um die Hüfte!“

Walliser Cholera

Zutaten für eine Springform (ø 26 cm)/6–8 Personen

Zubereitungszeit ca. 25 Minuten plus 1 Stunde Backzeit und 1 Stunde 15 Minuten Kühl- und Abkühlzeit

100 g Schweineschmalz
350 g Mehl
1 TL Backpulver
2 Eigelb
1 Ei
1 TL Meersalz
Butter für die Form

Für die Füllung
500 g Lauch
Schweineschmalz zum Braten
Meersalz
frisch gemahlener schwarzer Pfeffer
frisch geriebene Muskatnuss

250 g Schweizer Bergkäse
500 g gekochte Kartoffeln
250 g feste Birnen

1 Für den Teig das kalte **Schmalz** in kleine Würfel schneiden und in eine Rührschüssel geben. Das **Mehl** mit dem **Backpulver** mischen, zum Schmalz geben und mit den Knethaken des Rührgeräts verkneten, bis Streusel entstehen. Jetzt 1 **Eigelb,** das ganze **Ei** und das **Salz** dazugeben und mit etwa 5 EL Wasser weiterrühren, bis sich kurz darauf ein homogener Teig bildet. Wenn er nicht geschmeidig genug sein sollte, noch etwas kaltes Wasser einkneten. **2** Den Teig mit den Händen schnell kurz und kräftig nachkneten, zu einer Kugel formen, in Frischhaltefolie wickeln und im Kühlschrank 1 Stunde ruhen lassen. **3** In der Zwischenzeit für die Füllung den **Lauch** putzen, waschen, längs halbieren und quer in dünne Streifen schneiden. Im **Schmalz** andünsten, mit **Salz, Pfeffer** und **Muskat** herzhaft würzen. Nach etwa 5 Minuten ist er weich, dann aus dem Topf nehmen und abkühlen lassen. Den **Käse** reiben. Den Backofen auf 200 °C vorheizen. **4** Zwei Drittel des Teigs ausrollen und die **gebutterte** Springform so damit auslegen, dass dabei ein Rand von etwa 3 cm Höhe entsteht. **5** **Kartoffeln** pellen, längs halbieren und in Scheiben schneiden. Die **Birnen** waschen, auch halbieren und in ebenso große Scheiben schneiden. Beides in einer großen Schüssel mit dem geriebenen Käse gründlich vermischen, noch einmal herzhaft abschmecken. Die Füllung in der Form verteilen. **6** Aus dem restlichen Teigdrittel eine runde Platte von der Größe der Springform ausrollen. Die Füllung damit abdecken, Teigränder fest zusammendrücken. Die Oberfläche gleichmäßig mit einem spitzen Messer einstechen. **7** Das übrige **Eigelb** mit etwas **Salz** und 1 TL kaltem Wasser verquirlen und den Kuchen damit bepinseln. Etwa 1 Stunde goldgelb backen. Herausnehmen, etwa 15 Minuten abkühlen lassen und noch warm servieren.

Eine Portion hat ca. 590 kcal (2.474 kJ). Für 7 Personen berechnet.

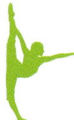

Torchiette mit Rosenkohl, Maronen und knusprigem Hafer

Zutaten für 4 Personen

Zubereitungszeit ca. 20 Minuten plus 12 Stunden Einweichzeit und 15 Minuten Garzeit

100 g Hafer
Olivenöl zum Braten
Meersalz
100 g dünn geschnittener
luftgetrockneter Schinken
50 g Butter
500 g Rosenkohl

1 Zwiebel
1 Knoblauchzehe
100 g Maronen (gegart und
vakuumiert)
frisch gemahlener schwarzer
Pfeffer
300 g Sahne

frisch geriebene Muskatnuss
Zitronensaft
300 g Torchiette

1 **Haferkörner** über Nacht in viel Wasser einweichen. Am nächsten Tag durch ein Sieb abgießen, mit klarem Wasser abspülen und abtropfen lassen. In einem sauberen Geschirrtuch leicht trocken rubbeln. **2** In einer Pfanne mit etwas **Olivenöl** bei mittlerer Hitze etwa 10 Minuten knusprig braten, zwischendurch **salzen** und immer wieder rühren. Dann abkühlen lassen. Der Hafer bleibt in einem Schraubglas mit Deckel problemlos 2–3 Tage knusprig. **3** Den **Schinken** in dünne Streifen schneiden und in einer kalten Pfanne mit etwas **Butter** verteilen. Die Pfanne langsam heiß werden lassen und den Schinken so lange braten, bis er knusprig ist. Sofort aus der Pfanne nehmen und auf einen mit Küchenpapier ausgelegten Teller geben. Abkühlen lassen. **4** Den **Rosenkohl** waschen, von den Röschen die Strunkansätze kurz abschneiden und die äußeren Blätter abzupfen. Die Röschen längs halbieren,

diese Hälften wiederum in feine Streifen schneiden. Die **Zwiebel** schälen und fein würfeln, den **Knoblauch** schälen und fein hacken, **Maronen** relativ grob würfeln. Zwiebel und Knoblauch in der restlichen **Butter** glasig andünsten, dabei **salzen** und **pfeffern**. Dann Rosenkohl und Maronen einrühren, kurz mitdünsten und alles mit der **Sahne** ablöschen. Zum Kochen bringen, herzhaft mit **Muskat** und etwas **Zitronensaft** abschmecken. Einige Minuten offen köcheln lassen, der Rosenkohl sollte noch etwas Biss haben. **5** Die **Torchiette** in **Salzwasser** al dente kochen, beim Abgießen etwas Kochwasser auffangen und danach die Nudeln in einem Sieb mit heißem Wasser abspülen und abtropfen lassen. Gründlich mit der Rosenkohlsauce vermischen, portionsweise etwa 200 ml Nudelkochwasser dazugießen, falls die Sauce zu dick sein sollte. **6** Erst kurz vor dem Servieren die Schinkenstreifen unterziehen.

Eine Portion hat ca. 922 kcal (3.859 kJ). Ein Gericht für Tage mit hohem Energiebedarf. Gut also, dass Maronen und Rosenkohl im Winter am besten schmecken.

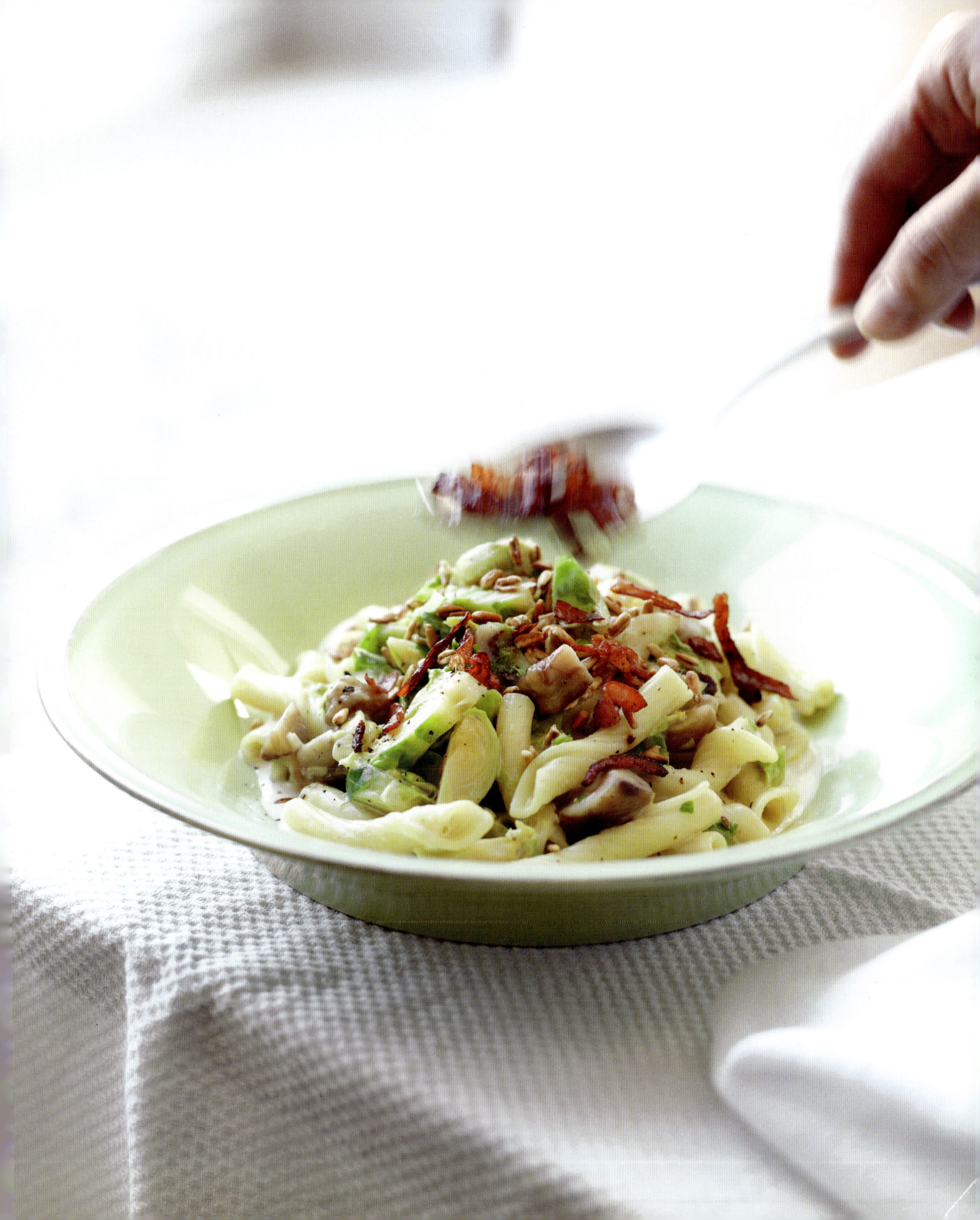

Wirsinglasagne

Zutaten für eine kleine rechteckige Auflaufform/2 Personen

Zubereitungszeit ca. 25 Minuten plus 1 Stunde Backzeit, 1 Stunde 15 Minuten
Zieh- und Ruhezeit

10 g getrocknete Steinpilze	Meersalz	400 g stückige Tomaten
700 g Wirsing (geputzt gewogen; ca. 1 kg ungeputzt)	frisch gemahlener schwarzer Pfeffer	80 g Parmesan
2 Zwiebeln	frisch geriebene Muskatnuss	12 Lasagneplatten
Butterschmalz zum Braten	200 g Sahne	100 g Bergkäse

1 Die **Steinpilze** mit 250 ml kochendem Wasser übergießen und 1 Stunde ziehen lassen. **Wirsing** waschen, in schmale Streifen von etwa 5 cm Länge schneiden, grobe Rippen herausschneiden. Die **Zwiebeln** schälen und fein würfeln, die Steinpilze abtropfen lassen, das Einweichwasser dabei auffangen und die Pilze fein hacken. Zwiebeln und Pilze im **Butterschmalz** glasig dünsten. Wirsing einrühren und bei mittlerer Hitze dünsten, bis er zusammenfällt. Kräftig **salzen, pfeffern** und mit **Muskat** würzen. Mit dem Einweichwasser der Pilze ablöschen, **Sahne** und **Tomaten** einrühren. 15 Minuten offen bei mittlerer Hitze köcheln lassen. Den **Parmesan** reiben, zugeben und gründlich mischen. **2** Den Backofen auf 200 °C vorheizen. Die Auflaufform mit vier **Lasagneplatten** auslegen. Die Hälfte des Wirsings mit der Flüssigkeit darauf verteilen. Mit weiteren vier **Lasagneplatten** abdecken und den Rest des Wirsings mit der Flüssigkeit daraufgeben. Wieder mit vier **Lasagneplatten** abdecken und sie so in das Gemüse drücken, dass die Flüssigkeit oben über die Platten läuft. Den **Bergkäse** reiben und darüberstreuen. Die Form dicht mit Alufolie abdecken und 30 Minuten in den Ofen schieben. Dann die Alufolie abnehmen und weitere 15 Minuten backen, bis der Käse leicht gebräunt ist. **3** Aus dem Ofen nehmen, 15 Minuten ruhen lassen und servieren.

Eine Portion hat ca. 677 kcal (2.831 kJ).* Mit zwei, drei Milchkaffees, ein paar Keksen und ein paar Chips hat man diese Kalorienmenge ebenfalls schnell erreicht. Deshalb lieber konsequent nichts zwischen den drei Mahlzeiten essen, die aber dafür richtig lecker und mit Genuss.   * Für 4 Personen berechnet.

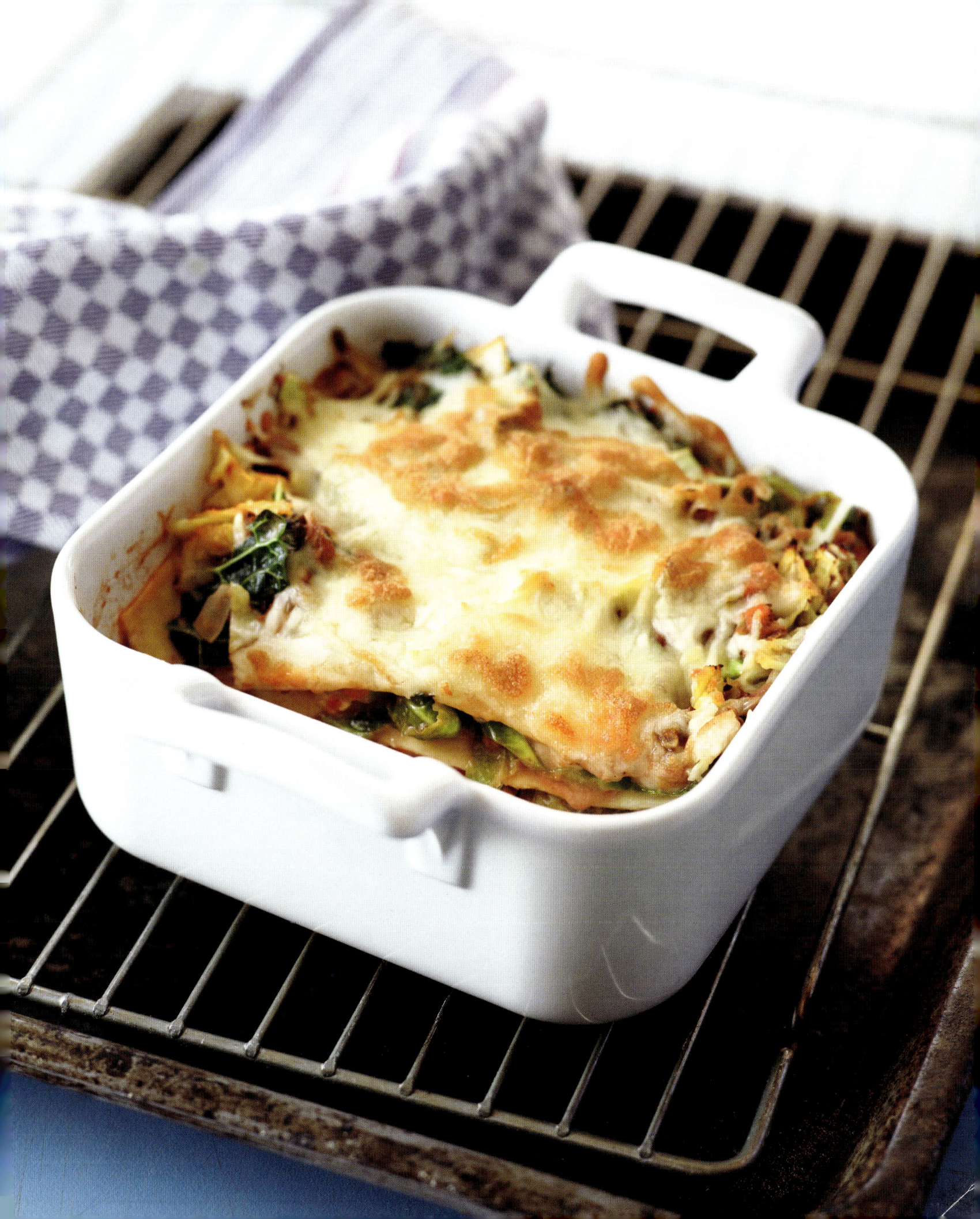

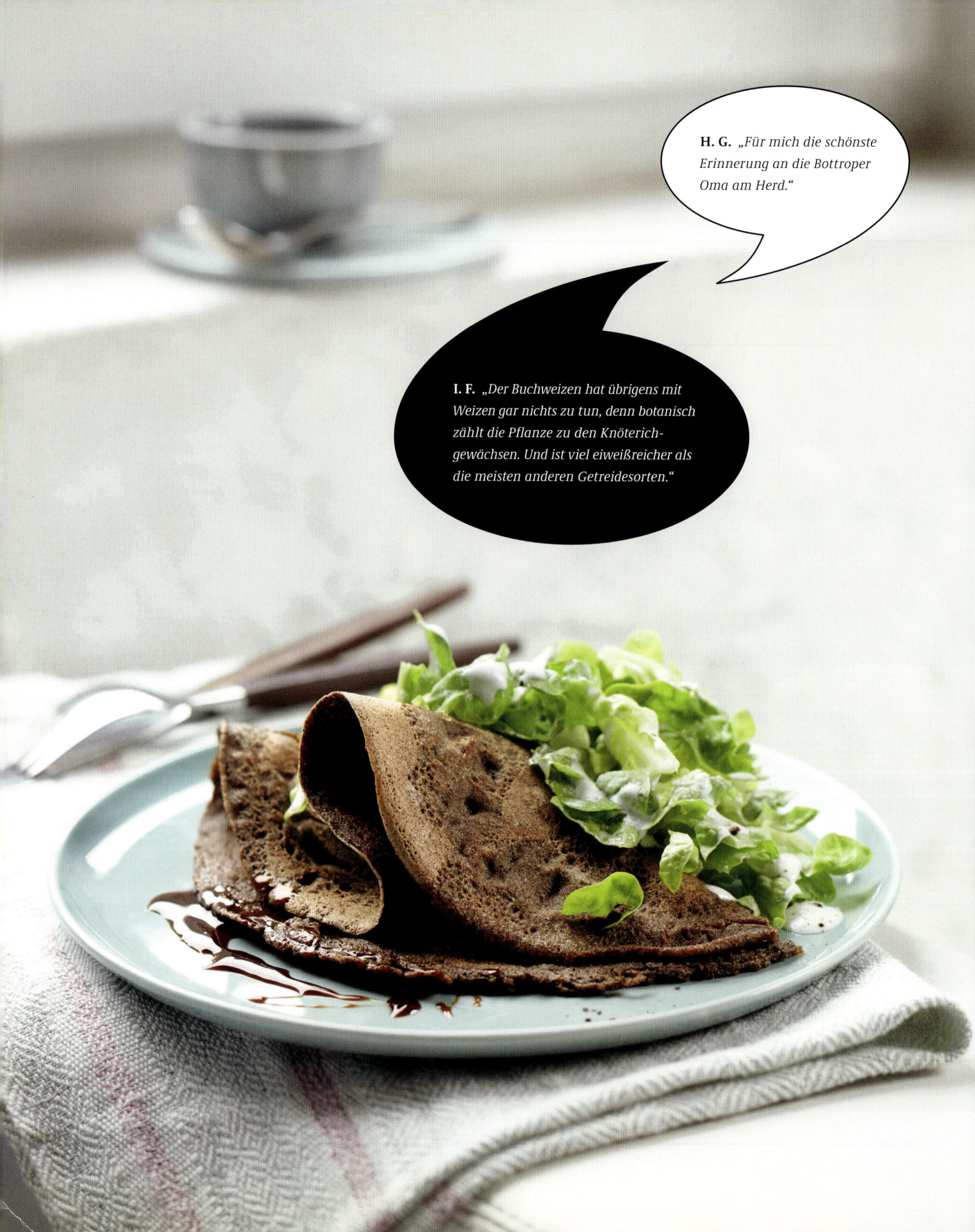

H. G. „*Für mich die schönste Erinnerung an die Bottroper Oma am Herd.*"

I. F. „*Der Buchweizen hat übrigens mit Weizen gar nichts zu tun, denn botanisch zählt die Pflanze zu den Knöterich-gewächsen. Und ist viel eiweißreicher als die meisten anderen Getreidesorten.*"

Westfälischer Buchweizenpfannkuchen mit grünem Salat

Zutaten für 4 Personen
Zubereitungszeit ca. 25 Minuten plus 4 Stunden 30 Minuten Quell- und Abkühlzeit

Für die Pfannkuchen
30 g Getreidekaffee zum Aufbrühen
4 Eier
250 g Buchweizenmehl
Meersalz

Für den Salat
1 großer Kopf grüner Blattsalat
50 g Crème fraîche
50 g Schmand
50 g Joghurt
3 EL Sonnenblumenöl
2 TL Weißweinessig

1 TL Zucker
Meersalz

Außerdem
100 g fetter Speck
Rübenkraut

1   Für den Pfannkuchenteig erst den **Getreidekaffee** mit 500 ml kochendem Wasser aufbrühen und auf dem Kaffeesatz stehend ganz kalt werden lassen. 2   Die **Eier,** das **Buchweizenmehl** und den kalten Kaffee mitsamt dem Kaffeesatz zu einem gleichmäßigen Teig verquirlen. Ordentlich **salzen** und den Teig 4 Stunden quellen lassen. 3   **Salat** putzen, waschen und die Blätter trocken schleudern. Für die Sauce alle weiteren **Zutaten** vermischen und herzhaft abschmecken. Den Backofen auf 100 °C vorheizen. 4   Den **Speck** sehr fein würfeln und in einen kleinen Topf geben. Langsam erhitzen und den Speck auslassen, bis möglichst viel Fett flüssig geworden ist. Etwas davon in eine große Pfanne geben und heiß werden lassen. 5   Den Pfannkuchenteig mit einem Schneebesen noch einmal gut durchschlagen und nacheinander acht sehr dünne Pfannkuchen backen, zwischendurch immer wieder etwas frisches Speckfett in die Pfanne gießen. Die fertigen Pfannkuchen im Backofen warm halten. 6   Salatblätter kurz vor dem Servieren mit der Sauce mischen. 7   **Rübenkraut** zu den Pfannkuchen reichen und den Salat dazu servieren.

Eine Portion hat ca. 740 kcal (3.099 kJ).

Arabisch gewürzter Pilaw mit Kürbis

Zutaten für 4 Personen

Zubereitungszeit ca. 10 Minuten
plus 30 Minuten Garzeit

250 g Hokkaido-Kürbis (geputzt und mit
Schale gewogen)
2 Knoblauchzehen
1 Zwiebel
Butter zum Braten und Unterziehen
Meersalz
frisch gemahlener schwarzer Pfeffer
200 g Basmatireis
je ½ TL gemahlener Koriander,
Kreuzkümmel und Piment
100 ml trockener Weißwein
50 g Parmesan

H. G. *„Die Gewürzmischung sorgt bei diesem einfachen Reisgericht für exotisches Aroma, die leuchtende Farbe des Kürbis für seine appetitliche Attraktivität."*

I. F. *„Und kalorisch ist es auch eine echt gute Alternative, zum Beispiel in der Mittagspause."*

1 **Kürbis** putzen und mit der Schale fein raspeln, **Knoblauch** schälen und fein hacken. **Zwiebel** schälen, fein würfeln und in etwas **Butter** glasig dünsten, dann den Knoblauch dazugeben. **Salzen** und **pfeffern,** dann **Reis** und **Gewürze** einrühren. **2** Alles bei mittlerer Hitze unter ständigem Rühren dünsten, bis der Reis gleichmäßig vom Fett überzogen ist. Nun den Kürbis kurz mitdünsten. **3** Mit 300 ml Wasser und dem **Wein** ablöschen. Zum Kochen bringen, kräftig **salzen** und im geschlossenen Topf leise köcheln lassen, bis die Flüssigkeit aufgesogen ist. Weitere 10 Minuten ausquellen lassen. **4** **Parmesan** reiben und mit 1 EL **Butter** vor dem Servieren unterziehen.

Eine Portion hat ca. 378 kcal (1.583 kJ). Auch perfekt fürs Büro oder für unterwegs.

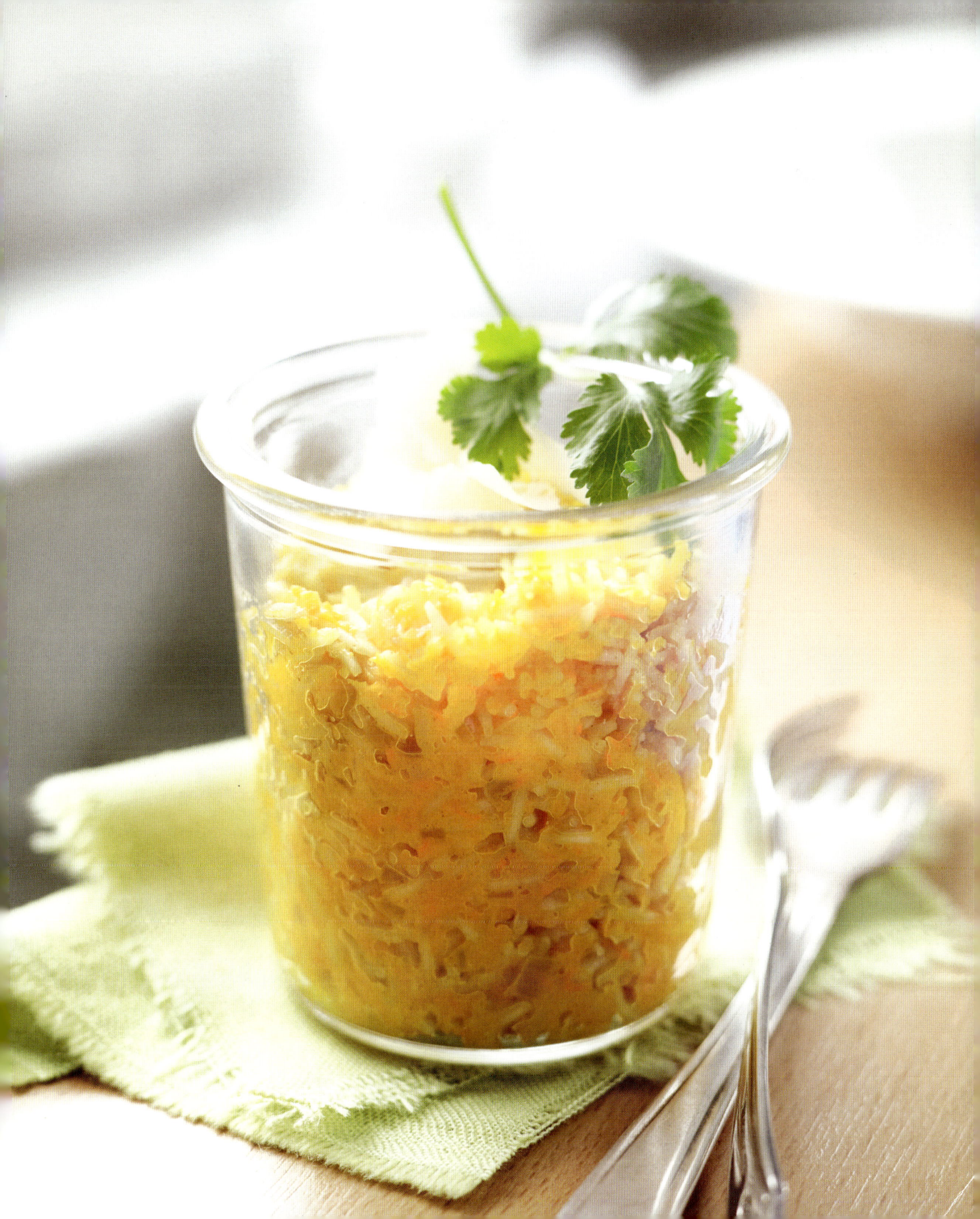

SÜSSES

zum Abschluss

„Auf Nachtisch verzichten geht gar nicht." So etwa beurteilen die meisten Menschen den krönenden Schlussakkord an der Speisetafel. Gleichzeitig machen ihn viele fürs Übergewicht verantwortlich. Dass der Nachtisch aber eben nun mal am Ende kommt und das Fass sprichwörtlich zum Überlaufen bringen kann, wenn es um die zugeführte Energie geht, kann man ihm, dem Nachtisch, nicht vorwerfen. Wer also auch am Ende noch guten Gewissens Süßes schlemmen möchte, sollte entweder vorher ein wenig einbremsen oder sich die Kalorien einfach durch viel Bewegung verdienen. Dass sich das lohnt, sehen und schmecken Sie auf den nächsten Seiten.

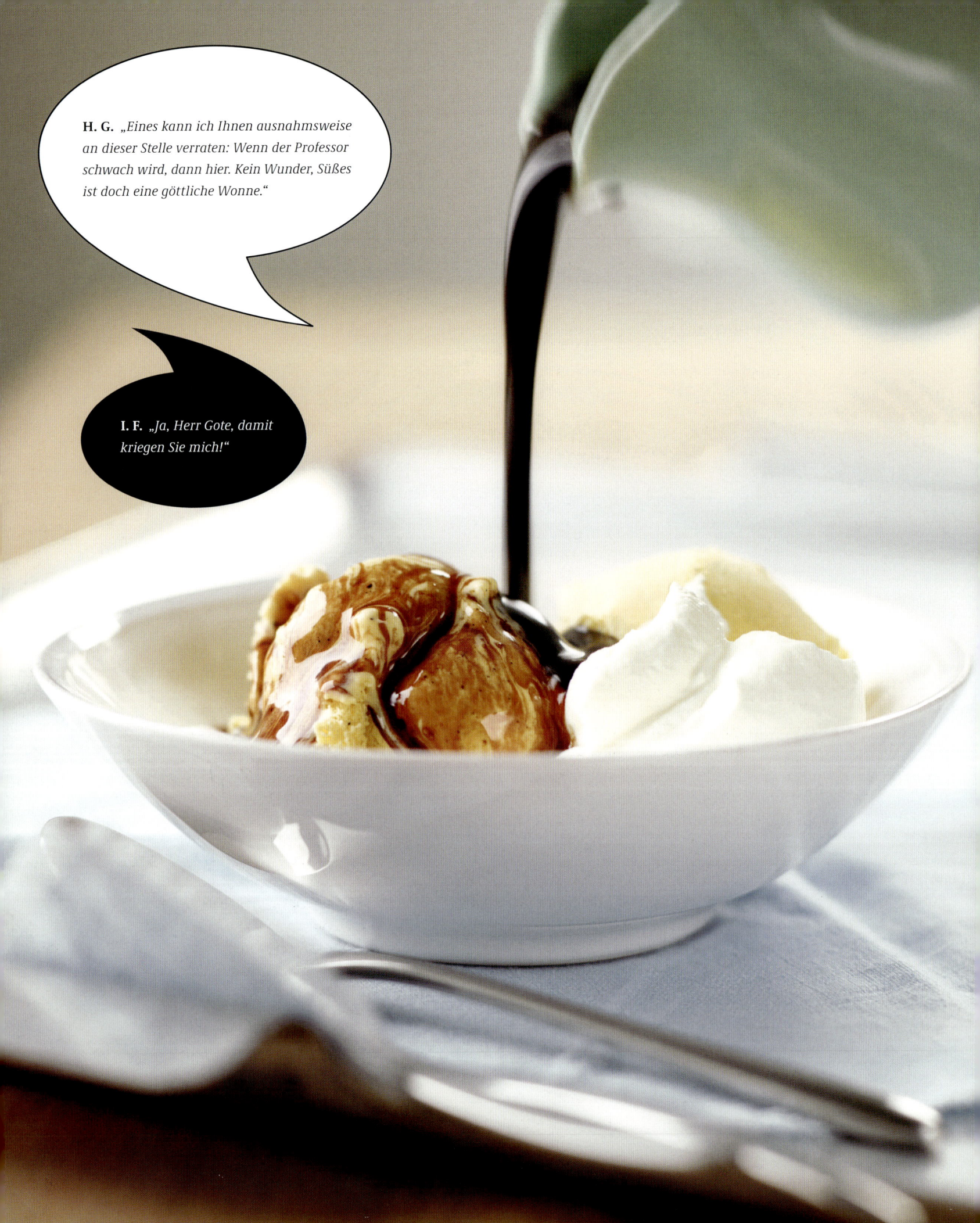

Dame blanche mit Tahiti-Vanille

Zutaten für 8 Personen

Zubereitungszeit ca. 30 Minuten plus 30 Minuten Ziehzeit und
mindestens 4 Stunden 30 Minuten Gefrier- und Antauzeit

Für das Vanilleeis	*Für die Schokoladensauce*	*Außerdem*
1 echte Tahiti-Vanilleschote	200 g dunkle Kuvertüre	200 g Sahne
250 ml Milch	(70 % Kakaoanteil)	
100 g Rohrohrzucker	1 EL Butter	
2 Blatt Gelatine	200 ml Milch	
4 Eigelb	200 g Sahne	
250 g Sahne		

1 Für das Eis die **Vanilleschote** längs aufschlitzen, das Mark herauskratzen und in die **Milch** rühren. Die Milch mit der Hälfte des **Zuckers** kurz aufkochen, dann die Platte abschalten und die Milch 30 Minuten ohne Hitzezufuhr ziehen lassen. Die **Gelatine** in viel kaltem Wasser einweichen. **2** **Eigelbe** mit dem restlichen **Zucker** in einer runden Rührschüssel aus Metall mit einem Schneebesen verrühren. Die heiße Vanillemilch zu den Eigelben gießen und dabei sofort verrühren. Eigelbmilch mit dem Schneebesen im heißen Wasserbad schaumig schlagen, bis sie bindet, also sichtbar cremig wird. **3** Die Rührschüssel mit der Creme aus dem Wasserbad nehmen und ins mit kaltem Wasser gefüllte Spülbecken setzen. Wenn sie nur noch warm ist, die mit den Händen ausgedrückte Gelatine in der Creme auflösen. Dann die Creme ganz abkühlen lassen. **4** Zum Schluss die **Sahne** sehr steif schlagen, unter die

abgekühlte Creme heben, die Creme sofort in zwei Plastikdosen mit Deckel füllen und mindestens 4 Stunden in die Tiefkühltruhe stellen, besser über Nacht. Das Vanilleeis 30 Minuten vor dem Servieren aus der Truhe nehmen und im Kühlschrank temperieren lassen – die beste Temperatur für feinsten Eiscreme-Geschmack und sanfte Cremigkeit liegt bei knapp unter 0 °C. **5** Für die Schokoladensauce die **Kuvertüre** grob hacken und in einem kleinen Topf bei schwacher Hitze unter ständigem Rühren schmelzen lassen. Die **Butter** einrühren. **Milch** und **Sahne** mischen und portionsweise (immer etwa 100 ml) zufügen, bis eine cremige Sauce entstanden ist. Noch einmal so erhitzen, dass die Sauce sehr heiß ist. **6** Die **Sahne** steif schlagen. Jeweils eine Portion Vanilleeis in flache Schälchen legen, eine dicken Klecks Schlagsahne daraufsetzen und mit heißer Schokoladensauce übergießen. Voilà, la dame blanche.

Eine Portion hat ca. 501 kcal (2.098 kJ). Hier gilt jetzt einfach mal: wennschon, dennschon.

Datteln in Gewürzkaffee mit griechischem Joghurt

Zutaten für 4 Personen

Zubereitungszeit ca. 10 Minuten plus
2 Tage Ziehzeit

250 g entsteinte getrocknete Datteln
1 Zimtstange
10 Kapseln grüner Kardamom
300 ml heißer, starker Kaffee
400 g griechischer Sahnejoghurt

H. G. *„Das bringt sogar den Triathleten wieder aufs Fahrrad."*

I. F. *„Denn Datteln enthalten Zucker und viele tolle Vitamine und Mineralien – und dabei ganz wenig Fett."*

1 Die Hälfte der **Datteln** längs halbieren, die **Zimtstange** in drei Stücke brechen. Halbe und ganze Datteln, **Kardamomkapseln** und Zimtstangenstücke mischen. Den sehr heißen **Kaffee** darübergießen, die Schüssel abdecken und die Datteln 2 Tage im Kühlschrank ziehen lassen. Sie halten gekühlt auch ein paar Tage mehr, dann aber Kardamom und Zimt entfernen. **2** Zum Servieren die Datteln mit dem Sud auf flachen Tellern verteilen und den **Joghurt** jeweils in der Mitte daraufsetzen.

Eine Portion hat ca. 296 kcal (1.242 kJ). Ob als Nachtisch oder als Seelentröster zwischendurch – immer großartig.

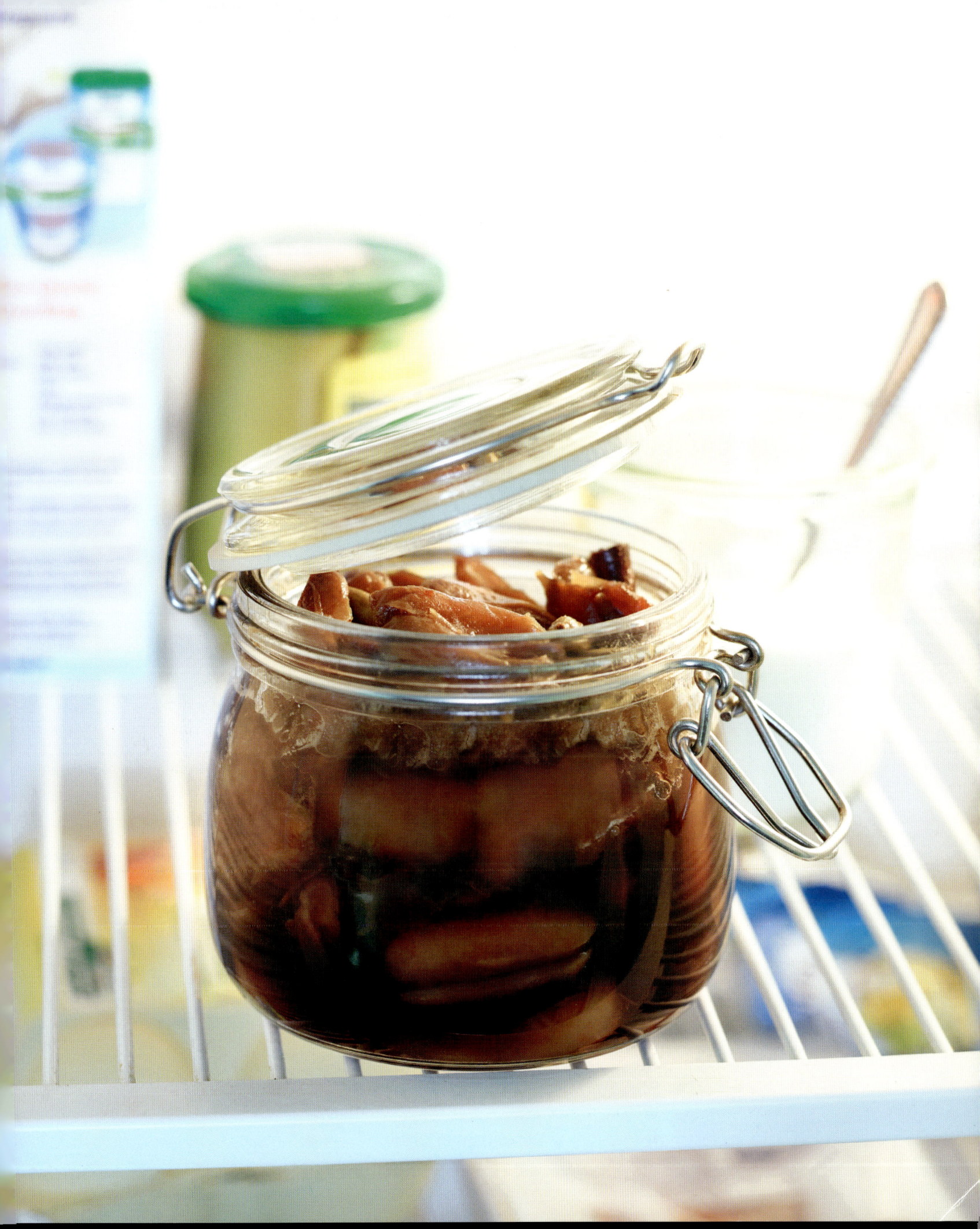

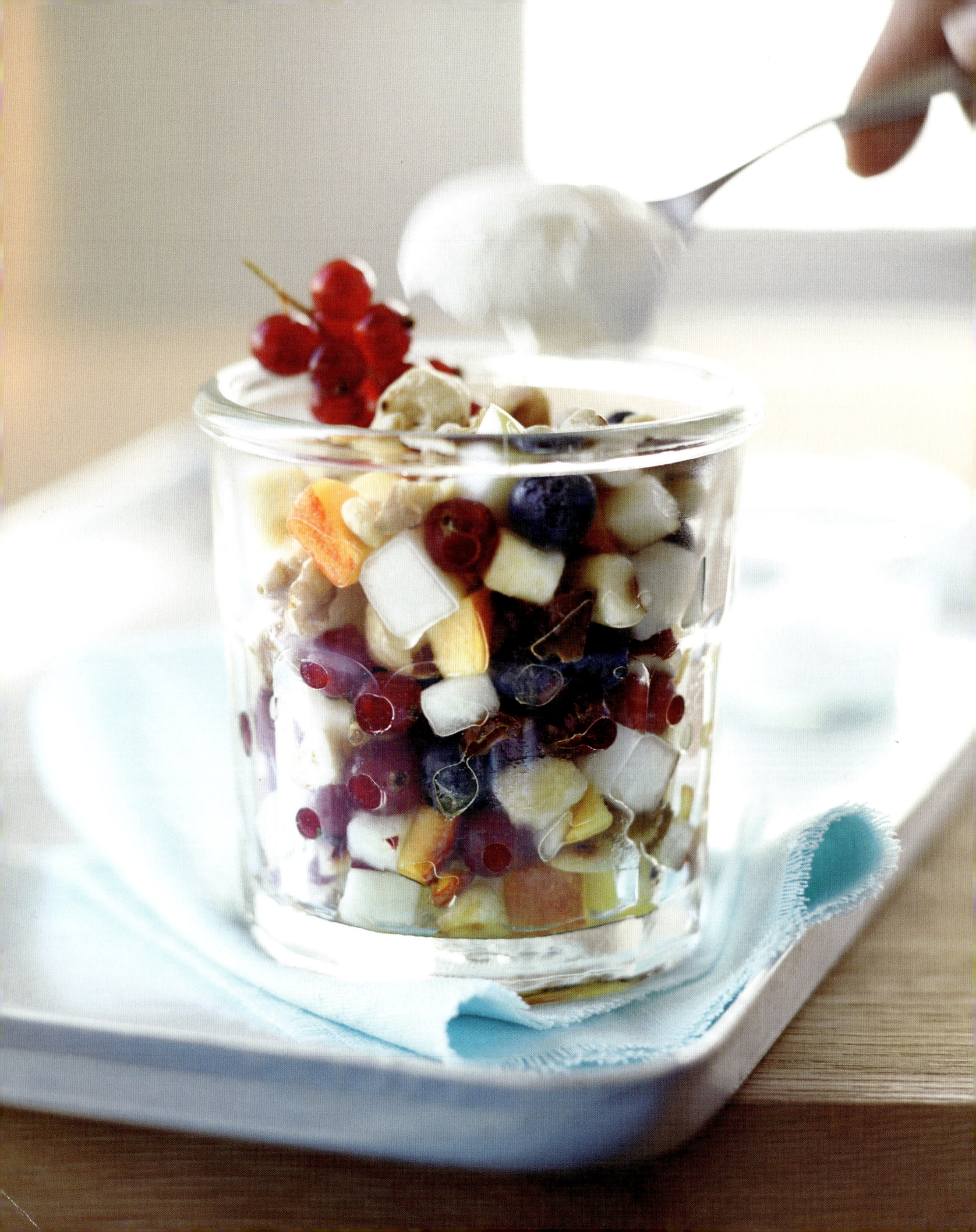

Obstsalat

Zutaten für 8 Personen
Zubereitungszeit ca. 20 Minuten plus 1 Stunde Kühlzeit

½ Honigmelone
2 Pfirsiche
1 Nektarine
3 Aprikosen
2 Bananen
250 g rote Johannisbeeren

10 entsteinte getrocknete
Datteln
250 g Heidelbeeren
1 EL Zucker und evtl. etwas
zum Abschmecken
100 g Haselnüsse

50 g Walnusskerne
50 g Cashewkerne (Bruch)
50 g Pinienkerne
Meersalz
2 EL Honig
200 g Schlagsahne

1 Das **Melonenfruchtfleisch** in etwa 1 cm große Würfel schneiden. **Pfirsiche, Nektarine** und **Aprikosen** waschen, halbieren, entsteinen und alle in ähnlich große Stücke schneiden. Die **Bananen** schälen und ebenso groß schneiden. **Johannisbeeren** waschen, von den Zweigen streifen, die **Datteln** in sehr kleine Würfel schneiden. **Heidelbeeren** waschen und mit dem vorbereiteten Obst und dem **Zucker** in einer großen Schüssel ordentlich vermischen. **2** Die **Haselnüsse** in einer trockenen Pfanne bei mittlerer Hitze rösten, bis sie deutlich duften, dann die Pfanne vom Herd nehmen und die Haselnüsse darin kalt werden lassen. Anschließend die Haselnüsse zwischen beiden Händen gegeneinander reiben, damit sich die Schale ablöst, und grob hacken. Die **Walnusskerne** halbieren und mit den **Cashewkernen** ebenso wie die Haselnüsse rösten, bis sie leicht gebräunt sind, dann abkühlen lassen. **Pinienkerne** ebenso rösten und währenddessen leicht **salzen**. **3** Zum Schluss den **Honig** mit etwa 2 EL Wasser erhitzen, bis er flüssig geworden ist, sonst vermischt er sich nicht gut mit dem Obst. Den Honig über das Obst geben und sehr gründlich unterheben. Zum Schluss die Nüsse zugeben und noch einmal alles gründlich verrühren. **4** Den Salat etwa 1 Stunde im Kühlschrank durchziehen lassen und eventuell noch einmal mit etwas **Zucker** abschmecken. Die **Sahne** steif schlagen. Obstsalat mit Schlagsahne servieren.

Eine Portion hat ca. 339 kcal (1.419 kJ). Mit Sahne pro Person plus 415 kcal (1.737 kJ). Fast eine vollständige Mahlzeit, die den Körper mit unzähligen essenziellen Nährstoffen versorgt.

Gestockte Creme von Blutorangen

Zutaten für 4 Personen

Zubereitungszeit ca. 10 Minuten plus
1 Stunde 30 Minuten Garzeit

6 Eigelb
100 g Rohrohrzucker
300 ml frisch gepresster Blutorangensaft
mit Fruchtfleisch (von 4–5 Blutorangen)

Außerdem
4 ofenfeste Förmchen oder Porzellantassen
mit etwa 150 ml Volumen

H. G. *„Diese Creme wird genauso im Backofen gegart wie eine klassische Crème brûlée, aber anschließend nicht mit einer Zuckerkruste karamellisiert. Dadurch kommt der pure Eigengeschmack des großartigen Frucht-Säure-Spiels der Blutorangen besonders zur Geltung. Ersatzweise können Sie normale Orangen verwenden.“*

I. F. *„Und so viel Zuckerkruste wegzulassen, ist sowieso keine schlechte Lösung!“*

1 Den Backofen auf 120 °C vorheizen. Die **Eigelbe** mit dem **Rohrohrzucker** auf hoher Stufe cremig schlagen. Den **Blutorangensaft** mit dem Fruchtfleisch dazugießen und gründlich verrühren, dann die Flüssigkeit gleichmäßig auf die Förmchen verteilen. In eine Auflaufform stellen und so viel Wasser angießen, dass die Förmchen etwa zu zwei Dritteln im Wasser stehen. **2** Die Auflaufform in den Backofen stellen und die Creme etwa 1 Stunde 30 Minuten stocken lassen. Aus dem Wasserbad nehmen, abkühlen lassen und servieren.

Eine Portion hat ca. 288 kcal (1.206 kJ).

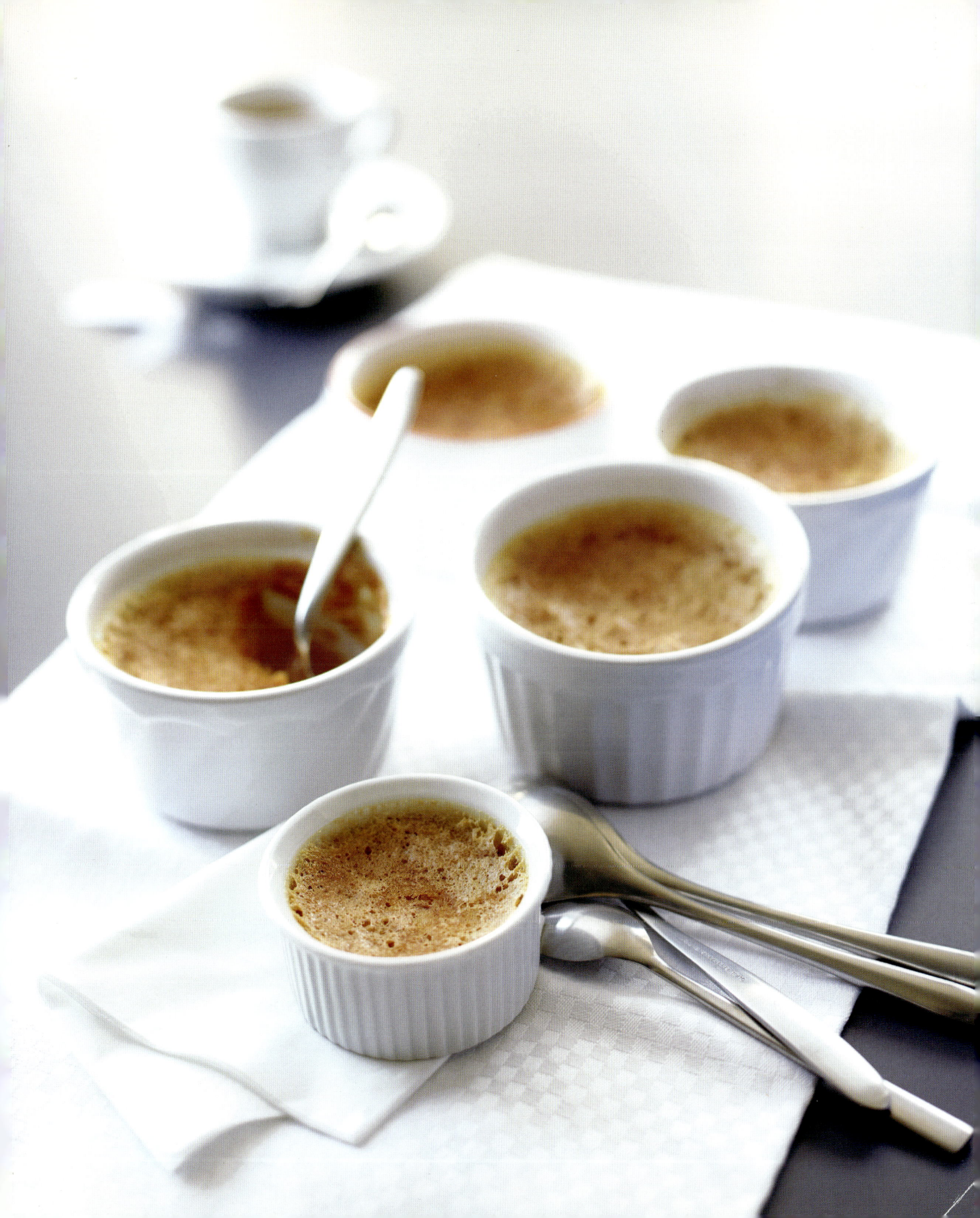

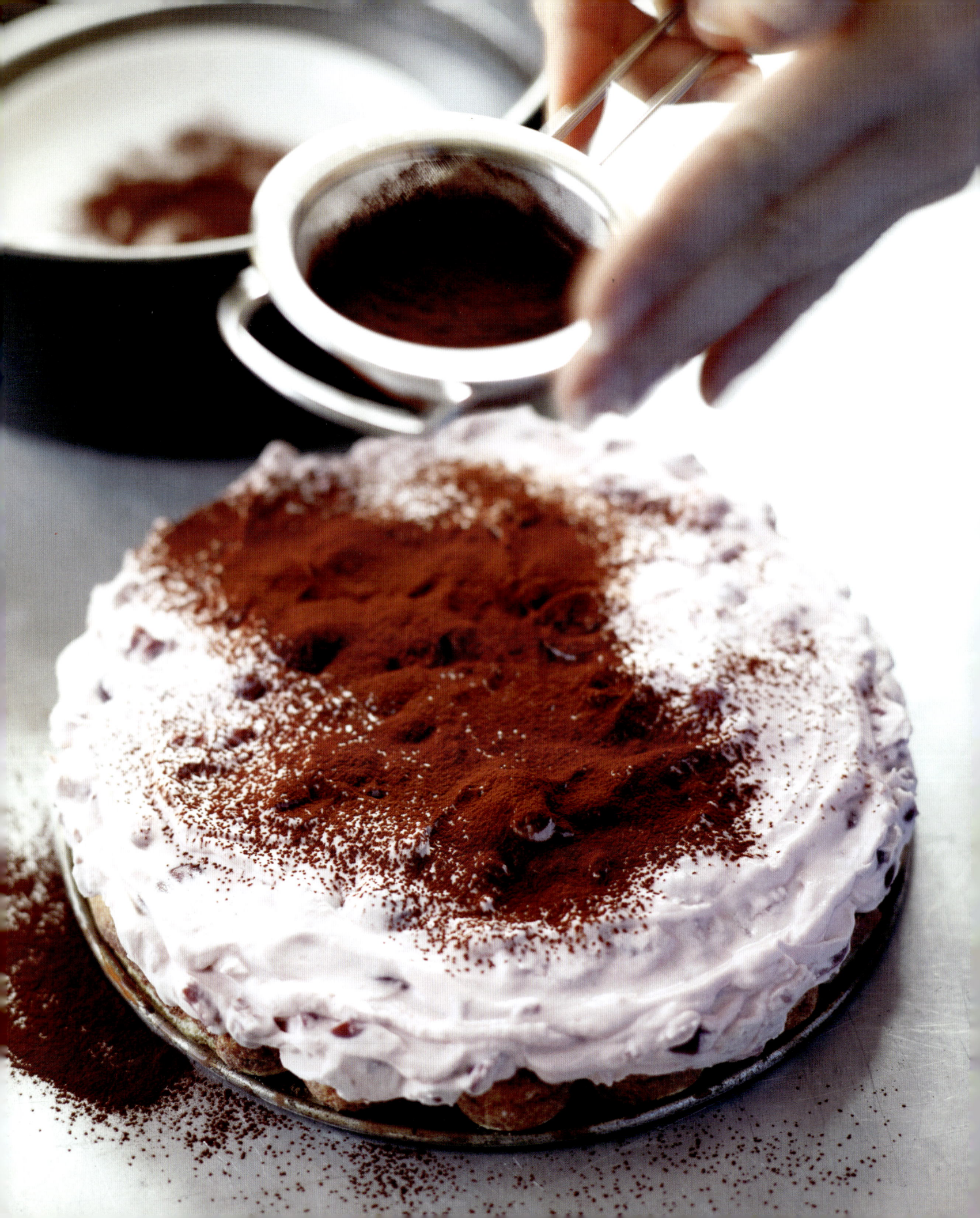

Schwarzwälder Kirsch als Tiramisu

Zutaten für eine Springform (ø 24 cm)/ 8 Personen

Zubereitungszeit ca. 20 Minuten plus 6 Stunden Ziehzeit

750 g frische Sauerkirschen
3 Pck. Bourbon-Vanillezucker
100 g Zucker (je nach Süße der Kirschen)
4 EL Kakaopulver
250 ml Milch
2 EL Instant-Kaffeepulver
4 cl Kirschwasser
250 g Mascarpone
150 g Schmand (mind. 20 % Fett)
300 g Löffelbiskuits

H. G. *„Ist das sportlich noch sinnvoll? Oder ist das in diesem Fall nicht egal?"*

I. F. *„Ja, wenn man sich dann wieder aufs Rad schwingt, kann es vielleicht ein zweites Stück sein! Ich liebe diese Torte!"*

1 Die **Kirschen** waschen, entsteinen und halbieren. In einer großen Schüssel den **Bourbon-Vanillezucker** und den **Zucker** über die Kirschen streuen, gut vermischen und 2 Stunden ziehen lassen. **2** 2 EL **Kakaopulver** mit der kalten **Milch** verrühren. Mit dem **Kaffeepulver** kurz aufkochen, bis sich das Pulver aufgelöst hat, und abkühlen lassen. Dann mit dem **Kirschwasser** mischen. **Mascarpone** und **Schmand** mit den Kirschen und deren Saft verrühren und bei Bedarf mit mehr **Zucker** abschmecken. **3** Die Springform so dicht wie möglich mit den **Löffelbiskuits** auslegen. Gleichmäßig die kalte Kaffee-Kakao-Mischung darüberträufeln und 5 Minuten warten, bis die Flüssigkeit aufgesogen ist. **4** Jetzt die Kirsch-Mascarpone-Masse darüber verstreichen. Zum Schluss das Tiramisu gleichmäßig und dick durch ein Sieb mit dem restlichen **Kakaopulver** bestäuben. Das Tiramisu mindestens 4 Stunden im Kühlschrank ziehen lassen.

Eine Portion hat ca. 519 kcal (2.167 kJ).* Da macht der Sport doch erst richtig Spaß, wenn solch ein Nachtisch wartet!
* Für 8 Portionen berechnet.

Erfrischende und wärmende

GETRÄNKE

Das Angebot an Fertiggetränken wird unter anderem dank der neuen Smoothie-Kultur immer besser. Dennoch gibt es gute Gründe, auch bei den Getränken selbst für den Genuss zu sorgen. So landen wirklich hochwertige Inhaltsstoffe, Kräuter und frische Früchte im Glas, die den Körper sinnvoll stärken und erfrischen. Zusatzstoffe und Konservierungsmittel wie Zitronensäure und Farbstoffe bleiben außen vor. Leckere Getränke sind sehr schnell und einfach zubereitet und unterstützen auch mental dabei, nicht mehr einfach unüberlegt Nahrung zuzuführen. Denn auch bei Getränken gilt: Bewusster Genuss ist das, was uns langfristig guttut.

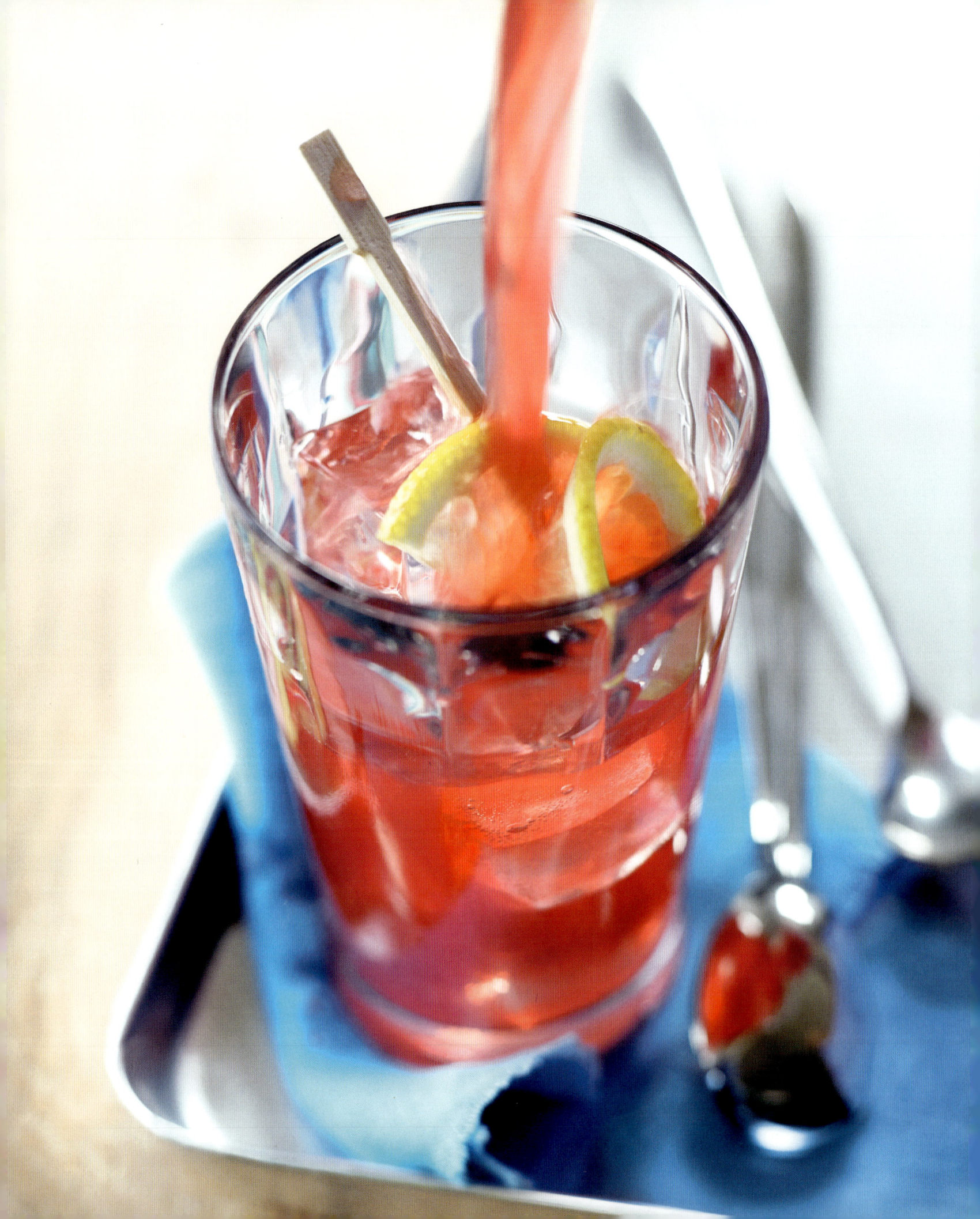

Bitter Lemon mit Apfel

Zutaten für etwa 450 ml
Zubereitungszeit ca. 5 Minuten

200 ml naturtrüber Apfelsaft
200 ml Bitter Lemon
5 cl Grenadine-Sirup
einige Tropfen Zitronensaft
Eiswürfel

1 **Apfelsaft, Bitter Lemon** und **Sirup** gründlich mischen, danach mit ein paar Tropfen **Zitronensaft** abschmecken, je nach Süßelust auch noch mit etwas **Sirup.** Gläser zu einem Drittel mit **Eiswürfeln** füllen, Cocktail darübergießen und sofort servieren. **2** Mit einem Gläschen Gin als zusätzlichem Verstärker wird das Getränk zu einem fruchtigen Cocktail für den Sommerabend.

Eine Portion hat ca. 146 kcal (612 kJ).* Getränke werden gern bei den Gesamtkalorien vergessen. Dieser Drink ist es aber auch wert. *Für 2 Personen/Gläser (à 225 ml) berechnet.

Eistee mit frischer Pfefferminze und Zitronenmelisse

Zutaten für 1 l

Zubereitungszeit ca. 10 Minuten plus
10 Minuten Ziehzeit plus Abkühlzeit

3 Pfefferminzstängel
2 Zitronenmelissestängel
2 TL schwarze Teeblätter
(am besten Darjeeling)
2 gehäufte EL Rohrzucker

H. G. *„Lohnt sich wirklich nur mit frischen Kräutern!"*

I. F. *„Das gilt doch sowieso fast immer – frische Kräuter kann man kaum ersetzen."*

1 **Pfefferminze** und **Zitronenmelisse** waschen, trocken schütteln, grob schneiden und mit dem **schwarzen Tee** in einen Topf legen. Mit 1 l kochendem Wasser übergießen und 10 Minuten ziehen lassen. Den **Zucker** einrühren, bis er sich aufgelöst hat. Tee abkühlen lassen und im Kühlschrank kalt stellen. **2** Am besten schmeckt er eigentlich auf diese Weise gekühlt. Wenn Sie ihn lieber mit Eiswürfeln trinken, müssten Sie den Tee etwas kräftiger zubereiten, weil das schmelzende Eis ihn verdünnt.

Eine Portion hat ca. 28 kcal (123 kJ).* Wunderbar erfrischend nach dem Sport – und nur ein Drittel der Kalorien einer Cola!
* Für 5 Personen/Gläser (à 200 ml) berechnet.

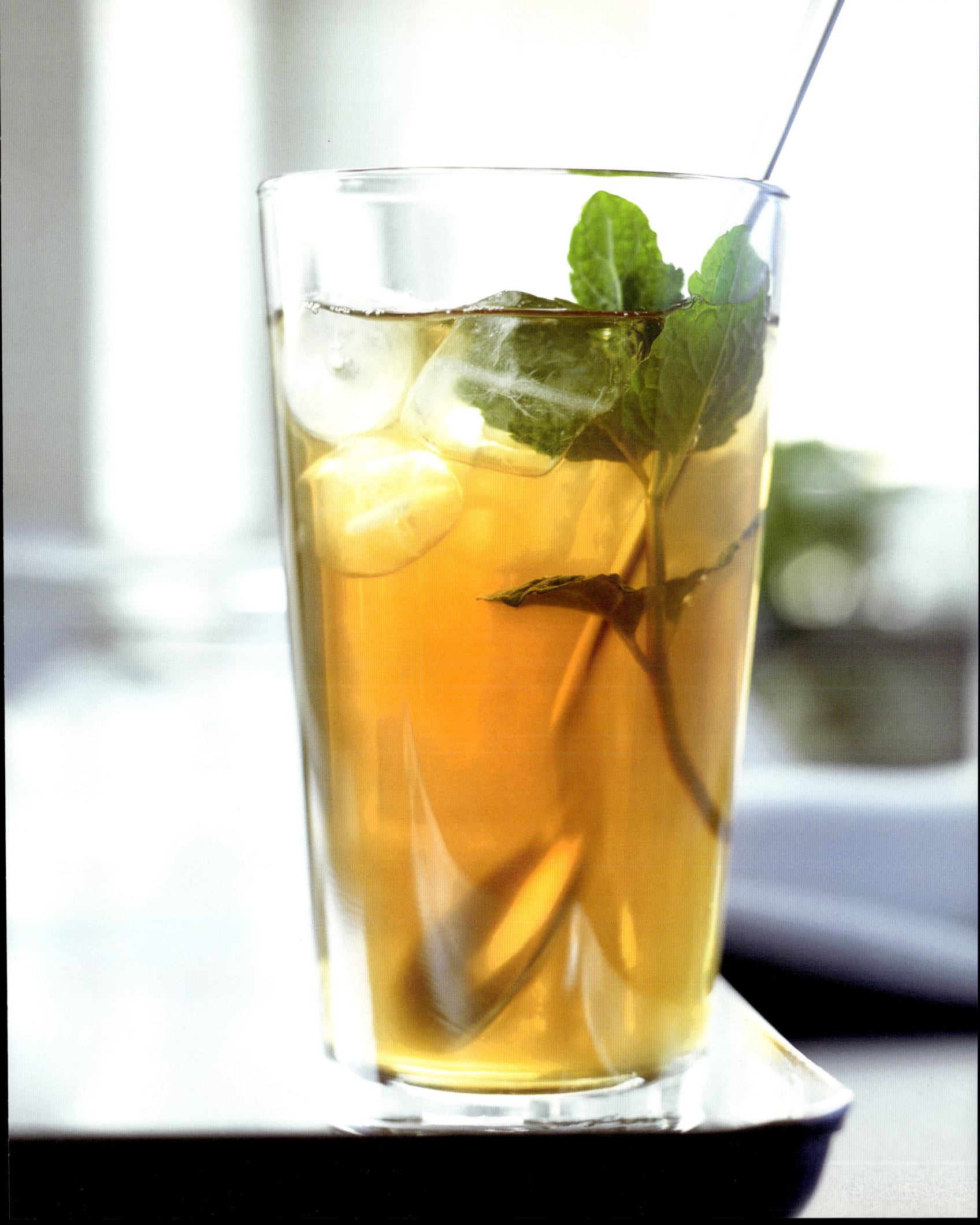

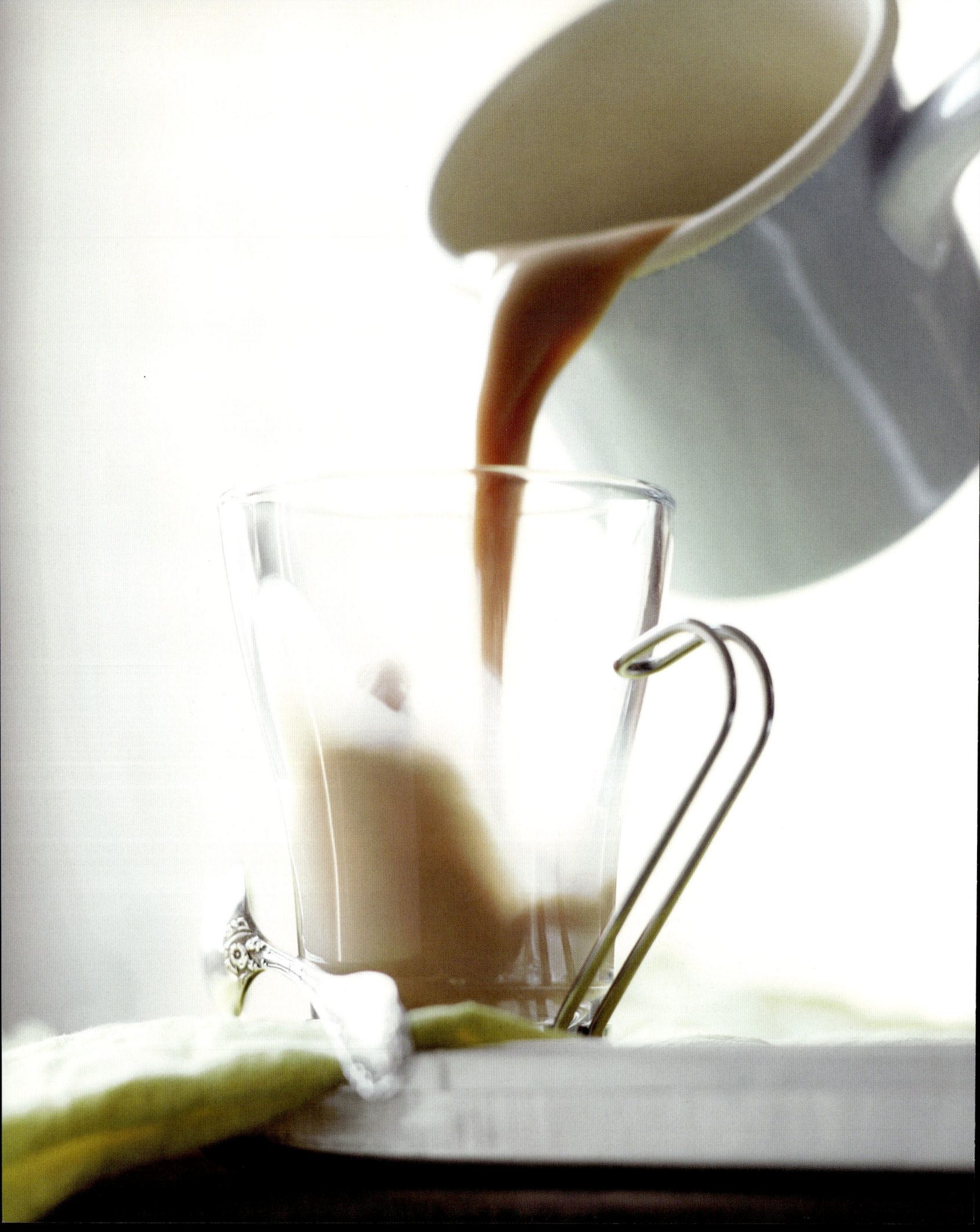

Chai mit Milch und Honig

Zutaten für etwa 800 ml
Zubereitungszeit ca. 10 Minuten plus
20 Minuten Ziehzeit

1 Zimtstange
10 Gewürznelken
10 Kardamomkapseln
1 EL Anissamen
1 EL gemahlener Ingwer
1 EL Zucker
1 EL Honig
2 EL Assam-Teeblätter (oder Ostfriesentee-
Mischung)
etwa 200 ml Milch

1 Alle **Gewürze,** den **Zucker** und den **Honig** mit
600 ml Wasser aufkochen und 15 Minuten ziehen
lassen. Dann noch einmal aufkochen, **Teeblätter**
einrühren und alles zusammen weitere 5 Minuten
ziehen lassen. Durch ein Sieb zurück in den Topf
gießen. Mit der **Milch** erhitzen, aber nicht wieder
kochen. **2** Sehr heiß servieren und nach Bedarf
mit **Zucker** nachsüßen und/oder **Milch** zugießen.

Eine Portion hat ca. 63 kcal (266 kJ).* Die Gewürze versorgen den
Körper zusätzlich mit Antioxidantien und Spurenelementen.
*Für 4 Personen/Gläser (à 200 ml) berechnet.

Mango-Lassi

Zutaten für etwa 700 ml
Zubereitungszeit ca. 5 Minuten plus Abkühlzeit

250 ml Milch
250 g Joghurt
200 g Mangopüree (aus der Dose)
1 gute Msp. gemahlener Kardamom und
etwas zum Abschmecken
1 TL Honig

H. G. *„Schön cremig – funktioniert auch als leichte Zwischenmahlzeit.“*

I. F. *„Wichtig, denn auch flüssige Speisen haben Kalorien!“*

1 Alle **Zutaten** im Mixer gut mischen. Anschließend nach persönlichem Geschmack noch einmal mit **Kardamom** und **Honig** abschmecken. Im Kühlschrank gut durchkühlen lassen.

Eine Portion hat ca. 156 kcal (653 kJ).* Sehr erfrischend und schnell gemacht.   *Für 3 Personen/Gläser (à ca. 230 ml) berechnet.

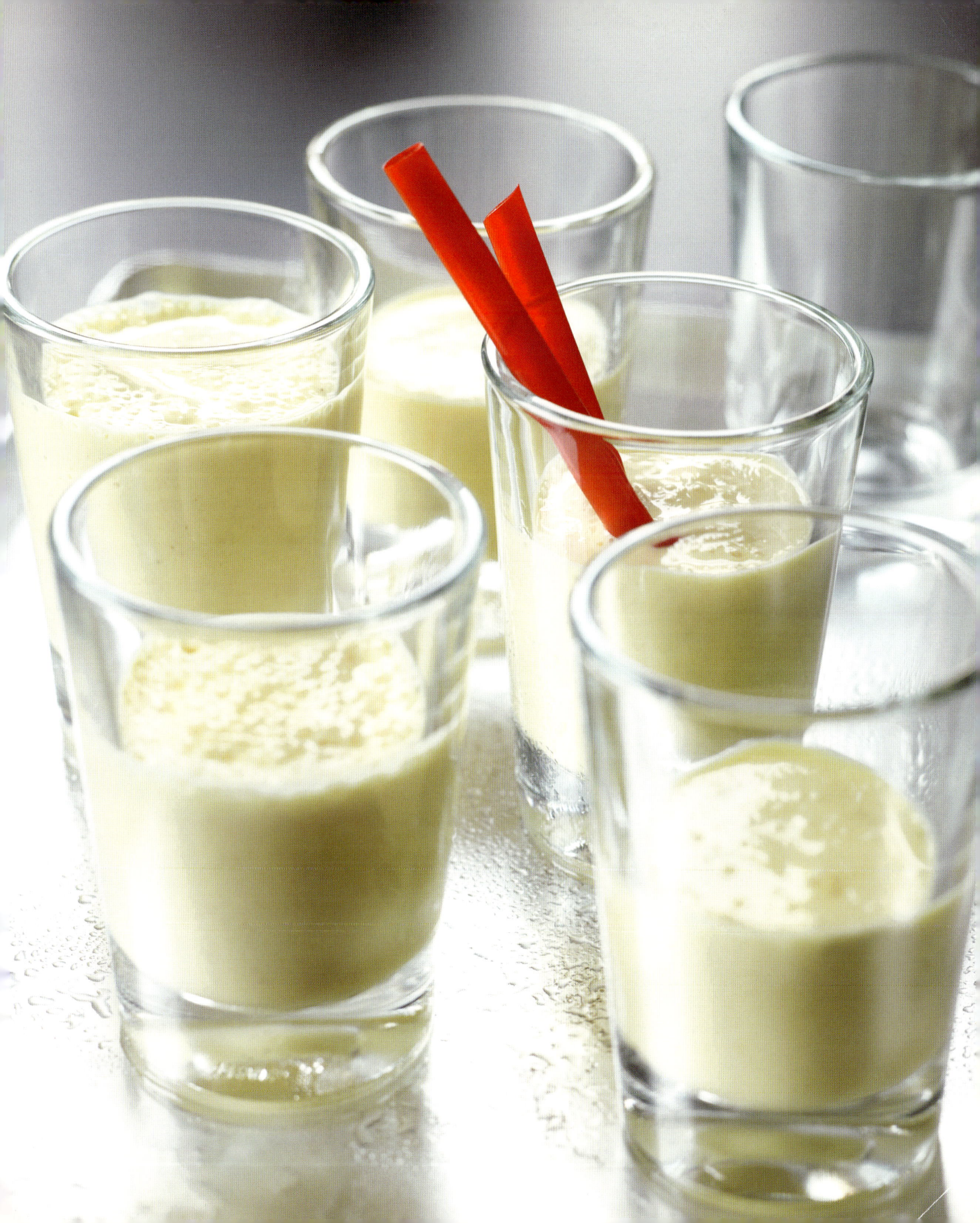

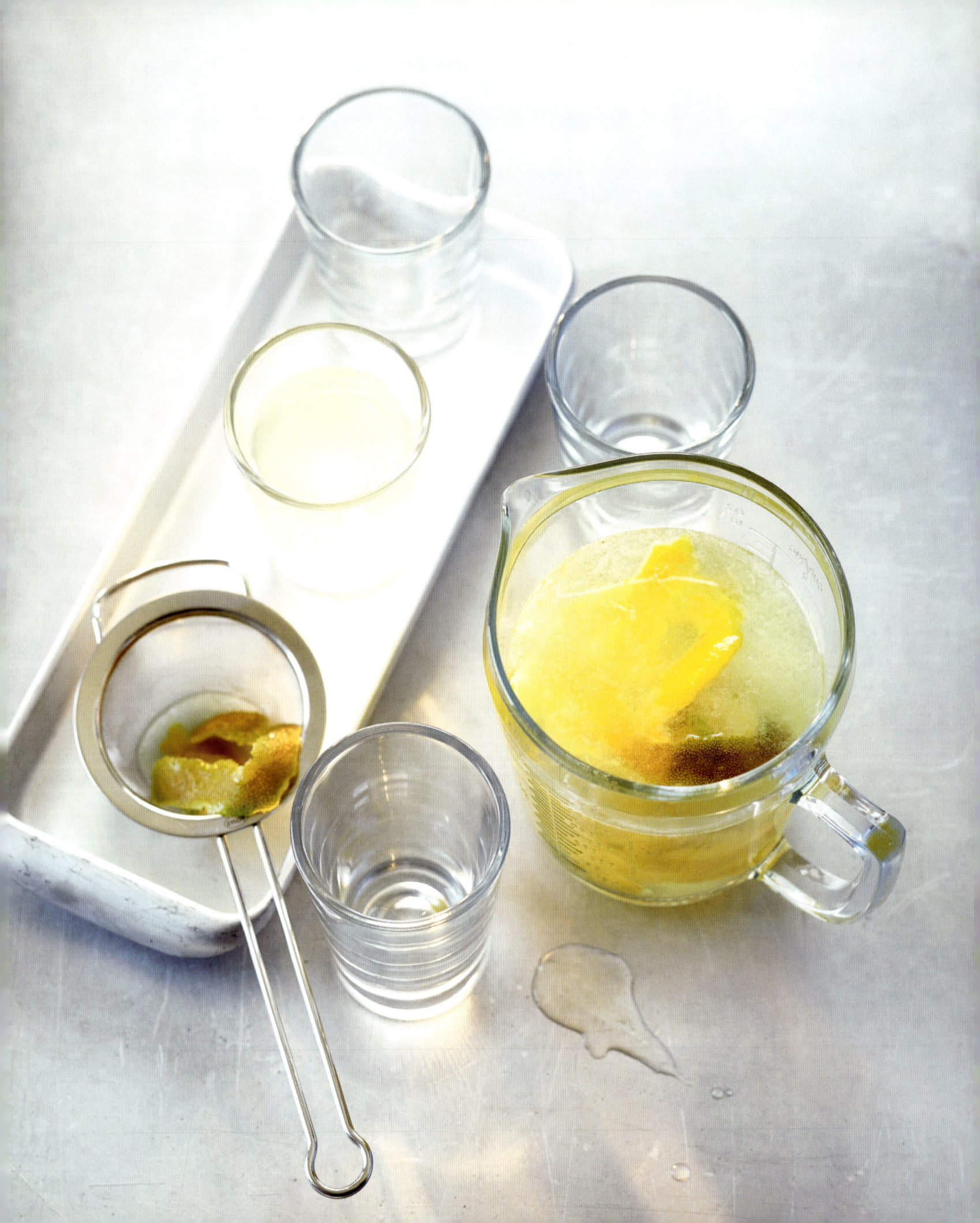

Zitronenlimonade

Zutaten für etwa 1,5 l
Zubereitungszeit ca. 5 Minuten plus
10 Minuten Kochzeit plus 12 Stunden
15 Minuten Ziehzeit

4 Biozitronen
3 Biolimetten
200 g Zucker

1 **Zitronen** und **Limetten** mit einem Sparschäler so dünn schälen, dass lediglich die gelbe Haut der Zitronen beziehungsweise die grüne Haut der Limetten als Schale übrig bleibt. **2** Den **Zucker** mit 250 ml Wasser 5 Minuten zu einem dünnen Sirup kochen, dann die Herdplatte abschalten, die Zitrusschalen hinzufügen und etwa 15 Minuten ziehen lassen. **3** Zitronen und Limetten auspressen. 1,25 l Wasser zum Kochen bringen. Saft und kochendes Wasser zu dem Sirup geben. **4** Alles abgedeckt mindestens 12 Stunden ziehen und dabei abkühlen lassen. **5** Die Limonade von den Schalen abgießen, in Flaschen abfüllen und in den Kühlschrank stellen.

Eine Portion hat ca. 152 kcal (636 kJ).* Eisgekühlt eine tolle Erfrischung, die vor allem eines zeigt: wie wenig natürlichen Geschmack Fertiglimonaden eigentlich bieten.   * Für 6 Personen/Gläser (à 250 ml) berechnet.

LEICHTE TO-GO-REZEPTE FÜR DIE MITTAGSPAUSE

Die gute Nachricht vorab: Es muss nicht immer groß vorgekocht werden, denn mittlerweile gibt es – zumindest in kleinen bis größeren Städten – schon eine ordentliche Auswahl an leichten, aber dennoch sättigenden und gesunden To-go-Gerichten an jeder Ecke. Sind bei Ihnen in der Nähe allerdings keine entsprechenden Lokalitäten vorzufinden, haben wir hier eine kleine Rezeptauswahl an schnell zuzubereitenden Gerichten, die man auch am nächsten Tag noch gut mit zur Arbeit nehmen kann.

Salat von weißen Bohnen Dieses türkische Rezept lässt sich wunderbar vorbereiten und mehrere Tage aufbewahren. Gut dazu passt frisch aufgebackenes Fladenbrot oder als gesündere Variante ein frisches Vollkornbrot.

Avocadosalat Avocados stecken voller gesunder Fettsäuren und sättigen prima. Die Mandarinen sorgen für Erfrischung und eine gute Portion wertvoller Vitamine.

Ceviche auf peruanische Art Dieses Fischgericht können Sie entweder pur genießen oder mit Vollwertbrot verzehren. Die hohe Menge an natürlichen ätherischen Ölen aus Knoblauch, Ingwer und Zwiebeln ist ein Stoffwechselturbo und stärkt ganz nebenbei Ihre Abwehrkräfte.

Indische Eier Dem Stoffwechsel einheizen: Chili, Curry (Masala und Kurkuma) bringen ihn auf Hochtouren. Die verwendete Kokosmilch verleiht dem Rezept zudem eine exotische Note.

Obstsalat Durch eine Variation an frischen Beeren und anderen Obstsorten gibt es vor allem im Sommer keine vitalstoffreichere Mahlzeit als Obstsalat. Je bunter, desto besser!

Datteln in Gewürzkaffee Eine tolle Alternative zum normalen Milchkaffee – die Datteln peppen den Kaffee geschmacklich auf und liefern wichtige Mineralien wie Kalium, Eisen und Zink.

Winterlicher Bulgursalat Bulgur liefert eine große Menge an hochwertigen Kohlenhydraten, die Walnüsse gesunde Fette, der Granatapfel eine Portion Vitamin C und die Kräuter Vitalstoffe für die zweite Tageshälfte.

Matjeshäckerle Matjessaison ist von Mai bis Juni, dann können Sie den sahnefarbenen, silbern schimmernden, gesunden Hering frisch genießen. Wer auch danach nicht auf Matjes verzichten möchte, kann ihn allerdings auch ganzjährig tiefgekühlt erwerben.

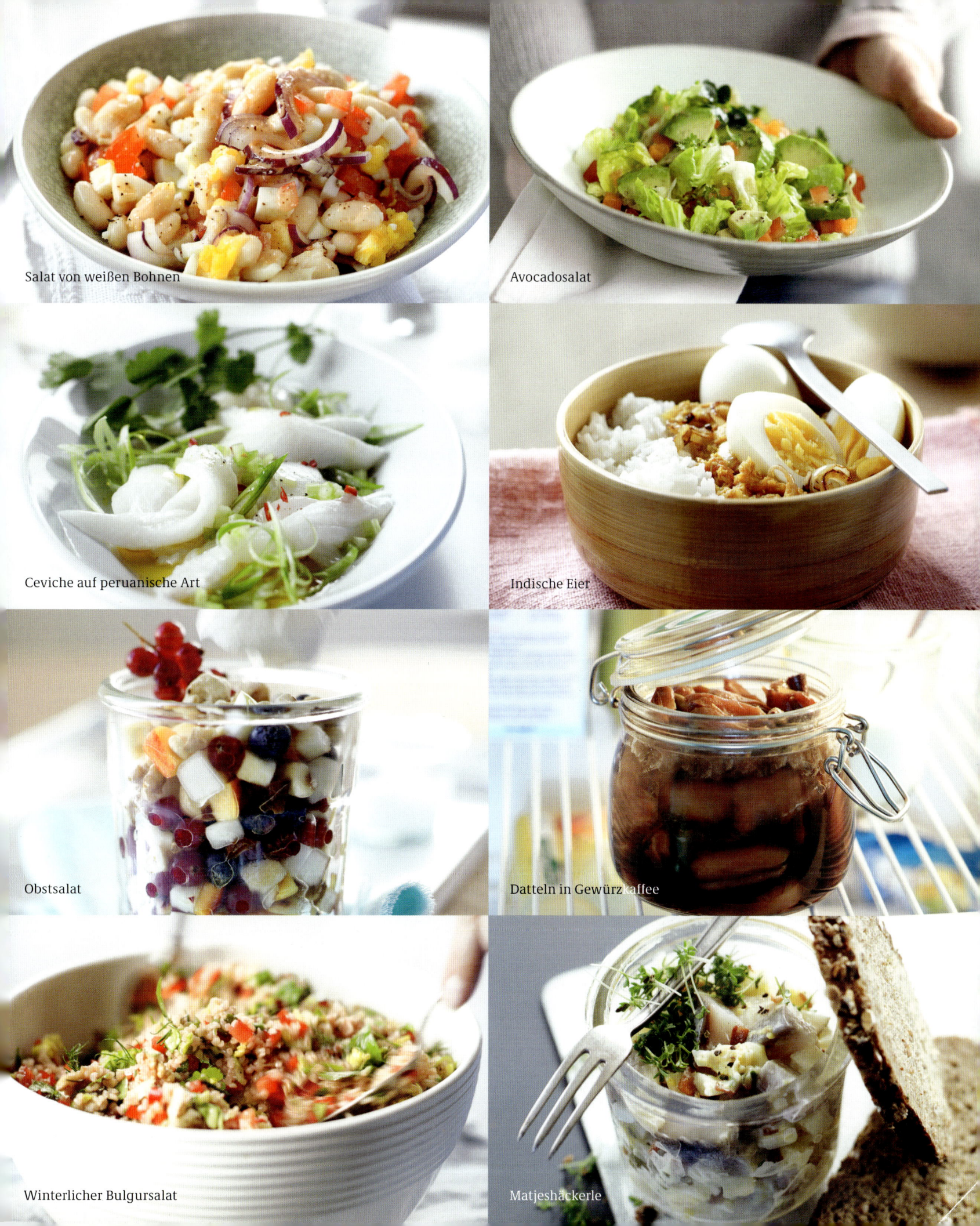

Salat von weißen Bohnen

Avocadosalat

Ceviche auf peruanische Art

Indische Eier

Obstsalat

Datteln in Gewürzkaffee

Winterlicher Bulgursalat

Matjeshäckerle

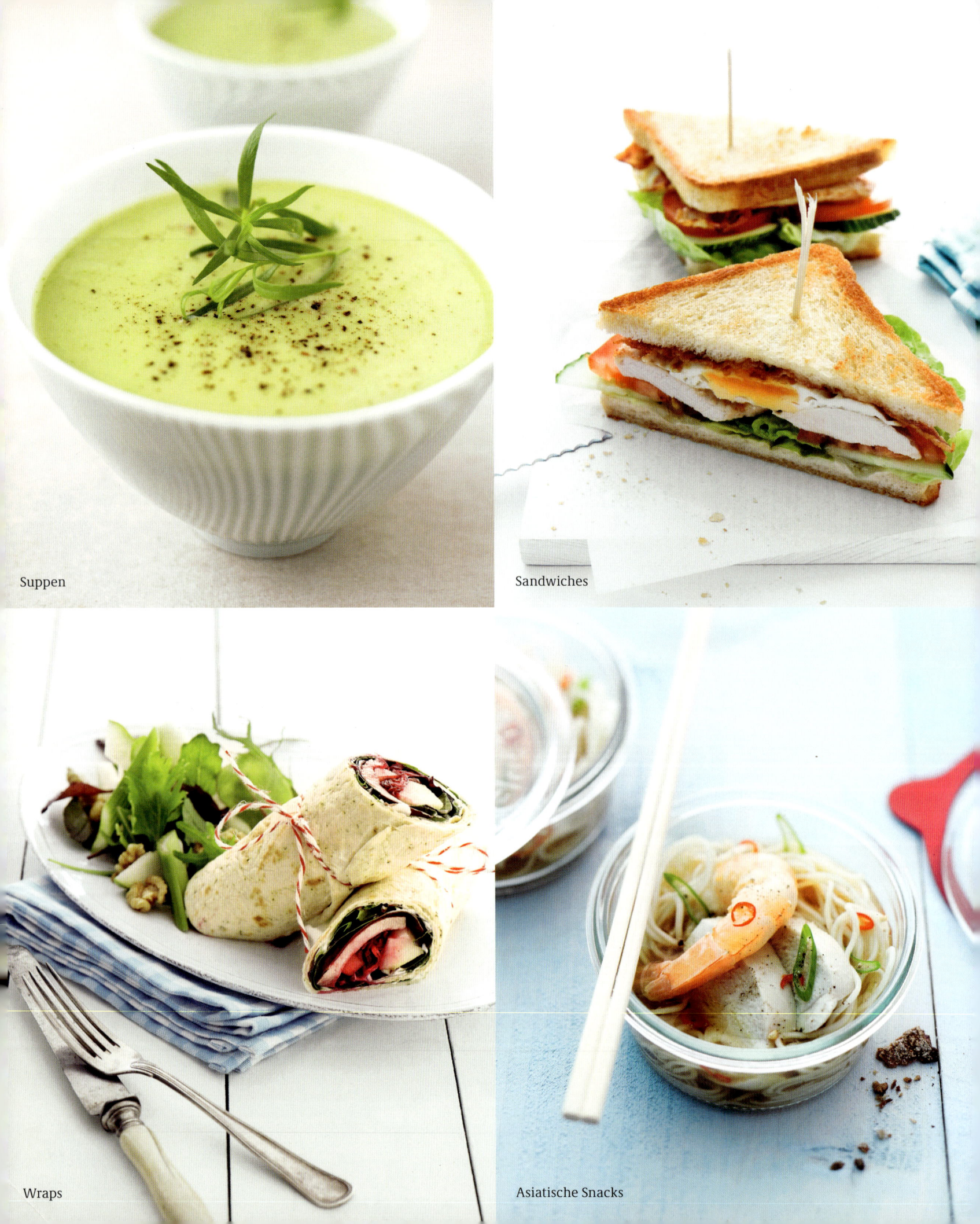

Suppen

Sandwiches

Wraps

Asiatische Snacks

IDEEN UND TIPPS FÜR UNTERWEGS

Gerade unterwegs an der Autobahnraststätte oder am Flughafen ist das Angebot an Junkfood und klebrigen Süßspeisen riesengroß und lädt uns mit auffälliger Leuchtschrift mehr oder auch weniger verlockend ein. Doch der schnelle Snack zwischendurch muss nicht immer ungesund sein! Heutzutage ist auch das Angebot an gesunden und noch dazu leckeren Snacks groß – es gilt nur, sich die richtigen auszusuchen. Den Heißhunger zwischendurch kann man so ganz leicht überlisten.

Salate Frisch und vitaminreich! Vermeiden Sie allerdings fette Fertigsaucen wie French- oder Cocktaildressing. Hochwertige Öl- und Essigsorten sind die gesünderen Alternativen. Salate am besten immer in Bioqualität kaufen.

Suppen Der kleine Magenwärmer ist eine super Möglichkeit für die gesunde Mahlzeit zwischendurch. Verzichten Sie allerdings auf fettige Wurst oder Fleischeinlagen.

Sandwiches Sandwiches gibt es mittlerweile auch an vielen Autobahnraststatten oder Bahnhöfen zum Mitnehmen. Je mehr frisches Gemüse als Beilage hinzukommt, desto vitaminreicher wird Ihr Zwischensnack. Stellen Sie ihn sich am besten selbst zusammen.

Wraps Die lecker gefüllten Teigtaschen gibt es mittlerweile in sämtlichen Variationen bei fast jedem Bäcker. Als Füllung ist für jeden Geschmack etwas dabei – egal, ob Fisch, Fleisch oder rein vegetarisch und mit einer Vielzahl verschiedener Saucen und Salateinlagen.

Eingelegtes Die gute Antipasti ist ein wahrer Gaumenschmaus. Lassen Sie in Öl Eingelegtes allerdings gut abtropfen oder spülen Sie es unter Wasser ab.

Sushi Die kleinen Fischhäppchen sind zu Recht so beliebt: Sie sind extrem kalorienarm, lecker und gesund. Reis sättigt nachhaltig und Fisch liefert gesunde Omega-3-Fettsäuren, wichtiges Eiweiß und wertvolle Mineralstoffe.

Asiatische Snacks Snacken Sie doch häufiger beim Asiaten! Die Kost ist zumeist schonend zubereitet, fett- und kohlenhydratarm und somit eine super Alternative für die Abnehmküche.

Panini Superlecker und im Gegensatz zum Sandwich auch in der warmen Variante erhältlich. Auf fettige Saucen aber bitte verzichten.

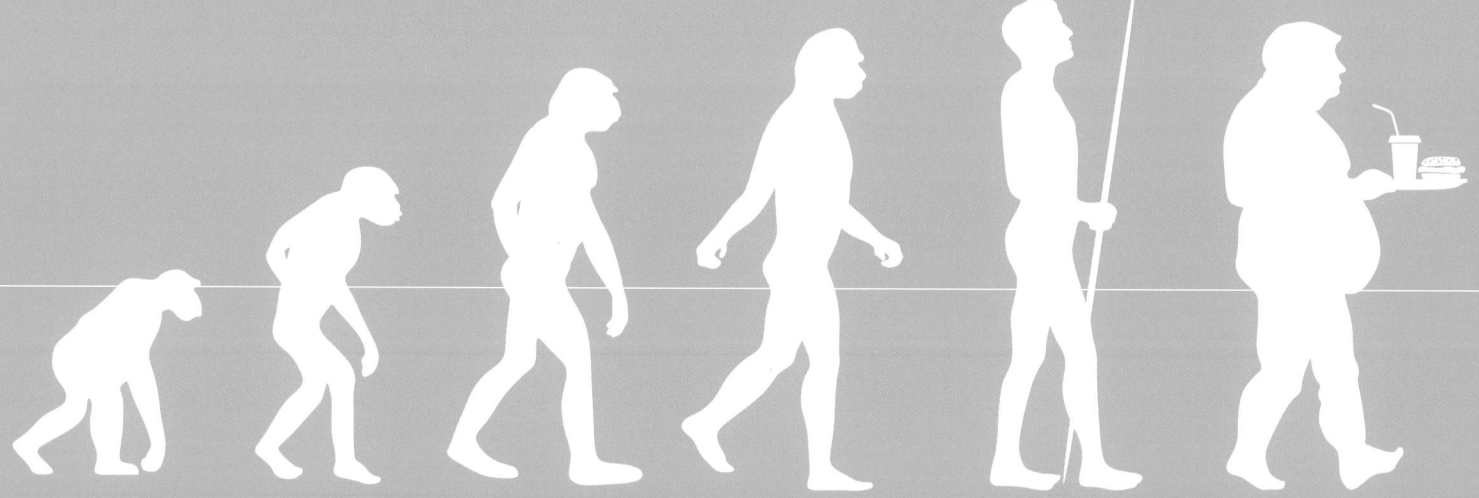

ERNÄHRUNG VERSTEHEN:
die Bausteine unseres Essens

DIE BAUSTEINE EINER GUTEN GESUNDHEIT

Was man über Ernährung und Bewegung einmal gelesen haben sollte.

Wir werden heutzutage mit Informationen über unsere Ernährung und Fitness regelrecht überschüttet. Nicht selten sind diese Informationen widersprüchlich, was nicht zuletzt daran liegt, dass es weltweit täglich neue Studien mit immer neuen Ergebnissen zu allen denkbaren Themen gibt. Längst nicht jede Studie ist dabei wissenschaftlich so gut abgesichert, dass es sich lohnt, sie zu beachten.

In den folgenden kurzen Abhandlungen erfahren Sie das Wichtigste über die notwendigen Bausteine des Lebens. Sicherlich werden Sie sich nicht im Detail alles merken können, was aber auch gar nicht notwendig ist. Aber Sie werden merken, dass es sich lohnt, dieses komprimierte Wissen von Zeit zu Zeit einfach noch mal aufzufrischen, damit die Zusammenhänge zum Beispiel zwischen Nahrungsmitteln, Bewegung und Ihrer Gesundheit präsent bleiben. Das wird Ihnen helfen, nicht nur Fitnessübungen, sondern auch das eine oder andere Nahrungsmittel wieder bewusst in Ihren Tagesplan zu integrieren.

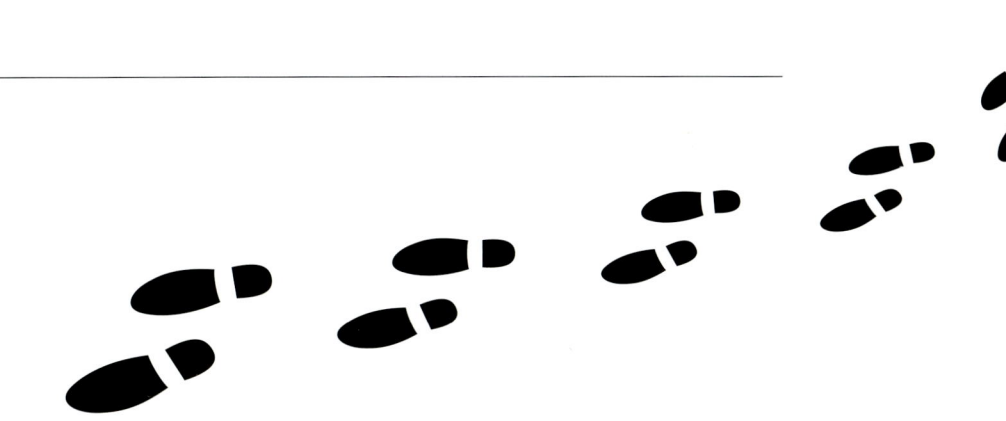

Warum unser Gehirn Bewegung braucht

Wir wissen doch alle, dass wir uns viel besser fühlen, wenn wir uns bewegen. Warum ist das so? Sicher nehmen Sie berechtigterweise an, dass wir Stress abbauen, die Muskelspannung sich reduziert oder die Ausschüttung von Glückshormonen uns einfach positiv stimmt. Der eigentliche Grund aber ist ein anderer, warum wir uns gut fühlen, wenn wir das Herz-Kreislauf-System so richtig in Schwung bringen: Das Gehirn wird durch die körperliche Aktivität richtig glücklich und zufrieden und vor allem funktioniert es dann am besten. Das kennen Sie doch sicher auch von sich: Wenn Sie müde vor dem Computer sitzen, helfen irgendwann auch Gummibärchen nicht mehr. Dann hilft nur Bewegung! Raus aus dem Stuhl, einige Bewegungen ausgeführt – sei es nur ein kurzer Gang ins Nachbarbüro oder ein paar Kniebeugen – und alles ist plötzlich anders. Und warum? Weil das Gehirn einfach wieder besser durchblutet ist, Sauerstoff und Nährstoffe bekommt und vor allem wieder angeregt und aktiviert wird. Das ist genau das, was das Gehirn zufriedenstellt. Und die Folge: Wir fühlen uns direkt besser und die Leistungsfähigkeit steigt auch. So ein kurzer Spaziergang erhöht die Gehirndurchblutung sofort um fast 30 Prozent im Vergleich zum unbeweglichen Sitzen. Das tut dem Gehirn gut. Und wenn wir über geistige Fitness reden, ist körperliche Aktivität der Schlüssel zum Erfolg, weil Bewegung frisch und schlau macht!

Kinder werden mit einem noch nicht ausgereiften Gehirn geboren. In den ersten sechs Jahren differenziert es sich zunehmend aus und gewinnt an Kontur. Und vor allem bilden sich die vielen so wichtigen Verbindungen der Gehirnzellen untereinander. Im weiteren Verlauf der Kindheit wird das System des Gehirns immer exakter. Wenn Sie Ihre Kinder dabei aber einmal beobachten, wieso das passiert, dann gibt es darauf nur eine Antwort: Sie bewegen sich und explorieren ihre Umwelt. Sie lernen, indem sie alles probieren. Bewegung ist der Motor der kindlichen Gehirnentwicklung. Sie fangen an zu gehen, stolpern, klettern, hängen, krabbeln, rollen usw. All das ist ganz wichtig für die Entwicklung des Kindes. Gemeint ist aber: für die Entwicklung des Gehirns. Denn: Was Hänschen nicht lernt, das lernt Hans nimmermehr! Ein ganz alter Spruch, aber mit ganz viel Wahrheit. Wenn wir also über unsere geistige Fitness nachdenken, dann sollten wir es nicht bei Sudokus und Kreuzworträtseln belassen. Bewegung und Sport sind die wichtigsten Stimuli für ein lebenslang intaktes Gehirn.

Gerade die Forschungen des bekannten Sportmediziners Wildor Hollmann konnten ganz eindrucksvoll zeigen, dass bei regelmäßiger Bewegung und Sport selbst im hohen Alter noch neue Gehirnzellen aus Stammzellen entstehen und wachsen. Die Wissenschaft spricht in diesem Zusammenhang von Neurogenese, also von dem Entstehen junger und frischer Neurozellen. Die Forschungen zeigen sogar auch, dass neue Neurozellen, die durch Sport und Bewegung entstanden sind, viel besser in der Lage sind, Neues zu lernen. Das sollte nicht nur im Sportunterricht in der Schule mal beachtet werden, sondern könnte angesichts der zunehmenden Diskussion über Demenz und Alzheimer einen echten Ausweg darstellen. Aber da hätte die Pharmaindustrie sicher etwas dagegen.

Bewegung ist aber nicht nur für die Entstehung neuer Gehirnzellen wichtig, sondern dient vor allem auch der Vereinfachung der Zellen untereinander. Sogenannte synaptische Verbindungen, also neue Kommunikationswege zwischen den Milliarden von Nervenzellen, entstehen und durch diese neuen Verbindungen wurde wieder Neues gelernt und gespeichert. Lernen lässt also auch hier das Gehirn wachsen. Zusätzlich werden die Wachstumsdünger des Gehirns, die Neurotransmitter wie der BDNF (Brain Derived Neurothrophic Factor), verstärkt aktiviert. Wenn die Herzfrequenz sich durch Sport zum Beispiel erhöht, werden diese Wachstumsfaktoren verstärkt freigesetzt und fördern das Wachstum des Gehirns ein Leben lang.

Auch der insulinähnliche Wachstumsfaktor IGF-1, ein Faktor, der nur freigesetzt wird, wenn Muskeln aktiv sind, stimuliert das Gehirn in seiner Aktivität und fördert somit die geistige Fitness. Geistige Fitness kann also wiederum durch Sport und körperliche Aktivität verbessert werden, weil:

- die Wachsamkeit des Gehirns verbessert wird und wir positiv gestimmt sind und die Motivation deutlich ansteigt, aktiv zu bleiben,
- dadurch neue Nervenzellen aus Stammzellen entstehen und
- damit Neurozellen angeregt werden, sich untereinander zu verbinden und zu vernetzen, was die Basis für neues Lernen ist.

Das schafft kein Sudoku – nur Bewegung kann die geistige Fitness langfristig erhalten. Denn wer ein sich bewegendes, mobiles Lebewesen ist, braucht ein Gehirn, so das Credo des weltbekannten Neurophysiologen Rodolfo R. Llinás aus New

York – recht hat er! Und damit bekommen alle neurodegenerativen Erkrankungen des Gehirns, wie Alzheimer und Demenz, einen echten Gegner, der kaum zu überwinden ist, wie viele Studien zeigen. Denn Sport beugt diesen Erkrankungen vor wie ein Wundermittel und sorgt auch dafür, dass depressive Verstimmungen erst gar nicht aufkommen. Das Gehirn mag dabei nicht nur gleichförmige Bewegungsaktivitäten wie Laufen oder Walking. Es sucht auch die kreativen Herausforderungen. Deshalb sind gerade auch Sportarten, die eine Ausdauerkomponente und ständig neue Herausforderungen kombinieren, ein ideales Trainingslager für die geistige Fitness. Probieren Sie also Neues aus. Alles, was schwieriger ist als Gehen, ist ein natürlicher Trainingsreiz für das Gehirn. Studien zeigen, dass gerade ein unregelmäßiger Rhythmus der Bewegung die Entwicklungsfähigkeit des Gehirns stark stimuliert. Viele Sportspiele sind deswegen eine sprudelnde Quelle für die geistige Fitness.

Keine Angst vor Peinlichkeiten dabei. Zu Beginn ist man immer etwas unbeholfen, aber wenn erst einmal die neuen Schaltkreise gelegt sind und in Gang kommen, wird es schnell besser. Erst mit häufiger Wiederholung sorgen Sie dann dafür, dass sich eine dickere Myokin-Schicht um die neue Nervenfaser legt, was zu einer verbesserten Weiterleitung und Geschwindigkeit der

Nervensignale führt. Geben Sie also niemals zu früh auf – Ihr Gehirn wird das Ganze schon schaukeln.

FÜR IHRE GEISTIGE FITNESS GIBT ES FOLGENDE EINFACHE TIPPS:

- Machen Sie so oft wie möglich aerobes Ausdauertraining und fördern Sie damit das Nervenzellenwachstum.
- Wagen Sie sich an neue Herausforderungen und versuchen Sie alles, was Ihnen Spaß machen könnte.
- Lassen Sie sich Zeit beim Lernen, denn Nervenzellen und Nervenverbindungen wachsen nicht von heute auf morgen.
- Und vor allem: Betreiben Sie die körperliche Aktivität, um ein Leben lang ein aktives Gehirn zu erhalten. Was Sie tun, ist dabei ganz egal – nur es sollte keine monotone Gleichförmigkeit sein. Langeweile mag das Gehirn gar nicht!
- Wenn Sie es dann noch mit den wichtigsten Wachstumsnährstoffen, den Proteinen und Fetten versorgen, dann steht einem „frischen" Gehirn nichts mehr im Weg.

> **I. F.** „*Drei- bis viermal wöchentlich am besten 45 bis 90 Minuten Ausdauertraining: Das ist das Optimum.*"

Ausdauertraining:

So fördern Sie Ihre Fettverbrennung

Akademisch gesprochen ist die Ausdauer die Widerstandsfähigkeit des menschlichen Organismus gegen Ermüdung sowie die schnelle Erholung und Regeneration nach einer Belastung. Das heißt, je besser die Ausdauer ist, umso länger können Sie bestimmte Belastungen durchhalten und umso schneller sind Sie wieder frisch. Beeinflusst wird die Ausdauerleistung von Stoffwechselprozessen wie zum Beispiel vom Energie-, Wasser- und Elektrolythaushalt des Körpers. Eine gute Ausdauer ist die Grundlage für die allgemeine Fitness und die Gesundheit und die Voraussetzung, um gut durch den Alltag mit seinen vielen Belastungen zu kommen. Denn je besser die Ausdauer, umso leichter fallen uns alle Arbeiten. Ein Ausdauertraining verbessert aber nicht nur die Fitness des Herz-Kreislauf-Systems, sondern beugt gleichzeitig auch vielen gesundheitlichen Problemen vor. Die wesentlichen Ziele einer Verbesserung der Ausdauer sind:

- Stärkung des Immunsystems
- Verbesserung der Durchblutung im Gewebe
- Ökonomisierung der Herzarbeit durch eine Reduktion der Herzfrequenz und Stärkung der Herzarbeit und des Herzmuskels
- Reduktion des peripheren Widerstands der Blutgefäße und damit Senkung des Blutdrucks
- Optimierung des Stoffwechsels durch eine Erhöhung der Anzahl der Enzyme, der roten Blutkörperchen, des Anteil der Fettverbrennung aus dem gesamten Energieverbrauch
- Förderung der Energiespeicher durch deren Vergrößerung in den Muskeln
- Erhöhung der Stressresistenz und Abbau von Stresshormonen
- Zentralnervöse Beruhigung
- Förderung der Sauerstoffversorgung in den Zellen

Primäres Ziel einer Optimierung der Ausdauerleistungsfähigkeit ist die Verbesserung der allgemeinen Grundlagenausdauer, bei der die Energiebereitstellung weitgehend unter Sauerstoffverbrauch gewährleistet wird. Das nennen wir die allgemeine, aerobe Ausdauer, also im Wesentlichen meint es laufen, ohne zu schnaufen. Diese aerobe Grundlagenausdauer ist die Basis der gesamten Belastungsfähigkeit des Menschen, insbesondere auch für die allgemeine Fitness.

Der menschliche Körper funktioniert ähnlich wie der Motor unseres Autos. Auch er benötigt Treibstoff (ATP = Adenosintriphosphat), um Leistung erbringen zu können. Darum besitzt der Organismus aber nicht nur eine Batterie wie ein Auto, sondern der Körper kann auf zwei Energiequellen zurückgreifen. Und zwar auf Kohlenhydrate und Fette. Die gespeicherte Kohlenhydratenergie hält bei normaler Ausdauerbelastung etwa 90 bis 120 Minuten, während der Fettspeicher nahezu unerschöpflich ist. In meinem Körper sind zum Beispiel etwa 80.000 bis 100.000 Kalorien Energie in Fettspeichern angelegt.

Beginnen Sie nun mit Ihrem Ausdauertraining, greift der Organismus auf beide Hauptquellen zurück. Zu Beginn ist der Anteil der verbrauchten Kohlenhydrate jedoch mit 70:30 bei einem normalen Freizeitsportler höher als der Anteil der Fette. Das liegt daran, dass die Umwandlung von Fetten in Energie aufwendiger ist und länger dauert. Fette sind aber immer von Anfang an dabei. Mit zunehmender Dauer der Ausdauerbelastung verschiebt sich das Verhältnis jedoch zugunsten der Fette. Je besser Sie trainiert sind, umso früher und schneller werden die Fette als Hauptquelle der Ausdauerbelastung herangezogen und der kleine Kohlenhydratspeicher wird geschont. Das funktioniert so lange gut, wie der Körper ausreichend Sauerstoff zur Verfügung hat. Denn Fette verbrennen nur im Fegefeuer des Sauerstoffs – also wenn Sie laufen, ohne zu schnaufen, und sich im aeroben Modus aufhalten. Und genau das ist auch das Ziel des allgemeinen aeroben Trainings – eine Belastung auf sauerstoffreichem Niveau, um die Fettverbrennung zu optimieren und somit sämtliche Prozesse des Stoffwechsels dahingehend zu entwickeln. Dabei kann es oft gar nicht langsam genug sein. Achten Sie immer darauf, dass Ihrem Organismus genügend Sauerstoff zur Verfügung steht. 80 bis 90 Prozent Ihres Ausdauertrainings sollten Sie in diesem Modus absolvieren. Die restlichen 10 bis 20 Prozent Ihres Trainings können auch mal etwas intensiver sein. Dann reduziert sich der Fettanteil zugunsten des Kohlenhydratanteils an der Energie.

Es kommt auch gar nicht darauf an, welche Sportart Sie ausüben, um Ihre Ausdauer zu verbessern. Ob Sie Walking, Nordic Walking, Schwimmen, Jogging, Radfahren, Mountainbiking, Skilanglauf oder aber strammes Spazierengehen bevorzugen, ist dem menschlichen Organismus völlig egal. Wichtig ist nur, dass Sie die Bewegung über eine längere Zeitdauer ununterbrochen ausführen. Mindestens 30, besser 45 Minuten nicht unterbrochene Aktivität sollten es sein, um die Ausdauerfitness nachhaltig zu verbessern. Und das am besten drei- bis viermal pro Woche. Je länger Sie pro Trainingseinheit aktiv sind, umso besser ist es, denn gerade für ein Training des Fettstoffwechsels sind Zeiten von mehr als 90 Minuten am effektivsten, wenn nämlich der Kohlenhydratspeicher langsam erschöpft ist.

Das Tempo ist dabei eher nachrangig. Wichtig ist nur, dass Sie es nicht zu schnell angehen lassen und immer genügend Sauerstoff in den Muskeln zur Verfügung haben. Das können Sie sehr gut über die Atmung steuern. Dementsprechend gibt es auch (leider) keinen optimalen Fettverbrennungspuls, sondern nur einen Pulsbereich, in dem das

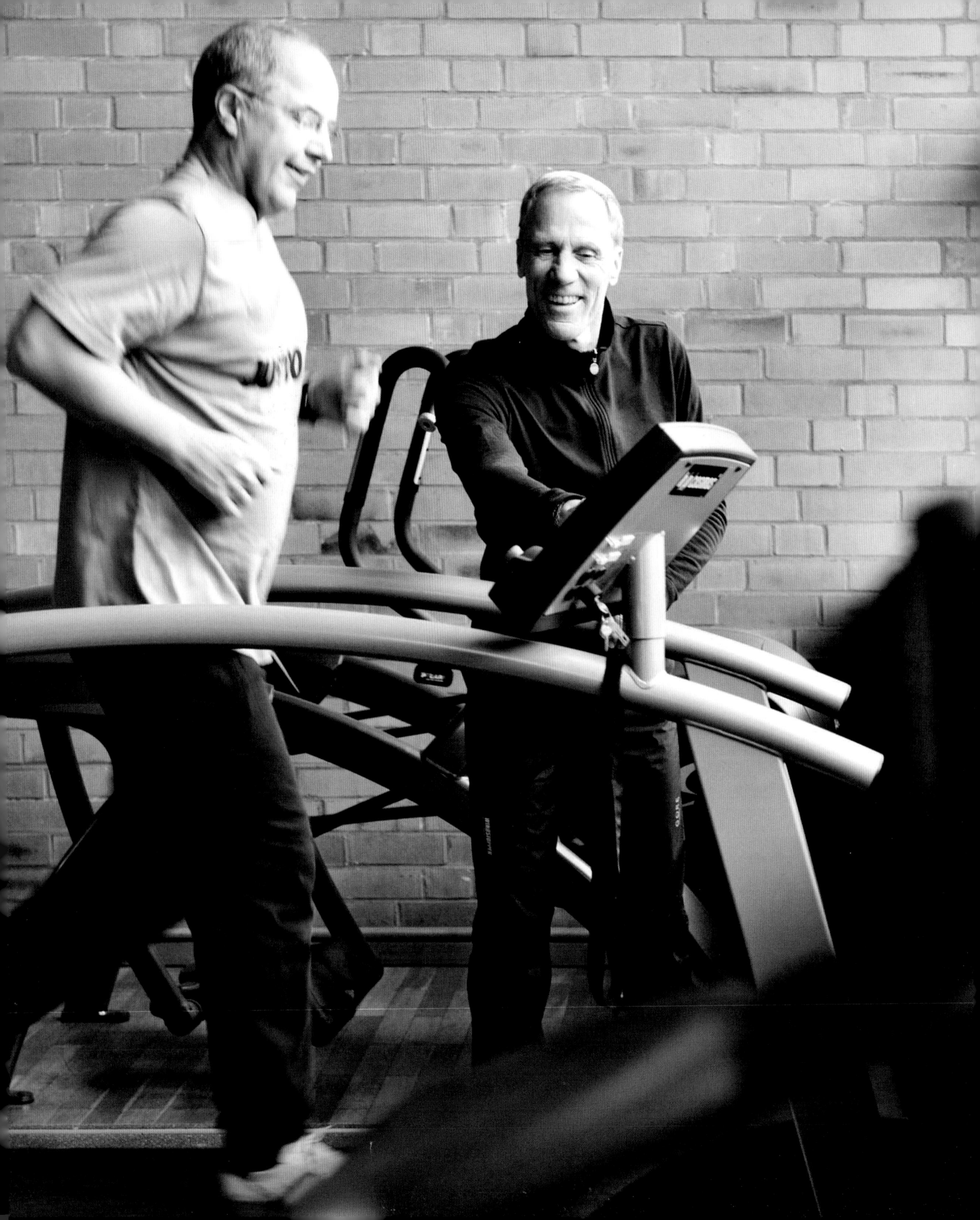

I. F. „*Wichtig, lieber Herr Gote, ist zu laufen, ohne zu schnaufen ...*"

H. G. „*Lieber Herr Froböse, hoffentlich schnaufen Sie nicht nach dem grandiosen Nachtisch, den ich für uns vorbereitet habe.*"

H. G. *„Ich soll 33 Stunden laufen, um 1 Kilo abzunehmen?"*

I. F. *„Bei Ihrem Trainingsstatus wird es bereits deutlich schneller gehen. Aber steter Tropfen hölt Stein und Hüften, Herr Gote."*

Training der Grundlagenausdauer stattfinden kann. Das ist immer höchst individuell. Wollen Sie dennoch mit Pulsfrequenzsteuerung trainieren, dann gibt es dazu unterschiedliche Formeln zur Berechnung des Pulswerts.

UNSERE EMPFEHLUNG FÜR ANFÄNGER IST GANZ EINFACH:
180 – Lebensalter = Pulsfrequenz, die als Obergrenze für ein Training der Grundlagenausdauer angesehen werden darf

Diese Grenze sollte nicht überschritten werden. Erst bei Fortgeschrittenen empfiehlt sich eine differenzierte Leistungsdiagnostik, um eine exakte Definition der optimalen Trainingspulsfrequenz zu garantieren.

Pro Minute Ausdauerbelastung werden durchschnittlich 0,5 Gramm Fett abgebaut. Demnach sind bei untrainierten Personen etwa 33 Stunden Aktivzeit notwendig, um 1 Kilo Fett zu verbrennen. An diesem Beispiel wird recht schön deutlich, dass es allein mit Sport sehr mühsam ist, eine Gewichtsreduktion zu erreichen. Das

Schöne aber ist, dass Sie durch regelmäßiges Ausdauertraining Ihren Stoffwechsel so aktivieren, dass er mehr „Verbrennungsöfen", sogenannte Mitochondrien, in der Muskelzelle bekommt. Und die verbrennen auch dann mehr Energie, wenn Sie nichts tun. Das ist der eigentliche positive Effekt des Trainings für den Stoffwechsel. Denn es darf niemals nur darum gehen, während des Trainings möglichst viele Kalorien zu verbrennen. Das ist nämlich – wie beschrieben – gar nicht so viel. Wenn ich zum Beispiel eine Stunde laufe, verbrauche ich je nach Tempo zwischen 500 und 600 Kalorien – das ist auch schnell wieder an Energie aufgenommen. Im Training geht es also nur darum, den Körper so zu verändern, dass er zu einem fitten, leistungsfähigen Ausdauermotor wird, der rund um die Uhr mehr Energie verbraucht.

Und wenn Sie irgendwann gar keine Zeit für Training haben oder einen trainingsfreien Tag extra wollen, dann sammeln Sie einfach Ausdauer-Fitnesspunkte, indem Sie zwei- bis dreimal am Tag zehnminütige Aktivitätszeiten in Ihre Pausen oder auf Ihren Wegen einschieben. Auch diese kurze Belastung regt den Stoffwechsel intensiv an. Und so kommen Sie bei dreimal 10 Minuten auch auf 30 Minuten Belastungszeit. Das lohnt sich schon!

Beweglichkeit und Koordination:

Ein Leben lang beweglich bleiben

Wollen wir nicht alle beweglich bleiben und sein – und das am besten ein Leben lang? Und auch koordiniert, damit alles reibungslos läuft? Das ist gar nicht so einfach, wie wir mit zunehmendem Alter erfahren. Dabei ist es gar nicht so schwer, beweglich und koordiniert zu werden und es zu bleiben.

Beweglich sind wir dann, wenn wir alle Bewegungen mit möglichst großem Bewegungsausmaß und reibungslos ausführen können. Da sehe ich bei vielen ganz schöne Defizite. Oder erreichen Sie im Stand mit den Händen den Boden, können einen leichten Spagat machen oder mit den Zehen eine Zeitung falten? Letzteres klappt nämlich nur, wenn Sie nicht nur alle Gelenke optimal bewegen, sondern die dazugehörigen Muskeln fein abgestimmt und koordiniert bewegen können. Gerade kleine und feine Bewegungen sind darauf angewiesen, dass das Zusammenspiel von Nerven und Muskeln optimal funktioniert. Ist das der Fall und hemmen sich die Muskeln nicht gegenseitig in ihren Aktionen, sprechen wir von guter Koordination. Diese hat zwar noch viele andere Faktoren wie Bewegungsrhythmus, Bewegungsfluss etc., aber erkennen können wir sie schon bei kleinsten Bewegungen. Auf der anderen Seite sehe ich auch viele, gerade Männer, die sich beim Tanzen anstellen wie der Elefant im Porzellanladen oder die bei der Aerobic im Fitnessstudio jede Schrittfolge vermasseln. Eine abgestimmte Koordination sieht aber anders aus. Gerade Männer sind eben echte Grobmotoriker, was selbst auf dem Fußballplatz oft nicht zu übersehen ist. Frauen sind meist viel geschmeidiger und auch beweglicher. Sie haben aber auch – und das sage ich natürlich als Mann – die viel besseren Voraussetzungen, denn weniger Muskeln und ein weicheres Bindegewebe lassen einfach schönere Bewegungen zu.

Haben Sie schon einmal Katzen oder Hunde nach einer längeren Ruhezeit beobachtet? Sie dehnen, recken und strecken sich jedes Mal – intuitiv und völlig natürlich. Das sollten auch wir gerade nach längeren Ruhepausen machen. Denn dann ist alles eingerostet und läuft nicht rund. Entspannen und lockern Sie Ihre Muskeln, ziehen Sie diese in die Länge und schmieren Sie die Gelenke, indem Sie sie bewegen, und erhöhen Sie dadurch die Durchblutung und Versorgung. Viel Bewegung hilft also, Beweglichkeit und Koordination zu erhalten – und das ein Leben lang. Sie können aber natürlich ganz gezielt daran arbeiten und das verbessern. Dabei unterscheiden wir aktive und passive Methoden. Die aktive Methode ist gekennzeichnet durch eine aktive Arbeit der Muskeln. Sie kennen das sicher noch aus der Schule, wobei durch kleine, rhythmische Bewegungen das Bewegungsausmaß des Gelenks langsam und vorsichtig vergrößert wird. Man kann es richtig spüren, wie man immer weiter kommt. Wichtig ist dabei, dass die Übungen langsam ausgeführt werden, damit die Muskeln nicht aktiv dagegenhalten. **Tipp:** *15 bis 20 Dehnreize müssen es schon sein!*

Die passive Methode, insbesondere die sogenannte passiv-statische Methode, ist unter dem Begriff „Stretching" bekannt. Dabei verbleibt man recht lange in einer bestimmten Dehnposition (circa 5 bis 6 Sekunden) und zieht dann noch ein wenig nach. Diese Position hält man 20 bis 60 Sekunden, dabei versucht man vorsichtig immer mal, die Amplitude der Bewegung zu vergrößern. Es gibt noch unzählige Differenzierungen und Varianten, die jedoch irgendwie alle große Ähnlichkeiten aufweisen. Wichtig ist dabei immer, dass Sie die Dehnübungen ganz bewusst, langsam und kontrolliert ausführen. Welche Technik und Methode Sie dabei bevorzugen, ist

Ihnen und Ihren Vorlieben überlassen. Um beweglich und koordiniert zu bleiben, brauchen die Zellen möglichst alle Nähr- und Vitalstoffe, Mineralien und Spurenelemente. Als wichtigster Nährstoff, der Muskeln beweglich, locker und entspannt hält, ist insbesondere ausreichend Energie notwendig – und zwar in Form von Fetten und Kohlenhydraten.

Bis zu einem Alter von etwa 60 Jahren kann man seine Beweglichkeit noch schnell und effektiv steigern, danach wird es schwer.

Biorhythmisch essen:

Es ist nicht egal, wann Sie was zu sich nehmen

Dass wir einen Biorhythmus haben, merken wir spätestens dann, wenn wir aus den USA wieder nach Deutschland fliegen und, zu Hause angekommen, tagelang vom Jetlag gequält werden. Oder aber wir nach durchzechter Nacht plötzlich später als normal aufstehen. Unsere innere Uhr ist dann aus dem Rhythmus geraten. Und das trifft es ganz gut, denn der Organismus folgt in seinen Funktionen und seiner Leistungsfähigkeit sowie seinen Bedürfnissen einem biologischen Rhythmus. Denn die meisten unserer zentralen Vorgänge im Organismus sind zeitlich voneinander abhängig. Viele funktionieren nur, wenn vorher andere stattgefunden haben – und andere wiederum laufen nur parallel ab.

Für uns Menschen bedeutet das zum Beispiel, dass wir tagsüber einen Energiestoffwechsel und nachts einen Regenerationsstoffwechsel haben, was andere Bedürfnisse, auch bezogen auf die Zufuhr von Nahrungsmitteln, nach sich zieht. Um tagsüber energiegeladen, frisch und leistungsfähig den Tag zu beginnen und durchzuhalten, sind deshalb die Energieträger Kohlenhydrate und Fette die dominierenden Quellen der Ernährung. Nachts stehen dagegen eher das Umbauen und Reparieren im Fokus des menschlichen Stoffwechsels, weshalb primär Baustoffe des Organismus, besonders Proteine (Eiweiße), sinnvoll und notwendig sind. Um also den biorhythmischen Bedürfnissen des Menschen gerecht zu werden, sollte auch für die Ernährung eine gewisse biologische Rhythmik im Blick gehalten werden.

Wichtig ist dabei natürlich, dass Sie es hier mit einer Schwerpunktsetzung zu tun haben und Sie nicht stoisch versuchen, zum Beispiel sämtliche Fette und Kohlenhydrate zu vermeiden. Das wäre auch falsch. Aber vom Grundsatz sollte das eine grobe Orientierung für die menschlichen Bedürfnisse und damit für Ihren Genussfaktor sein.

SO ESSEN SIE RICHTIG:

- Frühstück: energiegeladen mit Kohlenhydraten und Fetten als Brennstoff für den anstrengenden Tag
- Mittagessen: vielfältig und bunt, um die Vitamine und Spurenelemente sowie verbrauchte Energie nachzutanken
- Abendessen: Baustofflieferung mit viel Proteinen im Mittelpunkt, damit der Körper alles reparieren kann, was so im Tagesverlauf kaputtgegangen ist, und Sie so am nächsten Tag wieder frisch sind
- Möglichst auf Zwischenmahlzeiten und Snacks verzichten

Geschmack und Geruch – die Zwillinge des Genusses

Für uns Menschen war es vor Urzeiten besonders wichtig, Essbares von Nichtessbarem oder sogar Giftigem zu unterscheiden – und das so früh wie möglich. Dabei halfen uns die chemischen Sinne, das heißt der Geschmacks- und der Geruchssinn. Natürlich essen auch unsere Augen mit. Und wir wissen doch, welch Augenweide ein toll hergerichteter Teller oder ein wunderbar dekorativer Tisch ist. Heute müssen wir zum Glück nicht mehr zwischen giftig oder ungiftig unterscheiden. Uns stehen so reichhaltige Speisen zur Auswahl, dass Geschmack und Geruch zum Wohlbefinden und zur Lebensqualität, letztlich zum Genuss beitragen. Denn Essen ist sehr stark auch ein kognitiver Prozess, bei dessen Steuerung Geschmack und Geruch eine wichtige Rolle spielen. Denn Geruch und Geschmack sind ganz typische Merkmale eines Lebensmittels und von dessen Verarbeitung und Zubereitung, Temperatur und Konsistenz.

Im physiologischen Sinn ist Geschmack eine über die gustatorischen Sensoren vermittelte sensorische Empfindung. Die Sinneszellen für den Geschmack befinden sich vor allem auf der Zungenoberfläche. Dort liegen sie in kleineren Gruppen von etwa 40 bis 60 Knospen vor, die mit Nervenfasern verbunden sind. So sind auf der Zungenoberfläche des Erwachsenen einige Tausend Geschmacksknospen, die uns Informationen über die Nahrung übermitteln. Fünf Grundgeschmacksqualitäten können wir deshalb grob klassifizieren: süß, salzig, sauer, bitter und umani, worunter man den typischen Geschmack versteht, den die Glutamate hervorrufen. Süß wird hauptsächlich an der Zungenspitze wahrgenommen, sauer am Zungenrand und salzig auch am Zungenrand und an der Zungenspitze. Manche Knospen reagieren dabei nur auf eine Geschmacksqualität, andere jedoch auch auf mehrere. Die Information aus den Knospen wird in elektrische Impulse umgewandelt und an das Nervensystem weitergegeben und zum sogenannten Geschmackszentrum im Gehirn geleitet. Von dort aus werden die Informationen dann an die zentralen Vernetzungsstellen übermittelt und wir reagieren auf die aufgenommene Speise – der Geschmack wird bewusst wahrgenommen.

Ähnlich läuft es beim Geruch: 10 bis 15 Millionen Riechzellen in der Nasenhöhle nehmen Tausend unterschiedliche Gerüche wahr und können diese unterscheiden. Alle Informationen werden dann, was allerdings ein sehr komplexer Vorgang ist, an das sogenannte Riechhirn

H. G. *„Ich halte es da mit Goethe: ‚Das Leben ist zu kurz, um schlechten Wein zu trinken.'"*

I. F. *„Auf jeden Fall wird das Leben von viel schlechtem Wein kürzer!"*

weitergeleitet, das die Geruchsinformation verarbeitet, und lösen dann im Hypothalamus emotionale Reaktionen aus. Die gesammelte und zusammengefasste Geruchs- und Geschmacksqualität der Nahrung, das sogenannte Flavour, wird in der Literatur als bestimmende Größe für den Genusswert von Speisen angesehen. Auch Flavour hat, neben natürlich zahlreichen kognitiven Faktoren, physiologische Effekte, die aber meist unbewusst zustande kommen. Oder wissen Sie, warum Ihnen etwas besonders gut schmeckt?

Letztlich aber sind auch der Geschmack und der Geruch etwas höchst Individuelles – und das ist auch gut so! Und somit auch der Genuss! Wenn wir auch ähnliche oder teilweise sogar identische physiologische Reaktionen haben, so ist das, was wir aus diesen Informationen machen, einzigartig. Das Genussempfinden jedenfalls ist in unserem Gehirn vorprogrammiert. Es ist in jenem Bereich des Gehirns angelegt, den wir das Belohnungssystem nennen. Und das können wir trainieren und verändern. Die Industrie prägt es und uns damit sehr stark in Richtung „süß und fett" – eben wie Nutella oder Ketchup. Genau auf dieses Belohnungszentrum zielt die Industrie ab und wir betrügen uns selbst, denn wir reduzieren damit unsere mögliche Geschmacks- und Geruchsvielfalt auf ein Minimum. Warum muss eigentlich Zucker in den Kaffee oder Tee? Warum muss so viel Zucker in die Milchschokolade? Das muss doch nicht sein und vor allem schmecken wir das Grundprodukt nicht mehr! Bewusster und maßvoll umgehen mit den Geschmacks- und Geruchsinformationen fördert den Genuss ungemein. Wenn Sie mal vier Wochen keine Schokolade essen und dann ein volles, hochwertiges Stückchen langsam auf der Zunge schmelzen lassen, wissen Sie, was ich meine! Nur der maßvolle Umgang wird uns Genuss bescheren. Dann wird sich unser Belohnungszentrum auch über Dinge und Lebensmittel freuen, bei denen es vorher nicht so war.

WISSENSWERTES ÜBER DIE BAUSTOFFE DES LEBENS

Fett – völlig zu Unrecht geächtet

Haben auch Sie Angst vor Fett? Ist es nicht der Nährstoff, der Ihnen große Sorgen macht, wenn Sie an Ihre Figur und Ihr Gewicht denken? Leider völlig zu Unrecht. Fett ist einer unserer wichtigsten Nahrungsbausteine, mit dem wir nur dosiert umgehen müssen. Aber letztlich brauchen wir täglich Fett. Der Haken: Der Kaloriengehalt pro Gramm beträgt 9 kcal (Kohlenhydrate und Proteine haben pro Gramm nur 4 kcal), was das Fett als Speicherform für unseren Körper so interessant macht.

FETT IST …

- einer der wichtigsten Energielieferanten in Ruhe und bei Belastung
- die wichtigste Energiereserve des Körpers
- ein Organschützer und wirkt als Isolator
- wichtig für den Transport von Substanzen im Körper
- wichtigster Geschmacksträger
- ein Sattmacher

Gute Fette, schlechte Fette

Als man in den 1970er-Jahren das Fett als vermeintliche Ursache für Übergewicht, Diabetes Typ II, Herzinfarkt und Schlaganfall ausgemacht hatte, suchte die Industrie nach Wegen, um mit reduziertem Fettgehalt Geschmack in die Lebensmittel zu bringen. Aber fette Kalorien weglassen und alles wird besser? Das war ein echter Trugschluss, angefeuert von einer kollektiven Cholesterinhysterie. Die Industrie lieferte uns ersatzweise viel schlechtere Produkte wie raffinierte Kohlenhydrate oder die vielen E-Zusatzstoffe. Heute ist klar, dass wir bei Fett vor allem auf die Qualität und die Zusammensetzung achten müssen. Aber die Frage ist, was die Qualität bei Fett überhaupt ausmacht. Ist es, dass wir möglichst wenig gesättigte Fettsäuren zu uns nehmen, die aktuell als die Bösewichte durch unser Land getrieben werden? Müssen es also die ungesättigten Fettsäuren sein, die ein Produkt qualitativ hochwertig werden lassen? Eine wissenschaftlich abgesicherte Studie aus dem Jahr 2010 kommt zu dem Schluss, dass es keinen Beweis für ein zunehmendes Risiko für Herz-Kreislauf-Erkrankungen durch gesättigte oder gar einen Schutzfaktor durch die angepriesenen ungesättigten Fettsäuren gibt.

Erdrückend ist dagegen die Beweislage bei den sogenannten Transfetten (gehärteten Fetten),

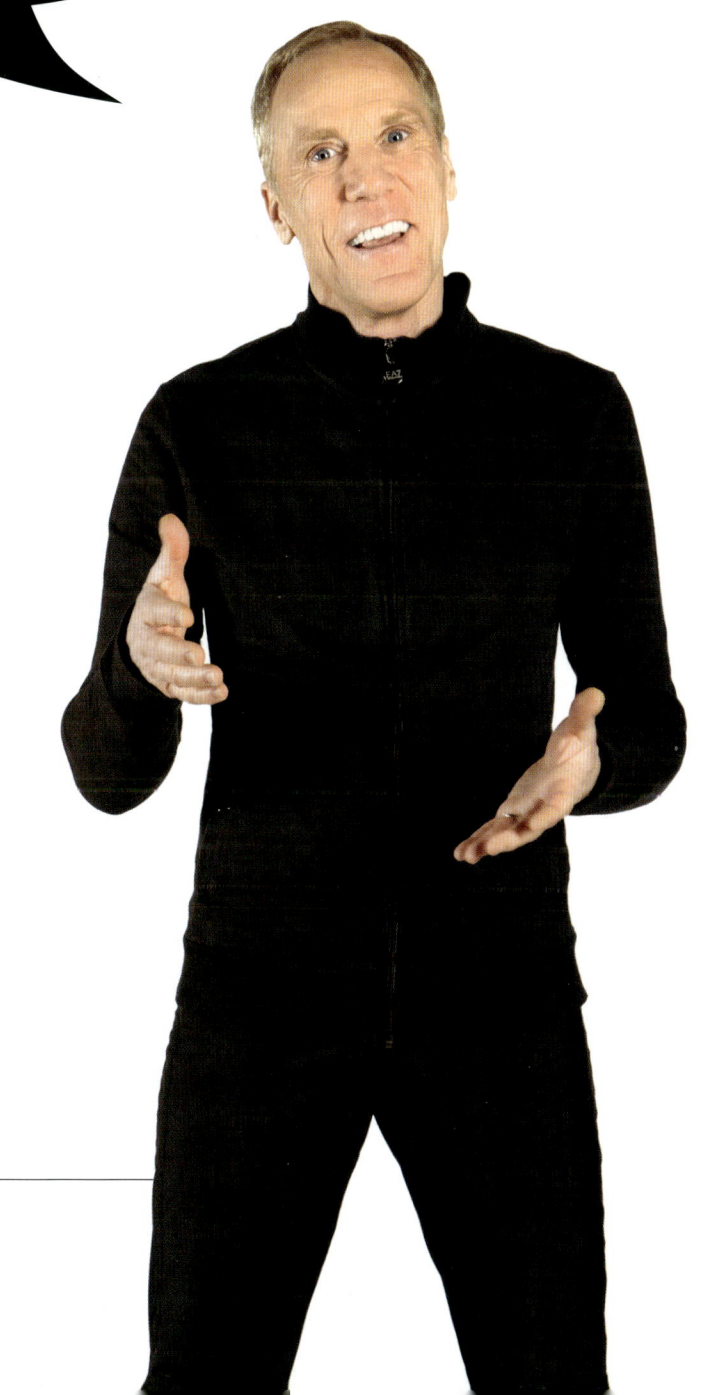

> **I. F.** *„Gehärtete Fette gehören einfach nicht in unser Essen!"*

also ungesättigten Fettsäuren mit einer industriell veränderten (transkonfigurierten) Doppelbindung zwischen zwei Kohlenstoffatomen. Diese werden zum Beispiel für den Härtungsvorgang vor allem in industriellen Nahrungsprodukten benötigt und finden sich besonders in frittierten Produkten, Fast Food, Backwaren, Fertiggerichten. In Dänemark dürfen Lebensmittel heute schon zum Beispiel nicht mehr als 2 Prozent Transfette enthalten.

Das klingt alles komplizierter, als es ist: Achten Sie einfach darauf, dass Sie täglich gute und vor allem natürliche Fette zu sich nehmen. Besonders gute Quellen für diese Zufuhr sind gute Öle wie Leinöl, Rapsöl, Walnussöl, Hanföl, aber auch fettreiche Seefische wie Lachs oder Makrele. Und auch Nüsse, Olivenöl und Vollkornprodukte sind sehr gute Quellen für hochwertige Fette. Greifen Sie ruhig zu Fetten, aber bitte nur zu welchen mit hoher Qualität und nie gehärtet. Also ran an den Speck!

Kohlenhydrate – warum Ihr Körper
Low Carb nicht verdient hat

Kohlenhydrate – mir scheint es, als wäre das heute ein echtes Unwort. Und erst Kohlenhydrate zu essen! Wer traut sich, das überhaupt noch zu sagen? Kohlenhydrate sind völlig out und Low Carb ist in! Doch ist das richtig? *Nein, low heißt weniger*

Alle für den menschlichen Stoffwechsel notwendigen Kohlenhydrate können auch vom Körper selbst hergestellt werden. Das kann man als doppelte Sicherung verstehen, denn so kann der Sprit niemals ausgehen und alle organischen Funktionen, die an Kohlenhydrate geknüpft sind, können weiterlaufen. Kohlenhydrate sind also vom Grundsatz her keine essenziellen Nährstoffe. Wir wissen, dass wir Fett nahezu grenzenlos speichern können. So ist es ganz einfach, 100.000 Kilokalorien an Energie in Fettzellen zu speichern. Das entspricht einem Körperfettanteil von etwa 15 Prozent bei einem normalgewichtigen, 70 Kilogramm schweren

und bei der Frau?

Mann. Und Übergewichtige speichern natürlich Unmengen mehr an Fett. Bei Kohlenhydraten sieht das Ganze etwas sparsamer aus.

Der Körper kann etwa 400 bis 600 Gramm Kohlenhydrate in der Leber und den Muskeln speichern. Das entspricht etwa 1.600 bis 2.400 Kalorien, also 4 Kalorien pro Gramm Kohlenhydrate, in Abhängigkeit von Körpergröße, Tageszeit etc. Das hört sich zunächst recht viel an. Betrachtet man aber, dass nur etwa 400 bis 600 Kalorien davon direkt über den Blutkreislauf nutzbar sind, erkennen wir, dass wir gar nicht so energiegeladen sind. Wir müssen und sollten mit den Kohlenhydraten im Tagesverlauf also sorgfältig umgehen. Und gerade auch im Sport wissen wir, was zu schneller Energieverbrauch bedeutet – das Ende! Wie viel Arbeitszeit uns in Abhängigkeit zur Zufuhr der Kohlenhydrate zur Verfügung steht, verdeutlicht die Abbildung:

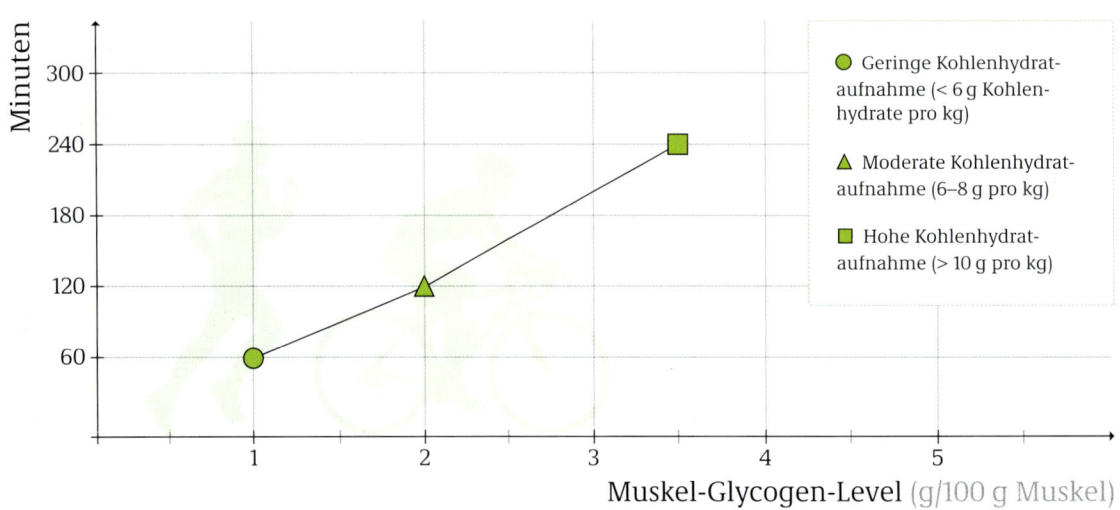

Die Abbildung zeigt, dass eine kohlenhydratarme Ernährung den Anteil der Kohlenhydratspeicher in den Muskeln stark beeinflusst und nach etwa 60 Minuten körperlicher Arbeit der Arbeitsspeicher leer ist. Und dass ein voller Speicher, ausgelöst durch eine kohlenhydratreiche Ernährung im Vorfeld einer sportlichen Aktivität, dazu führt, dass ohne Nachtanken deutlich länger durchgehalten werden kann. Die 24-Stunden-vorher-Strategie empfiehlt sich also.

Kohlenhydrate lohnen sich! Nur gut müssen sie sein und von hoher Qualität – dann nützen sie nur. Selbst beim Abnehmen helfen sie. Und schmecken tun sie doch sowieso.

Die besondere Rolle der Kohlenhydrate

Kohlenhydrate sind unsere wichtigsten Energiequellen – unser Master-Sprit, der uns bei allen Leistungen, selbst bei Denkleistungen, ständig zur Verfügung stehen sollte. Der Organismus braucht bei der Bearbeitung von Kohlenhydraten weniger Sauerstoff als bei Fett, was die Kohlenhydratenergie so variabel und leistungsfähig macht. Deshalb sollten Sie täglich etwa 6 Gramm pro Kilogramm Körpergewicht in Form von guten Kohlenhydraten zu sich nehmen. Sportler und aktive Menschen sollten natürlich etwas mehr zuführen, wobei insgesamt etwa 45 bis 50 Prozent aller Kalorien aus Kohlenhydraten stammen sollten. Das Streichen von Kohlenhydraten wäre Leistungsselbstmord!

- Gute Kohlenhydrate sind die langkettigen Kohlenhydrate, die länger in der Verarbeitung brauchen und deshalb weitaus weniger intensiv zu einem Anstieg des Blutzuckers führen (glykämische Last). Das macht nicht nur länger satt, sondern verhindert auch die Stoffwechselachterbahn, die nicht selten zu einer Abwehrhaltung der Körperzellen, der gefürchteten Insulinresistenz führt, der Vorstufe des Diabetes.
- Kohlenhydrate sind der einzige Lieferant von Ballaststoffen für den Organismus. Die darin enthaltenen Fasern sind meist für den Körper nicht verdaulich – damit fördern sie die Arbeit des Verdauungssystems sowie auch sämtliche Bearbeitungsprozesse. Und darüber hinaus ergibt sich daraus eine direkte Beeinflussung der Nutzung von Vitaminen und Mineralstoffen, die nicht selten an den Energieträger Kohlenhydrate gebunden ist.
- Um täglich Leistung erbringen zu können, ist es sinnvoll und notwendig, dass die Speicher gefüllt sind. Diese Speicher sind recht klein und führen nicht selten bei leerem Füllungszustand zu vorzeitigem Abbruch der Leistung, und das nicht nur im Sport. Deshalb sollten Sie

H. G. *„Fehlende Kohlenhydrate sind Leistungsselbstmord? Dann ist der ganze Low-Carb-Hype also für die Katz?"*

I. F. „*Ja, wir brauchen etwas mehr als 50 Prozent Kohlenhydratanteil bei einer ausgewogenen Kalorienaufnahme, sonst gibt es ganz schnell Defizite.*"

H. G. „*Meinen Segen haben Sie dafür! Ich mag Kohlenhydrate.*"

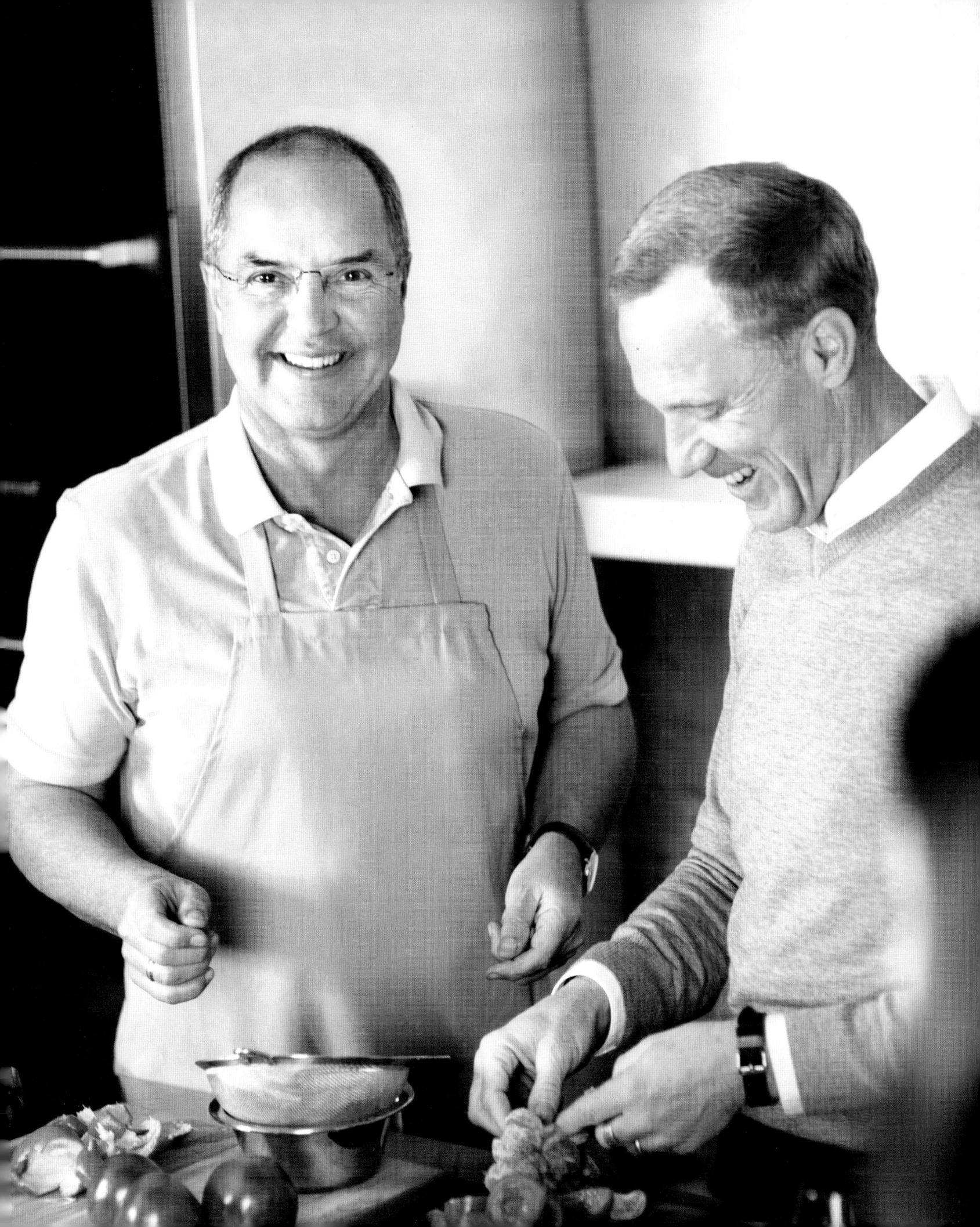

**BALLASTSTOFFE IN BEISPIEL-
HAFTEN NAHRUNGSMITTELN**

		Frauen
1 Apfel	4,5 g	< 50 Jahre: 25–28 g Ballaststoffe
1 Birne	4,0 g	> 50 Jahre: 21–23 g Ballaststoffe
1 Banane	2,0 g	
1 Karotte	1,8 g	**Männer**
½ Tasse grüne Bohnen	2,7 g	< 50 Jahre: 35–38 g Ballaststoffe
1 Tasse Haferflocken	4,0 g	> 50 Jahre: 31–33 g Ballaststoffe

morgens schon mit einer Kohlenhydratportion in den Tag starten und mittags noch einmal nachtanken. Ein Verzicht auf Kohlenhydrate führt nämlich dazu, dass der Organismus sich innerlich auffrisst, um den Kohlenhydratbedarf besonders des Nervensystems zu sichern. Denn allein dieses System benötigt etwa 120 bis 150 Gramm Kohlenhydrate täglich. Wollen Sie also Ihre PS behalten, dann sorgen Sie für Kohlenhydrate!

- Verzichten Sie auf alle zuckerhaltigen Getränke, denn dadurch halten Sie die Zuckerbearbeitung Ihres Organismus ständig auf Hochtouren. Das rächt sich irgendwann, denn dann schaltet die Körperzelle ab und Diabetes droht. Wenn Kohlenhydrate, dann nicht regelmäßig, sondern in erster Linie in hoher Qualität morgens und mittags. Und natürlich nach dem Sport, denn Sie wollen ja auch am nächsten Tag wieder mit vollen Speichern durchstarten.

- Am besten füllt man die leeren Speicher innerhalb der ersten zwei Stunden nach dem Sport beziehungsweise der Leistung wieder auf. Das Wiederauffüllen der Kohlenhydratspeicher geht aber nicht rasch, sondern kann auch schon mal bis zu 20 Stunden in Anspruch

nehmen. **Tipp:** *1 bis 1,5 Gramm Kohlenhydrate pro Kilogramm Körpergewicht nach dem Training sollten es in der Regel sein.*

Warum Kohlenhydrate gerade für Sportler so wichtig sind

- Kohlenhydrate sind in Muskeln und in der Leber gespeichert – also genau an den Orten, an denen sie gebraucht werden. Somit können sie uns viel schneller die benötigte Energie liefern als Fett. Fett muss immer erst zerlegt und transportiert werden.

- Kohlenhydrate können Energie auch ohne Sauerstoff kurzfristig liefern – Fette immer nur mit Sauerstoff und auch die (wenige) Energie aus Proteinen reicht für intensivere Leistungen nicht aus.

- Für die Energiebereitstellung aus Kohlenhydraten benötigt der Organismus weniger Sauerstoff als bei Fetten. Da die Leistung einer Person auch vom Sauerstofftransport abhängig ist, ist es besser, mit weniger Sauerstoff auszukommen. Für Sportler ist die Kohlenhydratenergie also ökonomischer als die Fettenergie.

Low Carb – Sinn oder Unsinn

Low Carb ist in aller Munde als die Strategie gegen das grassierende Übergewicht. Aber ist es das wirklich? Richtig ist, dass die Menschen in den Industrienationen sich mit Kohlenhydraten *+ getrunken* immer fetter gegessen haben. Ausgelöst wurde das durch die Vorgängerstrategie: Low Fat. Auch diese Strategie ist ja gescheitert, denn Chips und Co. waren einfach mächtiger. Und geschmeckt hat es auch nicht.

Und nun folgt logischerweise die nächste Kuh, die durch das Dorf getrieben wird: Low Carb. Dabei ist auch das die falsche Strategie – wir brauchen Kohlenhydrate, nur eben von höchster Qualität. Und da liegt der Hund begraben, denn 42 Prozent der Deutschen essen täglich Kuchen und Kekse, aber nur 10 Prozent essen dunkelgrünes, kohlenhydratreiches Gemüse. Und wenn Gemüse, dann meist Dosentomaten. 32 Stück Zucker isst jeder Deutsche statistisch betrachtet täglich. Die Bäckereien sind also bei uns in Deutschland die eigentlichen Fast-Food-Ketten. Das heißt, wir essen die falschen Kohlenhydrate, und nur deshalb haben die Kohlenhydrate so einen schlechten Ruf. Völlig zu Unrecht. Kohlenhydrate in komplexer Form aus Obst, Gemüse und Getreide dagegen sind – maßvoll

genossen – absolut sinnvoll und natürlich, denn es sind nun einmal die gesündesten Lebensmittel. Kohlenhydrate enthalten Ballaststoffe und unzählige Antioxidantien. Die bekannte „China Study" bringt es sogar auf den Punkt: Die gesündeste Ernährung ist eine kohlenhydratangemessene Ernährung mit viel Obst, Getreide *Omega 6* und Gemüse. Wir brauchen also Kohlenhydrate von allerhöchster Qualität! Low Carb jedenfalls ist sinnlos und prangert den Falschen an!

Proteine – die Unbeachteten

Sie sind so wichtig für uns, aber beachtet werden sie kaum. Wenn wir über Ernährung reden, dann doch meistens nur über Kohlenhydrate und Fette. Dabei haben es auch die Proteine, die Eiweiße, verdient, auf die Showbühne zu treten und im Trio mit den beiden anderen die Charts zu stürmen. Denn ohne den Komponisten, die Proteine, kämen wir im Leben nicht zurecht. Denn gäbe es eine Zutatenliste für den Körper, würde das Protein an zweiter Stelle nach dem Wasser stehen. Ein 70 Kilogramm schwerer Mann hat einen Proteinanteil von etwa 10 Kilogramm. Sportler sind sich dessen schon seit vielen Jahren bewusst, dass Proteine so bedeutsam sind. Im Alltag ist dieses Wissen leider nicht so richtig angekommen. Denn Protein heißt übersetzt „erstrangig" (griechisch: proteios) und charakterisiert die Wichtigkeit der Proteine.

Proteine sind aus einer bestimmten Anzahl von Aminosäuren zusammengesetzt. Jede einzelne Aminosäure wiederum setzt sich aus verschiedenen Molekülen zusammen: Kohlenstoff, Wasserstoff, Sauerstoff, Stickstoff. Jede Aminosäure enthält dabei ein zentrales Kohlenstoffatom. Mehrere Aminosäuren binden sich zusammen und bilden ein Proteinmolekül. Die zentrale Position der Aminosäure ergibt sich daraus, dass unsere genetischen Informationen in Form von Proteinen ausgedrückt werden. Wir sind also das, was wir sind, weil unsere Proteine uns dazu machen. Aufgrund ihrer vielfältigen Struktur, ihrer Vielfalt und Dynamik sind die Proteine an den meisten vitalen Prozessen beteiligt und sind der wichtigste Baustoff der menschlichen Zellen. Darüber hinaus dienen sie als Biokatalysatoren, arbeiten als Hormone und als Informationsübermittler, bilden unsere Körperabwehr und steuern nahezu sämtliche Prozesse der menschlichen Zellen. Und so weiter ... Die Wissenschaft geht davon aus, dass etwa 50.000 verschiedene Proteine für uns aktiv arbeiten. Aufgrund der Vielzahl ist aber eine zufriedenstellende biochemische Klassifizierung kaum möglich.

Wie fast sämtliche Moleküle in unserem Körper sind auch die Proteine in einem dynamischen Gleichgewicht. Ständig wird auf- und abgebaut und so wird geschätzt, dass der menschliche Organismus täglich etwa 300 Gramm Proteine neu biosynthetisieren muss. Die biologische Haltbarkeit der Proteine variiert von wenigen Sekunden bis zu mehreren Tagen und so ist der Eiweißstoffwechsel ständig mit Verlusten konfrontiert. Proteinbausteine, also die Aminosäuren, gehen ständig verloren und müssen deshalb unbedingt täglich mit der Ernährung wieder zugeführt werden. Der Proteinbedarf ist also letztlich ein Bedarf an Aminosäuren. Wichtig: Im Gegensatz zu Fetten und Kohlenhydraten werden Proteine nicht als Energiequelle gespeichert. Bei bestimmtem Bedarf und hohen Anforderungen kann der Organismus jedoch auch auf die Proteinquelle zurückgreifen, indem er zum Beispiel Muskelzellen so umbaut, dass sie energetisch verwendet werden können. Das ist insbesondere bei intensiven Hungerkuren der Fall. Auch Size Zero kann nur dadurch gelingen, dass die meist sehr jungen Mädchen sich die Muskulatur abhungern – ungeachtet gesundheitlicher Folgen.

Aminosäuren – unser Lebensbaustoff

Proteine sind also Ketten von Aminosäuren, die sich unter Abspaltungen von Wasser bilden. Deshalb ist es auch so wichtig, dass dem Organismus für diese Biosynthese der Proteinmoleküle immer genügend Wasser im Körper zur Verfügung steht. Die dabei entstehende neue Bindung wird dann als Peptidbindung bezeichnet. Verbindungen von zwei bis neun Aminosäuren werden als Oligopeptide, aus zehn bis 100 Aminosäuren als Polypeptiden und über 100 als Aminosäuren und letztlich als Protein bezeichnet. Proteine setzen sich also aus über 100 Aminosäuren zusammen. Evolutionär von großer Bedeutung ist dabei, dass nahezu alle Lebewesen einen identischen Satz von 20 L-Alpha-Aminosäuren in die Proteine einbauen. Gerade diese 20 Aminosäuren charakterisieren also unseren Lebensplan, weil sie für die Biosynthese des Proteins in unserem Organismus die Basis darstellen.

Diese 20 Aminosäuren lassen sich in drei Gruppen unterteilen: unbedingt essenzielle, bedingt essenzielle und nichtessenzielle Aminosäuren. Eine ausreichende Zufuhr essenzieller Aminosäuren mit der täglichen Nahrung ist daher lebenswichtig. So

sind insgesamt neun der 20 Aminosäuren essenziell und der Mensch ist auf die tägliche Zufuhr über hochwertige Nahrung angewiesen. Auch hier kommt also die Qualität ins Spiel. Denn nur Lebensmittel mit hoher Qualität liefern uns das benötigte Spektrum an Aminosäuren. Und auch hier haben Pflanzen die Oberhand, denn sie sind perfekt mit Aminosäuren ausgestattet.

BCAA – VON SPORTLERN GERN GENOMMEN

Schon mal von BCAA gehört? Wohl kaum! BCAA ist die Abkürzung für Branched Chain Amino Acids und damit bereichert man sogenannte verzweigtkettige Aminosäuren, die besonders gern im Kraft- und Ausdauersport genommen werden. Enthalten sind darin die für den Aufbau so wichtigen essenziellen Aminosäuren Valin, Leucin und Isoleucin. Sportler erhoffen sich davon einen optimalen Muskelaufbau sowie im Ausdauersport eine deutlich später einsetzende Ermüdung. Dabei ist es aber nicht zwingend notwendig, dies in Pillenform zu sich zu nehmen. Denn Fleisch, Soja, Molke sind wunderbare Alternativen und vor allem schmecken sie besser. Nur während des Sporttreibens ist die Pillenform durchaus sinnvoll – besonders bei den langen Distanzen und bei intensivem Muskelaufbautraining.

Komplette und inkomplette Proteine

Jeden Tag müssen also proteinreiche Nährstoffe auf unserem Speiseplan stehen, um den Bedarf an den essenziellen Aminosäuren zu decken.

Dabei finden sich Proteine sowohl in tierischen als auch in pflanzlichen Lebensmitteln. Nicht alle Lebensmittel können uns aber mit der kompletten Ausstattung an essenziellen Aminosäuren versorgen, weshalb es inkomplette Proteine sind, die aber nicht schlechter als die kompletten Proteine sind. Die beste Qualität – das High-Quality-Protein – enthält das komplette Spektrum essenzieller Aminosäuren und liefert uns darüber hinaus Aminosäuren, aus denen vom Körper die nichtessenziellen und bedingt essenziellen Aminosäuren hergestellt werden können.

Tierische Produkte wie Eier, Fisch, Fleisch, Milch und Molke weisen wohl die größte Übereinstimmung mit den nichtmenschlichen Proteinen auf und enthalten in der Regel den kompletten Satz essenzieller Aminosäuren – sie sind Lieferanten von hochqualitativen Proteinen. Die Verdauung der tierischen Proteine beläuft sich dabei auf etwa 95 Prozent und die der pflanzlichen Proteine auf etwa 85 Prozent. Pflanzliche Produkte enthalten meist ein oder zwei essenzielle Aminosäuren, die als inkomplette Proteine bezeichnet werden – mit Ausnahme von Soja: Soja ist das einzige pflanzliche Produkt, das sämtliche essenzielle Aminosäuren enthält. Deshalb muss die Strategie bei vegetarischer oder veganer Ernährung sein, verschiedene Aminosäurequellen zu kombinieren. Zum Beispiel besitzt Getreide nicht die Aminosäure Lysin, dafür aber recht viel Methionin. Kombiniert man aber das Getreide mit Gemüse, dann ergänzen sich beide prächtig, denn Gemüse hat viel Lysin, aber wenig Methionin. Auch Nüsse in Kombination mit Soja oder Getreide bringen den vollen Proteinspeiseplan.

In den vergangenen Jahren ist wissenschaftlich gerade bezogen auf Milch und Fisch der Frage nachgegangen worden, ob diese nicht einige Probleme und Krankheiten verursachen. Das ist noch nicht abschließend geklärt, aber die Milch hat ihren Heiligenschein einbüßen müssen. Proteine können und sollen sowohl aus pflanzlichen als auch aus tierischen Lebensmitteln ausreichend gewonnen werden. Die pflanzlichen Proteine bauen dabei zwar etwas langsamer neue Zellstrukturen auf, diese sind aber meist beständiger. Diese Langsamkeit hat nicht nur Nachteile, was insbesondere auf die Krebsentstehung bezogen werden kann. Auch da steht das Milchprotein wieder viel schlechter da, weil es Zellwachstum stark beschleunigen kann. Deshalb ist der Griff zu pflanzlichen Proteinen eine Lösung, denn pflanzliche Bausteine enthalten die Ballaststoffe, die die Verdauung fördern, sie enthalten nur wenig Fett, kein Cholesterin und meistens haben sie auch weniger Kalorien.

TIPPS: *Variieren Sie, so oft es geht, Ihre Eiweißquellen. Auch Pflanzen können Sie mit Proteinen versorgen – achten Sie aber auf Vielfältigkeit.*

Lassen Sie regelmäßig Ihre Stickstoffbalance prüfen. Da Proteine ständig im Körper verloren gehen oder repariert werden müssen, wird dagegen der Stickstoffbedarf angekurbelt. Um zu erkennen, ob Sie einen Proteinbedarf haben oder ob alles in Balance ist, darüber kann die Stickstoffbalance Auskunft geben. Denn der Mensch deckt seinen Stickstoffbedarf nahezu ausschließlich über Proteine. 300 Gramm Körperproteine müssen so täglich zugeführt werden. Eine positive Stickstoffbalance zeigt an, dass die Proteinaufnahme größer ist als der Verbrauch. Eine negative Bilanz zeigt an, dass ein erhöhter Reparaturbedarf besteht und dieser nicht ausgeglichen ist. Die negative Bilanz ist nicht gut, da in diesem Fall der Organismus auf seine Proteinreserven oder aber auf den Proteinabbau zum Beispiel von Muskeln zurückgreift. Lassen Sie also immer mal hinschauen, insbesondere wenn Sie intensiv trainieren oder auch viel Stress um die Ohren haben. Denn haben Sie eine negative Stickstoffbilanz, dann baut Ihr Organismus ab. Und wer will das schon?

Wie viel Protein muss es denn sein?

Folgt man den pauschalen Empfehlungen der Deutschen Gesellschaft für Ernährung, beträgt der tägliche Bedarf an Proteinen für die Normalbevölkerung 0,8 Gramm pro Kilogramm Körpergewicht. Nur: Wer ist schon normal und will es sein? Es gibt aktive, inaktive, alte, junge, dicke, dünne Menschen, die letztlich alle einen individuellen Bedarf haben. Wir wissen aus vielen wissenschaftlichen Studien, dass Sportler mehr Proteine benötigen als Nichtsportler – aber auch bei Sportlern gibt es natürlich große Unterschiede. Und wir wissen auch, dass ältere Menschen mehr Proteine brauchen, um den Reparaturbedarf zu decken. Natürlich wollen wir versuchen, diesen Bereich ein wenig mehr zu spezifizieren – und daraus leiten sich folgende Empfehlungen für die tägliche Proteinaufnahme ab:

TIPP: *Lassen Sie auch mal den Calciumspiegel überprüfen, denn hohe Proteinaufnahmen über längere Zeit bedingen einen erhöhten Bedarf an Calcium zur Neutralisation. Insgesamt sollte der Eiweißanteil an der Ernährung etwa 20 bis 35 Prozent ausmachen, davon macht das Abendessen den höchsten Anteil aus. Beim Fasten beziehungsweise in Phasen eines erhöhten Bedarfs an Baustoffen kann der Bedarf auch schon mal höher ausfallen.*

Sie wollen abnehmen?

Es ist ganz wichtig, dass sich ein erhöhter Bedarf an Proteinen ergibt, wenn Sie abnehmen wollen. Dann kann es schon sein, dass Sie einen Bedarf von 2,0 Gramm pro Kilogramm Körpergewicht an Proteinen haben. Mit Hungern jedenfalls bekommen Sie das niemals hin.

Sie brauchen die Proteine als Turbo-Sprit für Ihren Stoffwechsel – darauf dürfen Sie niemals verzichten. Denn ansonsten bekommen Sie eine negative Stickstoffbalance, die anzeigt, dass in Ihrem Körper Eiweißstrukturen wie zum Beispiel Muskeln aufgefressen werden. Das heißt, je geringer der Kalorienanteil ist, also je weniger Kalorien Sie zu sich nehmen, umso höher muss der Proteinanteil Ihrer Ernährung sein. Denn dann werden die Proteine verstärkt und zur Energiegewinnung herangezogen.

Reduzieren Sie also Energie (Kohlenhydrate und Fette) und gleichzeitig auch die Baustoffe (Proteine), verliert Ihr Organismus nicht nur nachhaltig an Leistungsfähigkeit, sondern der gesamte Organismus büßt viele Funktionen ein, Enzyme und Hormone schwächeln genauso wie das Immunsystem und vor allem geht Ihr Stoffwechsel in den Hungersnotzustand über, weil er gar keine andere Chance hat. Das heißt, er wird zu einer lahmen Ente. Dann müssen Sie sich jedoch nicht wundern, wenn der Jo-Jo-Effekt umso grausamer zuschlägt.

GRAMM PROTEIN PRO KILOGRAMM KÖRPERGEWICHT PRO TAG

Inaktive	0,8–1,0 g/kg	Gewichtsreduktion	1,6–2,0 g/kg
Kraftsportler	1,5–2,2 g/kg	Senioren	1,2–1,8 g/kg
Ausdauerathleten	1,3–2,0 g/kg	Jugendliche	0,9–1,1 g/kg
Spielsportler	1,2–1,8 g/kg		

SPORT, TRAINING UND PROTEINE

Sportler sollten natürlich immer auf eine vollständige Versorgung mit essenziellen Aminosäuren achten. Umso bedeutsamer ist auch die Frage nach dem optimalen Zeitpunkt. Zahlreiche Studien gibt es zu diesem Komplex, nur leider sind sie in ihren Aussagen oft nicht einheitlich. Unsere Empfehlungen für Sportler in intensiven Trainingsphasen lauten deshalb:

- 2 bis 4 Stunden vor dem Training eine Kombination aus Kohlenhydraten, Fetten und Proteinen, wobei die Kohlenhydrate dominierend sein sollten. Proteine sind vor dem Training als Zugabe zu betrachten, die aber sinnvoll ist.

- Während des Sports ist es nur ratsam, Proteine aufzunehmen, wenn die Belastung sehr lange, das heißt mindestens länger als 2 bis 3 Stunden, andauert. Das Aufbrechen und Nutzen der Aminosäuren verläuft recht langsam und braucht recht viel metabolische Enzyme, die der Leistung dann fehlen. Die Zufuhr von BCAA während des Sports ist also nur bei Ausdauersport sinnvoll.

- 1 bis 3 Stunden nach dem Sport sollte aber unbedingt – egal, ob Ausdauer- oder Kraftsportler – eine ausreichende Menge an High-Quality-Protein zugeführt werden. Dadurch wird die Proteinsynthese stärker angekurbelt und somit die Regeneration beschleunigt. Einige Studien zeigen sogar, dass die Kombination von Kohlenhydraten und Proteinen besonders in der frühen Phase der Regeneration effektiv ist.

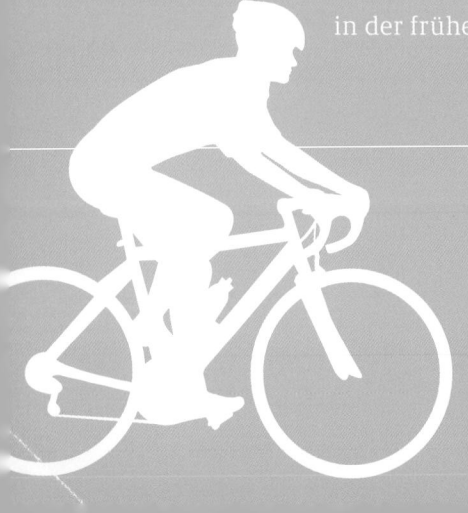

Mineralien: nicht organisch, aber unverzichtbar

Ernährungsphysiologisch bezeichnen wir als Mineralien die sogenannten anorganischen Nährstoffe. Damit werden diese Stoffe von den organischen Nährstoffen (Kohlenhydrate, Fette, Proteine) abgegrenzt, was ihre Bedeutung aber keinesfalls schmälern kann und soll. Denn wie die Vitamine spielen sie im menschlichen Organismus viele wichtige Rollen und sind für den Menschen essenziell – ohne Mineralien gäbe es keinen funktionierenden Organismus.

> Essenziell ist ein Nährstoff dann, wenn er bestimmte molekular definierte biochemische Effekte im Körper ausübt, bei denen er durch keine andere Substanz ersetzt werden oder die der Körper sich aus anderen Bausteinen zusammensetzen kann.

Mineralien teilt man nach der Mengengröße ein. So sind Spurenelemente letztlich auch (nur) Mineralien. Als Mengenelemente werden all jene Mineralstoffe bezeichnet, bei denen der menschliche Bedarf täglich über 100 Milligramm liegt. Entsprechend liegt der Tagesbedarf an Spurenelementen unter 100 Milligramm. Zu den Mineralien (Mengenelementen) zählen Natrium, Kalium, Calcium, Magnesium, Phosphor, Schwefel und Chlor. Als Spurenelemente gelten nach heutiger Auffassung Eisen, Zink, Kupfer, Mangan, Molybdän, Selen, Chrom, Kobalt, Jod und Fluor. Unsicher, ob es auch essenzielle Elemente sind, ist die Wissenschaft sich bei diesen: Vanadium, Nickel, Aluminium, Silicium, Zinn und Arsen.

Das Wichtigste zu Mineralien und Spurenelementen

Im Vergleich zu den Makronährstoffen (Kohlenhydrate, Fette, Proteine) brauchen wir nur winzige Mengen an Mineralien. Mit der normalen und ausgewogenen Ernährung nehmen wir in der Regel immer ausreichend von ihnen auf.

Calcium ist eines der Hauptmineralien und eben nicht nur für die Festigkeit der Knochen verantwortlich, sondern auch für die Bildung der Blutplättchen, die Nervenleitung, die Kontraktion von Muskeln, Krankheitsprävention gegen hohen Blutdruck und gegen Darmkrebs sowie auch für die Zahngesundheit. Für Erwachsene im Alter von **19 bis 50 Jahren** liegt der Tagesbedarf bei etwa **1.000 Milligramm,** ab **50 Jahren** bei **1.100 Milligramm** und ab **70 Jahren** bei etwa **1.200 Milligramm.** Bitte jedoch nicht mehr als 500 Milligramm auf einmal zu sich nehmen, da die Verarbeitung dieser großen Mengen nicht adäquat erfolgen kann. Also am besten über den Tag in kleinere Portionen aufgeteilt aufnehmen.

Magnesium, das Antistressmineral, wirkt bei der Blutdruckregulation, beim Kohlenhydratstoffwechsel sowie bei mehr als 300 Zellenzymen mit und ist auch wichtig für die Knochenfestigkeit. Der **durchschnittliche Tagesbedarf** an Magnesium liegt bei etwa **400 Milligramm,** wobei es in höherem Alter durchaus auch 420 Milligramm sein können. Gerade auch in stressigen Situationen kann Magnesium entstressend wirken. Ein Griff zur Banane oder auch ein Schluck kaltes Leitungswasser zahlt sich also aus. Unterversorgung mit Magnesium führt nicht selten zu Herzarrhythmien, Muskelschwäche, Muskelkrämpfen, hohem Blutdruck und Leistungsschwäche.

Natrium ist ebenfalls essenziell für den menschlichen Organismus, da es an sehr vielen biochemischen Prozessen beteiligt ist. Ein Mangel liegt jedoch fast nie vor, denn mit Natrium sind wir zum Beispiel über Kochsalz sehr gut versorgt oder sogar überversorgt, denn Salz ist neben Fett ein ganz wichtiger Geschmacksverstärker für sehr viele Speisen. Im Durchschnitt nehmen wir Deutschen pro Tag etwa 8 Gramm Salz zu uns, was **3,2 Gramm Natrium** entspricht (Kochsalz (g) = Natrium (g) × 2,54 – 1 g Kochsalz entspricht also 0,4 g Natrium). Natrium regelt im Organismus den Wasserhaushalt des Körpers, den Säure-Basen-Haushalt, garantiert die Erregbarkeit von Muskeln und dient der Osmoseregulation. Im Körper sind etwa 100 Gramm Natrium ständig gespeichert. Wie viel täglich aber aufgenommen werden soll, das ist wissenschaftlich bisher nur unzureichend geklärt. Irgendwo zwischen 1,5 und

3 Gramm Natrium wird es wohl liegen, wobei zu viel genauso problematisch zu sein scheint wie zu wenig. Dabei ist aber auch die Wechselwirkung mit Kalium zu bedenken, denn Kalium kann, wie eine aktuelle Studie aus 2014 aus Boston zeigt, ein Zuviel an Natrium sogar positiv kompensieren.

Kalium sorgt mit dafür, dass unsere Muskulatur keine Probleme macht. Die meisten von Ihnen denken dabei wohl eher an Magnesium oder Natrium, aber Kalium ist auch enorm wichtig. Denn Kalium wirkt als Elektrolyt und sorgt damit für eine optimale Osmose, einen stimmigen osmotischen Druck in der Zelle sowie eine Regulation des Wasserhaushalts. Gemeinsam mit Natrium und Calcium wirkt das Kalium stark bei der Arbeit des Herzmuskels mit und ist für die Erregbarkeit von Muskel- und Nervenzellen mitverantwortlich. Außerdem ist Kalium für die Blutdruckregulation zuständig und kompensiert dabei zum Teil sogar den erhöhenden Effekt des Natriums. Des Weiteren wirkt Kalium bei der Produktion von Proteinen, bei der Aktivierung von Enzymen sowie im Kohlenhydratstoffwechsel mit und ist somit mit für die Energieproduktion zuständig. Also ein echter Tausendsassa, der viel zu wenig Beachtung findet. Der Bedarf an Kalium liegt bei Erwachsenen etwa bei **2.000 Milligramm** pro Tag. Das kann man problemlos über die Ernährung decken, denn Kalium ist in vielen Nahrungsmitteln (Bananen, Bohnen, Spinat, Weizenkleie) enthalten. Wichtig ist aber zu wissen, dass, wenn wir viel Salz zu uns nehmen, wir gleichzeitig auch viel Kalium ausscheiden. Dann kann es sogar zu Herzrhythmusstörungen kommen. Aber nicht nur Salzkonsum beeinflusst den Kaliumhaushalt. Auch zu viel Lakritz senkt das Kalium im Körper drastisch.

Phosphor ist ein Mineralstoff, der über die Ernährung als Phosphat aufgenommen wird. Gemeinsam mit Calcium sorgt es für die Festigkeit von Zähnen und Knochen, ist wichtiger Akteur beim Aufbau von Zellwänden, ist Bestandteil unserer DNA, spielt eine wichtige Rolle im Energiestoffwechsel, und zwar sowohl bei der Energiespeicherung als auch der Energiebereitstellung. Im menschlichen Organismus liegen etwa 600 bis 700 Gramm Phosphor vor, wobei davon 90 Prozent in den Knochen gebunden sind. Täglich sollten wir etwa **700 Milligramm** mit der Nahrung aufnehmen, wobei Sojabohnen, Käse, Nüsse, Linsen und Bohnen tolle Lieferanten sind. Phosphormangel ist bei vernünftiger Ernährung kaum zu erwarten, da Milch, Obst und Gemüse immer ausreichend davon bereithalten. Ein Vitamin-D-Mangel kann aber auch einen Phosphormangel mitverursachen, da beide Substanzen miteinander im Körper wirken.

Schwefel spielt insbesondere eine Rolle im Proteinstoffwechsel des Menschen, hilft bei der Entgiftung und wirkt als Zusatz in Präparaten bei Hauterkrankungen mit. Schwefel ist praktisch in jedem Lebensmittel enthalten und die Industrie nutzt Schwefeldioxid immer und gern als Konservierungsmittel, was nicht unproblematisch ist, denn Schwefeldioxid zerstört das Vitamin B_1 und Biotin. Schwefel findet sich in besonders eiweißreichen Lebensmitteln wie Parmesan, Krabben, Hühnerei, Matjes oder auch Erdnüssen. Genauer gesagt enthalten die Aminosäuren Cystein und Methionin Schwefel, aus denen der Körper dann Proteine, Peptide und Enzyme baut. Schwefelmangel kommt nicht vor und so braucht der Organismus dem Schwefel auch keine besondere Aufmerksamkeit zuzuwenden.

Chlorid ist mitverantwortlich für den Flüssigkeitshaushalt des Körpers und wirkt deshalb in enger Partnerschaft mit Natrium als dessen Gegenspieler zusammen. **2.300 Milligramm** sollte die Tagesdosis betragen. Chlorid ist aber auch wichtig zur Bildung der Salzsäure im Magen und ist somit für die Verdauung der Nahrung bedeutsam. Der Tagesbedarf liegt etwa bei 3 bis 5 Gramm. Da Chlorid aber mit der Nahrung immer zusammen mit Natrium aufgenommen wird, haben wir meist zu viel davon (7 Gramm pro Tag ist der Durchschnitt).

Zink ist unentbehrlich. Ohne Zink funktioniert in unserem Stoffwechsel rein gar nichts, und das, obwohl wir davon nur so wenig benötigen. Es hilft zum Beispiel bei der Proteinsynthese und bei der Zellteilung, baut das Immunsystem mit auf, lässt Haare und Haut wachsen, lässt Wunden schneller heilen, ist auch in vielen Hormonen versteckt, unterstützt bei der Blutbildung und der Spermienproduktion. Der Organismus hat etwa 2 bis 4 Gramm im Depot, was nicht viel ist, sodass Zink regelmäßig zugeführt werden muss. Wie viel wir aber täglich brauchen, darüber streitet sich die Wissenschaft. Wir gehen davon aus, dass **Männer** täglich **10 bis 12 Milligramm** und **Frauen 8 bis 9 Milligramm** benötigen. Zink steckt vor allem in Fisch, Meeresfrüchten und Fleisch wie Rindfleisch, Muscheln, Austern oder Leber. Wer es aber gern fleischlos mag, der greift am besten zu Haferflocken, Linsen, Sojabohnen, grünen Erbsen, Nüssen, Hirse oder Eiern. Pflanzliche Quellen enthalten aber nicht selten viel Phytinsäure, was die Aufnahme von Zink im Körper hemmen kann. Deshalb sind tierische Quellen oft die besseren Lieferanten. Auch in Milchprodukten ist Zink zwar reichlich enthalten, aber eben nicht gut verfügbar, da das vorhandene Calcium ein Gegenspieler des Zinks ist (übrigens ebenso wie Eisen, Magnesium und Kupfer), weshalb auch hier auf andere Quellen zurückgegriffen werden sollte.

Eisen ist ebenfalls essenziell für den Menschen, da es viele lebenswichtige Funktionen erfüllt. So ist es bedeutsam für den roten Blutfarbstoff und damit für den Sauerstofftransport im Blut verantwortlich. Es hilft unseren Enzymen und unterstützt bei der Energiegewinnung und besonders bei der Oxidation, ist zuständig für die Speicherung des Sauerstoffs im Muskel und wird für die Zellatmung benötigt. Eisen wird über die Nahrung im Dünndarm aufgenommen, durch zum Beispiel Stress, zu viel Kaffee oder Tee oder Medikamente kann es zu Störungen der Eisenaufnahme kommen. Darüber hinaus kann nur eine begrenzte Menge an Eisen, nämlich etwa 5 Milligramm, vom Körper aufgenommen und verarbeitet werden. Um die Eisenverluste möglichst gering zu halten, kommt Eisen nicht frei im Blut vor, sondern ist zur Sicherheit an Eiweißmoleküle (Ferritin etc.) gebunden. **10 Milligramm** sollten **Männer** und **15 Milligramm** sollten **Frauen** etwa täglich aufnehmen. Sesam, Weizenkeime, Hülsenfrüchte, Nüsse, Leber sind tolle Quellen für den Speiseplan. Durch die gleichzeitige Aufnahme von Vitamin C lässt sich übrigens die Eisenaufnahme im Darm erhöhen, weshalb gerade auch grünes Gemüse ideal ist. Calcium, Phosphor und Stoffe in schwarzem Tee oder Kaffee dagegen behindern die Eisenaufnahme aus der Nahrung.

Selen wirkt im Körper ähnlich wie das Vitamin E und unterstützt im Kampf gegen die freien Radikale und ist auch bedeutsam für die Produktion der Schilddrüsenhormone. **Tagesbedarf: 0,8 bis 1 Mikrogramm** pro Kilogramm Körpergewicht. Quellen: Innereien, Getreide, Nüsse, Paranüsse Hülsenfrüchte und Steinpilze. Um die Verfügbarkeit von Selen zu erhöhen, sollte es am besten mit den Vitaminen A, C und E aufgenommen werden.

Jod ist als Bestandteil der Schilddrüsenhormone für das Wachstum und auch für viele Stoffwechselvorgänge zuständig. Täglich sollten wir etwa 200 Mikrogramm zu uns nehmen. Gute Quellen sind zum Beispiel Seefisch und Meeresfrüchte wie Schellfisch, Seelachs, Scholle, Miesmuscheln und Kabeljau.

Tipp: *Kaufen Sie am besten jodiertes Salz, denn so kann auch eine Überdosierung vermieden werden, denn gesetzlich dürfen 1 Kilogramm Salz nur 25 Milligramm Jod zugeführt werden – nicht viel, aber ausreichend.*

Unabhängig von all diesen tollen Eigenschaften der Mineralien – egal, ob als Mengen- oder Spurenelement: Die geringen Mengen, die wir davon täglich benötigen, sind bei ausgewogener und qualitativ hochwertiger Ernährung durchaus gegeben. Ganz im Gegenteil bekommen wir von einigen Mineralien ganz schön viel serviert, weil die Industrie sie anderweitig nutzt. Und so ist gerade eine zusätzliche Zufuhr von Mineralien, außer vielleicht in extremen Situationen wie Hitze, intensivste sportliche Belastung oder Stress, nicht angezeigt oder gar zu empfehlen.

Vitamine –
überschätzt oder nicht?

Vitamine – allein schon das Aussprechen des Wortes macht fit und gesund, oder? Denn ist es nicht so, dass wir Vitamine nur Gutes zusprechen? Und das ist auch gut so, denn Vitamine sind in der Tat lebenswichtig und essenziell für uns Menschen, denn Vitamine sind für den Ablauf unseres Stoffwechsels nahezu unentbehrlich. Doch wie immer ist es auch bei Vitaminen oft eine Frage der Dosis, denn viel davon hilft oft nicht viel – ganz im Gegenteil sogar.

Bei uns Menschen ist leider die Funktion im Laufe der Evolution verloren gegangen, Vitamine im Körper herzustellen. Somit sind wir darauf angewiesen, diese Verbindungen, die durch Mikroorganismen oder Pflanzen synthetisiert werden, mit der Nahrung aufzunehmen. Vitamine sind also essenzielle Nährstoffe. Zwei Vitamine bilden da eine Ausnahme, denn Vitamin D3 kann über die Lichteinwirkung entstehen und Nicotinsäure (ein Vitamin aus dem B-Komplex), wenn auch nicht vollständig bedarfsdeckend, über den Abbau von Tryptophan aufgebaut werden. Vitamine sind sowohl hinsichtlich ihrer chemischen Konstitution als auch bezogen auf ihre biologische Funktion absolut inhomogen. Sie alle hier einzeln aufzuführen und in ihrer Wirkung zu besprechen, ist sicher nicht notwendig. Wichtig ist aber, dass wir wasserlösliche und fettlösliche Vitamine unterscheiden.

Fettlösliche Vitamine, da sie nur schwer im Wasser des Körpers gelöst und transportiert werden können, sammeln sich akkumulierend im Fettgewebe an. Deshalb kann hier ein Zuviel durchaus eine sogenannte Hypervitaminose auslösen (Durchfall etc.). Wasserlösliche Vitamine werden kaum gespeichert und wenn man davon zu viel zu sich nimmt, ist das weniger problematisch, da sie rasch ausgeschieden werden. Die Mengen, die Vitamine als Funktionsträger biochemischer Prozesse ausmachen, sind sehr gering und liegen im Bereich von Spuren. Wir brauchen sie zwar regelmäßig, aber gar nicht so viel davon, wie wir meinen. Übersättigt werden wir von der Industrie sowieso mit Vitamin C, weil dieses Vitamin so wunderbar zur Konservierung herangezogen werden kann. Da wir so wenig davon brauchen, ist auch die Körperreserve recht gering: Bei Vitamin K liegt es etwa bei 0,1 Milligramm, für Vitamin C etwa bei 3,5 Gramm. Ein Zuviel an Vitaminen ist meist nie die Folge biologischer Lebensmittel. Probleme ergeben sich in der Regel nur durch hochdosierte Nahrungsergänzungsmittel, die aber fast immer völlig unsinnig sind – selbst bei Sportlern.

FETTLÖSLICHE VITAMINE:
Vitamin A, Vitamin D, Vitamin E, Vitamin K

WASSERLÖSLICHE VITAMINE:
Thiamin, Riboflavin, Niacin, Pyridoxin, Folsäure, Cobalamin, Biotin, Pantothensäure und Ascorbinsäure

Das Wichtigste zu Vitaminen

Im Gegensatz zu den Makronährstoffen (Kohlenhydrate, Fette und Proteine) ist der tägliche Bedarf an Vitaminen sehr gering, und das, obwohl diese kleinen Wunderwaffen so viel Gutes und Wichtiges im Körper anrichten. Vitamine sind essenziell und müssen von außen über die

H. G. „*Man könnte meinen, richtige Ernährung wäre kompliziert. Aber in einer genussvollen, bewussten, ausgewogenen und abwechslungsreichen Ernährung ist sichergestellt, dass alles in ausreichender Menge vorkommt.*"

I. F. „*Vermutlich wollen wir deshalb nicht morgens, mittags und abends das Gleiche essen!*"

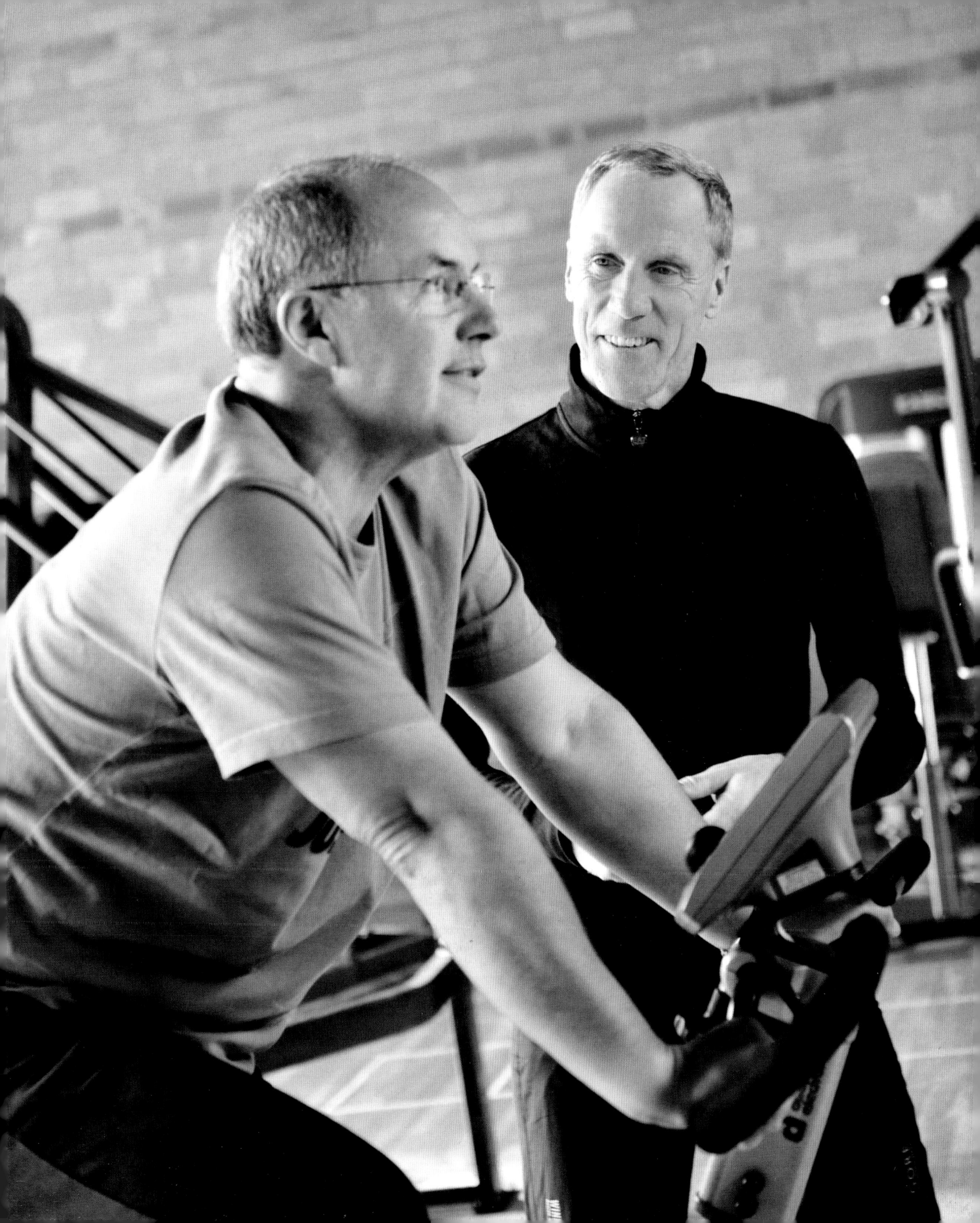

Ernährung zugeführt werden. Vitamine enthalten keine Kalorien und werden nur in Spuren im Körper gespeichert.

Es gibt **wasser-** und **fettlösliche Vitamine.** Zum wasserlöslichen Komplex zählen die Vitamine B und C und Cholin. Sie können also auch kaum überdosiert werden, da sie mit der Flüssigkeit des Körpers schnell ausgeschieden werden. Die fettlöslichen Vitamine können nur in Verbindung mit Fett verarbeitet werden. Sie allein mit Wasser als Nahrungsergänzungsmittel zu nehmen, ist nicht sinnvoll – dann doch lieber mit einem Tropfen leckeren Olivenöls. Zu den fettlöslichen Vitaminen zählen die Vitamine A, D, E, K, die bei Überdosierung auch schon mal Probleme machen können, denn sie werden in den Fettdepots des Körpers und der Leber angesammelt.

Die **B-Vitamine** sind eine Gruppe von acht verschiedenen Vitaminen. Ihre Hauptaufgabe ist es, als Co-Enzym im Stoffwechsel bei der Verarbeitung der Makronährstoffe mitzuwirken. Gerade um Leistung erbringen zu können, spielen sie also eine bedeutende Nebenrolle im Körper.

Cholin ist eine vitaminähnliche Substanz (früher galt es als echtes Vitamin des Vitamin-B-Komplexes) und kann vom Körper selbst produziert werden, weshalb es nicht essenziell ist. Bei ausreichender Aufnahme mit der Aminosäure Methionin liegt es in der Regel ausreichend im Körper vor. Cholin ist wichtig bei der Übertragung von Impulsen auf die Muskulatur und dient der strukturellen Integrität der Zellmembran.

Vitamin C ist wohl das am besten erforschte Vitamin. Es stimuliert das Immunsystem und schützt uns somit, weil es unsere Abwehr stärkt. Außerdem agiert es als starkes Antioxidantium, ist beteiligt an der Bildung von Hormonen und Neurotransmittern und unterstützt die Absorption des Spurenelements Eisen.

Vitamin A ist ja bekanntlich wichtig für die Sehleistung, die Gesundheit und Widerstandsfähigkeit unserer Haut sowie für die Zelldifferenzierung. Gefahr ist im Verzug, wenn Vitamin A künstlich über Nahrungsergänzungsmittel eingenommen wird, denn dann wird die Obergrenze schnell überschritten. Bei natürlicher Versorgung ist das meist kein Problem.

Vitamin D sagt man ja gerade aufgrund umfassender Forschungen vielfältige Wunder nach – und das sicher zu recht. Denn Vitamin D ist nicht nur, wie wir früher dachten, für den Knochenstoffwechsel enorm wichtig, sondern spielt fast die Rolle eines Hormons. Vitamin D beeinflusst die Funktion des Immunsystems, überwacht entzündliche Prozesse und Veränderungen und ist beteiligt an der Funktion der Muskeln. Viele Erkrankungen wie zum Beispiel Rheuma, Arteriosklerose, Autoimmunerkrankungen, ja sogar Depressionen werden heute in der Literatur mit einem Vitamin-D-Mangel verknüpft. Gerade in den Wintermonaten, wenn die Sonne von Oktober bis März niedrig steht, hat die Haut kaum eine Chance, genügend Licht aufzunehmen und somit Vitamin D_3 zu produzieren. Wissenschaftler gehen heute davon aus, dass in Deutschland 75 Prozent der Bevölkerung nach einem langen Winter ein Vitamin-D-Defizit aufweisen. Wichtig ist, dass der Calciumspiegel beobachtet wird, gerade wenn Vitamin D in Pillenform eingenommen wird, was in den Wintermonaten gar nicht so abwegig ist. Denn Vitamin D beeinflusst den Calciumstoffwechsel. Und zu viel Calcium hemmt das Vitamin D. Vitamin D ist in echten Lebensmitteln nicht häufig zu finden. Gerade fette Fischsorten wie Makrele oder Lachs enthalten davon aber eine erkleckliche Menge. Und auch Heringe und Sardinen sind ganz gute Quellen, während pflanzliche Lebensmittel Vitamin-D-arm sind und hier kaum etwas bringen. Also hilft es auch hier schon mal, zu angereicherten Lebensmitteln zu greifen: Orangensaft und Cerealien sind nicht selten damit ergänzt. Schauen Sie doch mal nach!

Und im Sommer nutzen Sie die Sonne, aber übertreiben Sie es nicht. Täglich 15 bis 20 Minuten von April bis September in der Mittagszeit in der Sonne oder einfach nur draußen unterwegs sein reicht aus. Dabei ist es genug, wenn das Gesicht und beide Hände angestrahlt werden. Noch besser ist natürlich, wenn Sie den ganzen Körper bestrahlen. Nehmen Sie sich dann ein Drittel der Zeit, die Ihr Körper benötigt, um zu röten – das reicht dreimal pro Woche aus!

Vitamin E ist ein Sammelbegriff für acht Derivate des 6-Chromanols. Das sagt Ihnen nichts, aber vielleicht haben Sie schon mal die Namen „Tocopherol" und „Tocotrienol" gehört, denn das sind die genannten Derivate. Im physiologischen Sinn werden unter dem Begriff „Vitamin E" nämlich alle Derivate von Tocopherol und Tocotrienol verstanden. Zur Biosynthese von diesen Derivaten sind außer einigen wenigen Mikroorganismen ausschließlich Pflanzen befähigt. Vitamin-E-Quellen sind deshalb vor allem Pflanzenöle und in kleinem Umfang auch tierische Fette. Der besondere biologische Effekt von Vitamin E liegt darin, dass es eine enorm hohe antioxidative Wirkung besitzt. Es kann gezielt Radikalketten unterbrechen, die speziell zur Schädigung von Fettsäuren in der Zellmembran führen können. Damit beugt es altersbedingten Veränderungen der Zelle vor, weshalb Vitamin E seit Jahren auch als Anti-Aging-Vitamin bezeichnet wird. In der Regel haben wir bei vernünftiger und ausgewogener Ernährung kein Versorgungsproblem. Deswegen ist eher ein Zuviel davon ein Problem, gerade wenn man mit künstlichen Pillen nachhilft. Denn zu viel Vitamin E hat einen blutverdünnenden Effekt und somit eine reduzierte Blutplättchenentwicklung zur Folge. Wundheilungsstörungen und Ödeme sowie weitere ernste Komplikationen können daraus folgern. Außer der antioxidativen Wirkung hat Vitamin E aber sicher noch andere biologische Nutzen, die aber bisher kaum erforscht sind. Speziell von Interesse ist dabei die Wechselwirkung von Vitamin E mit dem Spurenelement Selen, denn auch Selen wirkt antioxidativ.

Vitamin K führt bei den Vitaminen ein wenig ein Schattendasein. Keiner interessiert sich richtig dafür, was schade ist. Eine der Hauptaufgaben von Vitamin K ist seine Mitarbeit an der Blutgerinnung. Darüber hinaus spielt es eine wichtige Rolle für die Knochengesundheit.

Die Vitamine A, C und E sind also ganz wichtige, nichtenzymatische Antioxidantien des Körpers, die Zellen vor Angriffen der freien Radikale schützen und damit Zellschädigungen und vorzeitige Zellalterung bekämpfen helfen. Am besten sind die Quellen für diese Vitamine aus pflanzlichen Ressourcen zu schöpfen. Ob eine künstliche Zufuhr von außen wirklich hilft, ist wissenschaftlich unklar und bisher unbewiesen. Deshalb ist der beste Weg, eine ausreichende und vor allem hochwertige Vitaminversorgung zu bekommen, bei Gemüse und Obst zuzugreifen. Denn gerade die bunten Gemüse und buntes Obst sind wahre Schatzkisten für die Pflanzenchemie, die unserem Körper so viel gibt.

Salz – ist zu viel Salz eigentlich ungesund?

„Der Salzstreuer auf dem Tisch gehört verboten. Gesundes Essen ist salzarm, fad und weich." So die gängigen Behauptungen vieler Ärzte und Ernährungsexperten. Salziges Essen soll den Blutdruck in ungeahnte Höhen treiben – und das sei schädlich. Letzteres ist sicher wahr, aber damit hört es auch schon auf. Denn dass Salz schädlich ist und den Blutdruck steigen lässt, ist nicht bewiesen. Ganz im Gegenteil zeigen neue Studien sogar, dass salzarme Diäten der Gesundheit eher schaden. Die alte Salzhypothese bekam in den vergangenen Jahren mehrere Dämpfer von renommierten Institutionen wie dem Institut für Qualität und Wirtschaftlichkeit im Gesundheitswesen (IQWiG), die alle Studien zum Salzkonsum auswerteten und nicht feststellen konnten, dass salzarme Kost sich gesundheitlich auswirkt. Zu einem vergleichbaren Ergebnis kamen dänische Forscher, die zwar eine ganz geringe positive Auswirkung auf den hohen Blutdruck durch eine Salzreduktion belegen konnten (Senkung der Systole – oberer Wert – um etwa 1,3 mm Hg, was eher im Bereich der Messfehler anzusiedeln ist), doch diese Veränderung wird durch massivere Zunahme der Stresshormone wie Adrenalin erkauft. Salzarmut stresst den Stoffwechsel und den Menschen. Und so sollten wir vielmehr den Sinn und den Nutzen von Salz noch einmal hervorheben. Denn Salz entstresst nicht nur, sondern sorgt dafür, dass genügend Flüssigkeit im Körper gesammelt werden kann und wir nicht dehydrieren. Salz ist ein unverzichtbarer Nährstoff, der den gesamten menschlichen Wasserhaushalt reguliert, die Gewebespannung aufrechthält und aktiviert und viele Stoffwechselvorgänge begleitet. Und Natrium und Chlorid – die Bestandteile unseres Kochsalzes – wirken auch als Signalstoffe, um Informationen im Nervensystem weiterzuleiten. Der Verzicht auf Salz kann also ganz schön riskant sein, insbesondere bei älteren Menschen, denn Kochsalzverlust bringt gerade den Organismus von Senioren schnell aus dem Gleichgewicht. Und seien Sie mal ehrlich – das Essen muss doch richtig gesalzen werden. Sonst schmeckt es, wie Helmut Gote immer sagt, wie Pappkarton. Wie immer liegt die Lösung sicher irgendwo in der Mitte. Sparen Sie nicht am Salz, aber übertreiben Sie es auch nicht!

Wasser – das Lebenselixier

Wir Menschen sind doch fast wie ein Garten. Etwa 60 Prozent unseres Normalgewichts bestehen aus reinem Wasser. Da ich also 72 Kilogramm wiege, heißt das auch, dass ich über 40 Liter Wasser in meinem Körper mit mir herumtrage. Und wie wichtig Wasser letztlich ist, sagt der Zustand, dass ein Wasserverlust von bis zu 10 Prozent zu schweren Stoffwechselstörungen führt. Selbst bei geringen Verlusten von 1 bis 2 Litern drohen massive Aufmerksamkeits- und Reaktionsstörungen. Leberzellen sind übrigens richtig nass, denn sie bestehen zu 70 Prozent aus Wasser, während Fettzellen eher trocken daherkommen, denn sie haben einen Wasseranteil von maximal 20 Prozent. Große, magere Menschen haben dementsprechend einen deutlich höheren Wasseranteil an Körpergewicht als kleine, dicke Menschen. Die Ausrede „Ich habe viel Wasser." hilft den kleinen Dicken also reichlich wenig. Wasser befindet sich im Organismus sowohl in den Körperzellen (intrazellulär) als auch außerhalb der Zellen (extrazellulär), wie zum Beispiel im Bindegewebe. 70 Prozent des Wassers sind davon intrazellulär aktiv, denn primär in den Zellen läuft unser Leben ab – und da wird das meiste Wasser benötigt.

Wie bedeutsam Wasser für den Menschen ist, erkennen wir gut daran, dass wir nur wenige Tage ohne Wasser auskommen und überleben können. Bei Nahrungskarenz ist dieser Zeitraum deutlich länger. Wasser ist also ein essenzieller Nährstoff, der täglich zugeführt werden muss. Wie viel, das hängt natürlich von den Gegebenheiten ab. Wir empfehlen: 30 Milliliter pro Kilogramm Körpergewicht pro Tag als Mindestmenge – und das am besten über den Tag verteilt. Wasser verlieren wir täglich über die Oberfläche der Haut, durch die Atemluft, was allein durchschnittlich bei Normaltemperatur und ohne Anstrengung schon 0,8 bis 1 Liter ausmacht. Der Wasserverlust über den Urin ist auch etwa mit 1 Liter angegeben, sodass allein diese beiden Bereiche schon einen Verlust von 2 Litern pro Tag ausmachen. Bei hohen Umgebungstemperaturen oder starken Anstrengungen kann sich das ganz schön potenzieren. Auf einer sommerlichen Etappe der Tour de France verlieren die Fahrer nicht selten 16 bis 20 Liter, die schnell wieder aufgefüllt werden müssen, um Leistung bringen zu können.

Wasser selbst produzieren kann der Organismus natürlich nicht. Allerdings entsteht bei der Verarbeitung von Hauptnährstoffen (wie Kohlenhydrate, Fette oder Proteine) sogenanntes Oxidationswasser. Bei der Verstoffwechselung von 1 Gramm Kohlenhydrat entsteht 0,6 Gramm Wasser, bei der Verarbeitung von 1 Gramm Protein 0,4 Gramm Wasser. Das reicht nicht aus, sodass die Zufuhr von Wasser essenziell ist und bleibt. Wasser sorgt also erst einmal dafür, dass Ihre Speisen und Getränke mit den vielen tollen Nährstoffen überhaupt bis zur Zelle kommen. Wasser entsorgt aber auch alle verbrauchten und unnötigen Substanzen. Wasser entgiftet und reinigt, gibt dem Körpergewebe Stabilität, hilft bei der Thermoregulation, sorgt also für ein optimales Körperklima, hilft dem Blut und sorgt für ausreichend Blutvolumen, hält es flüssig und hilft beim ausgeglichenen Säure-Basen-Haushalt. Wenn Sie sich täglich wiegen, wissen Sie, wie es mit Ihrem Wasserhaushalt steht. Denn größere Gewichtsveränderungen von einem Tag bis zum nächsten haben rein gar nichts mit Fett zu tun, sondern sind nur auf den Wasserhaushalt zurückzuführen.

TIPPS FÜR DEN SPORTLER:

- Angemessene Wasserversorgung vor dem Sport ist die Grundlage für die Leistung.
- 24 Stunden vor einem Wettkampf/Training sollten die Speicher kontrolliert aufgefüllt werden.
- 2 bis 4 Stunden vor dem Wettkampf etwa 0,5 l und 20 Minuten vor dem Start etwa 0,25 bis 0,3 l konsumieren.
- Während eines intensiven Wettkampfes/Trainings sollten alle 20 Minuten in kleinen Schlucken 0,2 bis 0,25 l zugeführt werden.
- Nach dem Wettkampf/Training pro verlorenem Kilo 5 bis 6 kleinere Gläser möglichst rasch in kleinen Schlucken trinken.

BESONDERE VERGNÜGEN UND IHR WAHRER NÄHRWERT

Kaffee und Tee – entwässern sie oder nicht?

Was wäre denn ein genussvoller Start in den Morgen ohne eine heiße Tasse Kaffee oder Tee – nichts! Oder so eine leckere Kuchentafel am Nachmittag oder die Abrundung eines leckeren Menüs ohne Espresso und Co.? Das gehört doch zum Genuss dazu! Doch irgendwie plagt uns doch das schlechte Gewissen, denn Kaffee und schwarzer Tee sollen den Körper austrocknen. Das wäre doch schade, wenn das stimmen würde. Aber warum bekommt man zum Beispiel beim Italiener ein Glas Wasser zum Espresso?

Da können wir Entwarnung geben! Es ist und bleibt ein Mythos. Der schlechte Ruf, den der Kaffee hat, kommt daher, dass es bei nicht geübten Kaffeetrinkern und ab einer Konsumierung von mehr als fünf Tassen pro Tag zu einem verstärkten Harndrang kommt. Das passiert bei Bier übrigens auch, wie Sie vielleicht aus eigener Erfahrung wissen. Das Glas Wasser, das der Italiener reicht, dient im Wesentlichen dazu, dass der Kaffee damit für den Magen viel besser verträglich ist. Denn dadurch werden die Bitterstoffe im Kaffee verdünnt. Kaffee

und schwarzer Tee, die ja zum Großteil nun einmal nur aus Wasser bestehen, können bis zu einer Menge von etwa fünf Tassen auch zur täglichen Flüssigkeitszufuhr hinzugezählt werden, denn auch der Kaffee, vielmehr das Wasser darin, wird vom Körper wie reines Wasser genutzt. Es gibt also keinen Beweis dafür, dass bestimmte Getränke wie Kaffee und Tee den Körper entwässern. Genießen Sie Ihren Kaffee also ruhig weiter.

Dunkle Brause und Limonaden – nur Zucker?

Seit mehr als 125 Jahren breitet sie sich weltweit erfolgreich aus. Kaum ein Land mehr auf der Welt ohne Coca Cola, kaum ein Kind liebt sie nicht, die Cola! Neben den Fans gibt es aber auch eine Gruppe vehementer Cola- und Limo-Gegner, die von abenteuerlichen Geschichten berichten. Cola solle Fleisch zersetzen oder Rost entfernen können. Die Rezeptur gibt bis heute Rätsel auf. Wissenschaftler haben die zentralen Bestandteile zwar entschlüsselt: Wasser, Kohlensäure und Phosphorsäure, Zucker, Zuckercouleur sowie Extrakte aus der Kolanuss und natürlich Koffein.

Doch wie alle Bestandteile exakt portioniert sind, das bleibt weiterhin unentschlüsselt.

Fast 42 Liter Cola trinkt jeder Deutsche jährlich. Und das, obwohl wir doch alle wissen, dass Cola eine wahre Zuckerbombe ist. Nur ein Glas (250 Milliliter) enthält 27 Gramm Zucker, was neun bis zehn Stücken Würfelzucker entspricht. Allerdings sind die anderen Softdrinks oder gar Obstsäfte auch nicht viel besser.

Deshalb gibt es ja die Light-Varianten oder die Zero-Lösung. Aber auch Süßstoff ist natürlich nicht ohne Probleme, denn auch der Zuckerersatz macht dick, weil er unser Gehirn täuscht, und letztlich soll er sogar krebsfördernd sein. Gesichert ist auch, dass die Knochenfestigkeit durch die Übersäuerung stark leidet. Also gesund sind diese Dinger wirklich nicht – und schmecken auch nicht wirklich toll. Oder würden Sie freiwillig Zuckerwasser trinken? Mehr ist es ja letztendlich doch nicht! Vor allem der enorm hohe kalorische Input durch die Softdrinks macht uns große Sorgen. Denn dadurch bleibt kaum noch Raum für den eigentlichen Genuss – ein leckeres Essen. Solch ein Softdrink schafft schließlich locker 100 Kalorien pro Glas. Sparen Sie nur an diesem täglichen Glas Cola oder einem anderen Softdrink, wären Sie in einem Jahr fünf Kilo leichter. Denken Sie mal darüber nach!

Verdauungsschnäpschen – ein Mythos?

Gerade nach einem guten (manchmal auch fetten) Essen hallt immer der Ruf nach einem Verdauungsschnäpschen durch die Runde. Ist da was dran und hilft so ein Digestiv wirklich der Verdauung? Leider nein – es ist ein Mythos! Wissenschaftler aus Zürich wissen auch warum. Denn Alkohol, egal welcher Couleur, verlangsamt die Verdauung sogar. Denn der Alkohol legt sich nur auf das Essen – und da Alkohol Gift für den Organismus und die Leber ist, widmet sich der Körper zunächst der Verarbeitung und Entsorgung des Giftes, bevor er mit der Verdauung der Gans oder anderen Leckereien weitermacht. Das Fazit lautet also: Ein Verdauungsschnäpschen hilft wenig bis gar nicht. Allenfalls wird die Muskulatur des Magens entspannt, sodass das Völlegefühl weniger ausgeprägt ist. Besser ist da schon, Wein oder Bier zu konsumieren, da dieser durch Vergärung entstandene Alkohol auch Carbonsäure enthält, die die Produktion der Salzsäure im Magen fördert, was sich positiv auf den Verdauungsprozess auswirkt. Prosten Sie sich also ruhig weiter nach dem Essen zu – aber nur aus Genuss und nicht für die Verdauung! Aber das wussten wir auch sowieso!

Rotwein – nur purer Genuss oder auch gesund?

Dass Rotwein gesund sein soll, wissen nicht nur die Rotweintrinker. Ein Gläschen am Abend soll Herz und Kreislauf stärken, so der Mythos. Immer wieder fanden sich in der Vergangenheit Studien, die bezeugen wollten, dass das im Rotwein enthaltene Resveratrol Gefäße schützen soll, weil es Entzündungen hemmt und sich auch der Cholesterinspiegel positiv beeinflussen lässt. Es wäre ja fast zu schön, um wahr zu sein. Leider kommen aktuelle Studien aus dem Jahr 2014 zu einem etwas anderen Resultat, denn die Forscher konnten überhaupt keinen Einfluss sowohl von Rot- als auch von Weißwein auf den Cholesterinspiegel feststellen. Die Einzigen, die vom Wein profitierten, das waren die Sportler, und zwar jene, die regelmäßig mindestens zweimal pro Woche aktiv

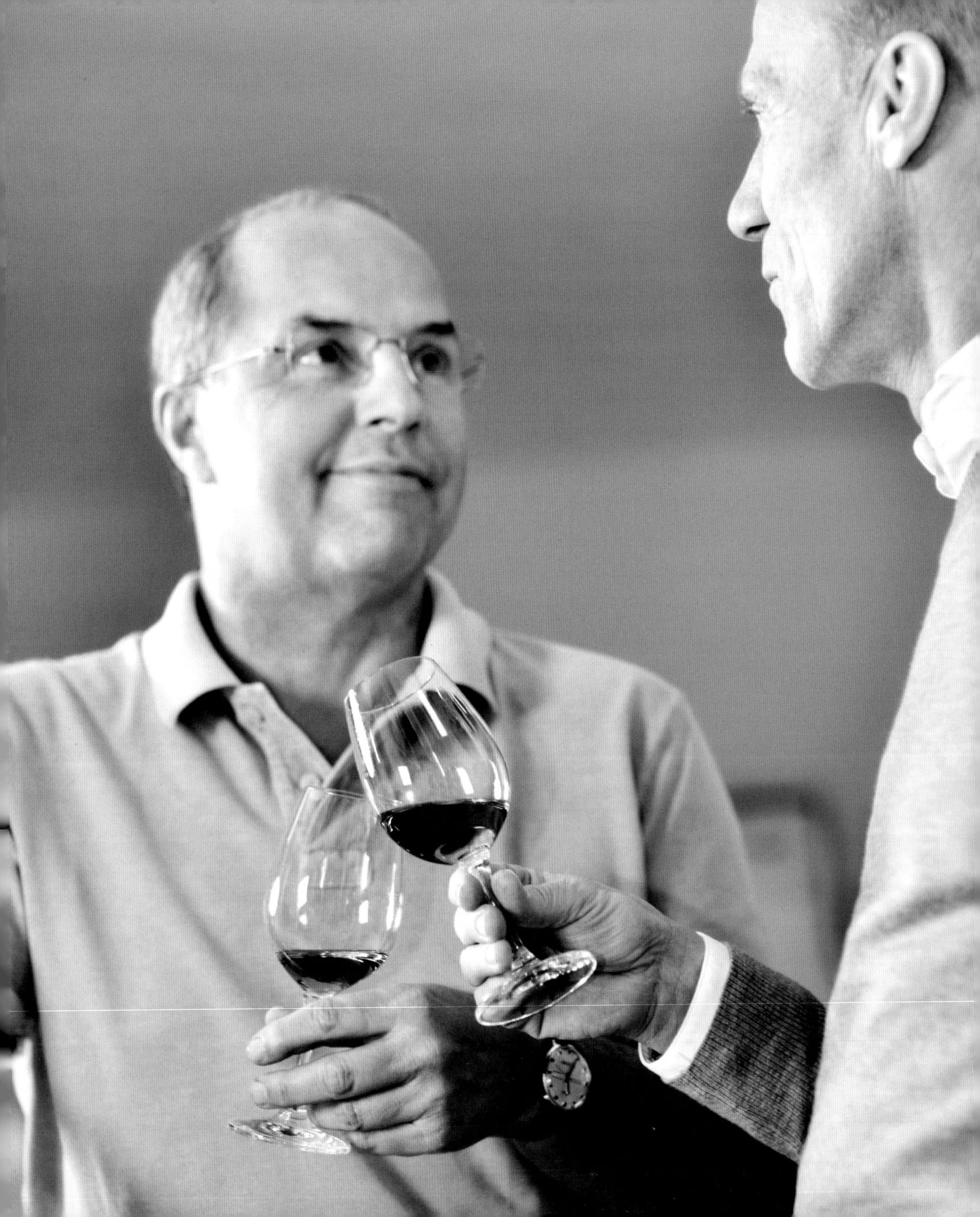

I. F. „*Bei allem Wissen: Es geht ja auch um die Lebensqualität, nicht nur einzig und allein um die Quantität.*"

H. G. „*Darauf sollten wir anstoßen!*"

waren. Rotwein besitzt in der Tat viele Antioxidantien, die Zellen schützen können. Sich allein auf den Genuss von Rotwein zu verlassen, greift aber zu kurz. Rotwein in Maßen ist und bleibt aber ein Genuss, den wir nicht auf Antioxidantien reduzieren können, denn diese bekommen wir auch aus Erdnüssen oder Schokolade, Himbeeren oder Pflaumen oder aus roten Weintrauben. Aber schmecken die auch so lecker wie ein Gläschen Rotwein am Abend? Und auch unserem Zentrum der guten Verdauung, dem Darm, soll ein Gläschen Wein sehr gut tun. Der Entdecker unseres Darmgehirns, Professor Michael Gerskon aus New York, betont immer wieder in seinen Vorträgen, dass Wein in Maßen gut für den Darm ist, ihn entspannt und seine Arbeit deutlich von Wein profitiert. Wenn das kein guter Grund ist?

Schokolade – süß und verführerisch

Sie zerschmilzt auf der Zunge und macht richtig gute Gefühle. Zwischendurch ein Stückchen Schokolade macht sogar glücklich, wie Forschergruppen festgestellt haben, weil es die Spiegel der Glückshormone ansteigen lässt. Ihren guten Ruf als Seelentröster verdankt die Schokolade dem Wirkstoff „Phenylethylamin", der ein Hirnbotenstoff ist und sogar Puls und Blutdruck steigen lässt. Viel Phenylethylamin im Blut führt also zu aktiven und meist freudvoll erregten Menschen, die Lust auf mehr haben. Und auch das Verliebtsein fördert die Ausschüttung des Botenstoffs – und so ist Schokoladeessen eben doch wie Schmetterlinge im Bauch und ein gutes Rezept gegen Liebeskummer und andere Sorgen. Außerdem enthält der in der (guten) Schokolade reichlich vorhandene Kakao das sogenannte Theobromin, das dem Koffein

sehr stark im molekularen Aufbau ähnelt und anregend und stimmungsaufhellend wirkt. Und auch das oft gescholtene Fett in der Schokolade hat seine gute Seite, denn es sorgt nicht nur für den zarten Schmelz, sondern aktiviert auch die Endorphine, die unser Leben einfach schöner scheinen lassen und uns wach machen für alle neuen und spannenden Dinge. Kakao enthält aber auch viele Antioxidantien, die nicht nur unsere Körperzellen gegen die freien Radikale und Alterungsprozesse schützen, sondern auch die Blutgefäße frisch und elastisch halten. Zu empfehlen ist Schokolade aber auch allen Stressgeplagten oder direkt vor Prüfungen, denn die in der Kakaobohne enthaltenen Flavonoide machen stark gegen den Stress und man hat weniger Stresshormone wie Cortisol und Adrenalin im Blut.

Es gibt also viel Gutes von der Schokolade zu berichten. Aber es gilt natürlich auch hier der maßvolle Umgang mit diesem „Suchtmittel", der erst dadurch zum Genuss wird. Und: Schokolade ist nicht gleich Schokolade! Dunkle, das heißt bittere Schokolade hat im Vergleich immer die Nase vorn. Normale Milchschokolade kann natürlich mit den oben genannten Effekten kaum mithalten, denn diese Schokolade enthält nur sehr geringe Mengen der Nährstoffe, die Schokolade so wertvoll machen. Und weiße Schokolade ist meist gänzlich ohne gesundheitliche Wirkungen. 70 Prozent sollte der Kakaoanteil schon sein. Das Ergebnis ist dann nicht nur weniger Zucker und mehr gesunde Bestandteile, sondern vor allem auch viel mehr Genuss durch den zarten Schmelz. Denn auch gute Schokolade braucht guten Kakao – und das ist nicht selbstverständlich. Und haben Sie keine Angst vor Schokoladensucht! Forscher fanden heraus, dass man schon 25 Pfund Schokolade essen müsste, um Marihuana-ähnliche Effekte zu erreichen. Das wäre doch etwas viel, oder?

Sahne – die muss auch schon mal sein

Bei dem Begriff „Sahne" zucken doch die meisten von Ihnen sicher zusammen. Man würde ja so gerne, aber „die Pfunde", so denken sicher fast alle. Was waren das noch Zeiten, als wir hemmungslos die Sahne auf die Torte brachten. Wo ist das alles hin? Dabei hat Sahne doch viel Gutes und ist sogar gesund. Und in der richtigen Dosierung kann sie sogar schlank machen. Schlimm ist, dass die Sahne doch nicht mehr wie früher aus dem Sahne-Automaten frisch ins Schälchen kommt. Heute kommt sie als „künstliche" Sprühsahne aus der Dose oder wird uns in Tütenpulver dargeboten mit vielen chemischen Substanzen vereint. Echte Sahne ist anders! Sie hat ganz viele Vitamine, besonders B-Vitamine, aber auch die Vitamine A, C, D und E. Und echte Sahne enthält Omega-3-Fette, die gut für Herz und Kreislauf sind. Die enthaltene Linolsäure hilft sogar beim Abnehmen, da es den Fettzellen an den Kragen geht und sie auflösen soll, so amerikanische Wissenschaftler. Dieser Stoff ist von Natur aus in Milchfett enthalten und sollte auch drin bleiben. Auch Butter hat ganz viel Linolsäure. Aber immer nur in der fetten und nicht fettreduzierten Variante sollte die Sahne daher genossen werde. Greifen Sie also unbedingt auch schon mal zur Sahne und zwar zur echten und nur zur „vollfetten", denn nur dann bekommen sie über die vielen guten Zutaten auch den vollen Genuss.

[handschriftlich am Rand:] aber nur von Weidetieren

Die Königin der Fette – die gute Butter

Butter ist ein tolles biologisches Lebensmittel. Die Industrie versucht uns zwar, und auch mithilfe der Medizin, uns die Butter als „schlecht und ungesund" auszureden, weil sie den Cholesterinspiegel erhöhen soll. Dafür gibt es bisher keinen einzigen guten wissenschaftlichen Beweis. Ganz im Gegenteil gibt es heute eindeutige Studien, die belegen, wie gut Butter als biologische Quelle der Fettsäuren wirkt. So kann zum Beispiel eine neue schwedische Studie zeigen, dass parallel mit dem Anstieg des Butterkonsums in Schweden die Anzahl der Herzinfarkte massiv zurückging. Dank Butter also ein Herzschutzmittel aus der Natur.

Butter enthält primär kurz- und mittelkettige Fettsäuren, die vom Körper direkt und vor allem ohne weitere komplizierte Verarbeitungsprozesse genutzt werden können – sowohl als Energiequelle als auch als Baustoffe. Außerdem ist Butter eine wunderbare Quelle der fettlöslichen Vitamine A, D, B und K. Mit der Butter bekommen Sie also nicht nur die Vitamine, sondern gleichzeitig auch andere der notwendigen Stoffe zur Verarbeitung. Einfacher und besser geht es nun wirklich nicht. Und wichtig ist auch, dass Butter natürlich nicht nur aus Fetten besteht. Etwa 20 Prozent der Butter sind in der Regel Proteine, die ebenfalls wichtig für den Bau von Zellstrukturen sind. Deswegen stimmt der Satz „Butter für die Muskeln", denn darüber hinaus ist Butter natürlich eine wichtige Energiequelle für uns. Es gibt so viel Gutes über die „gute" Butter zu erzählen, das wussten unsere Vorfahren sehr gut. Lassen Sie also lieber die Finger von dem industriellen Chemiebaukasten der Margarine-Industrie. Fett enthält die zwar auch, aber meist sind es die „gefährlichen" Transfette. Eine australische Studie kam sogar aktuell zu dem Schluss, dass Margarineprodukte bei Kindern sogar Asthma und andere Immunerkrankungen auslösen können.

*[handschriftlich am Rand:] * B ist wasserlöslich*

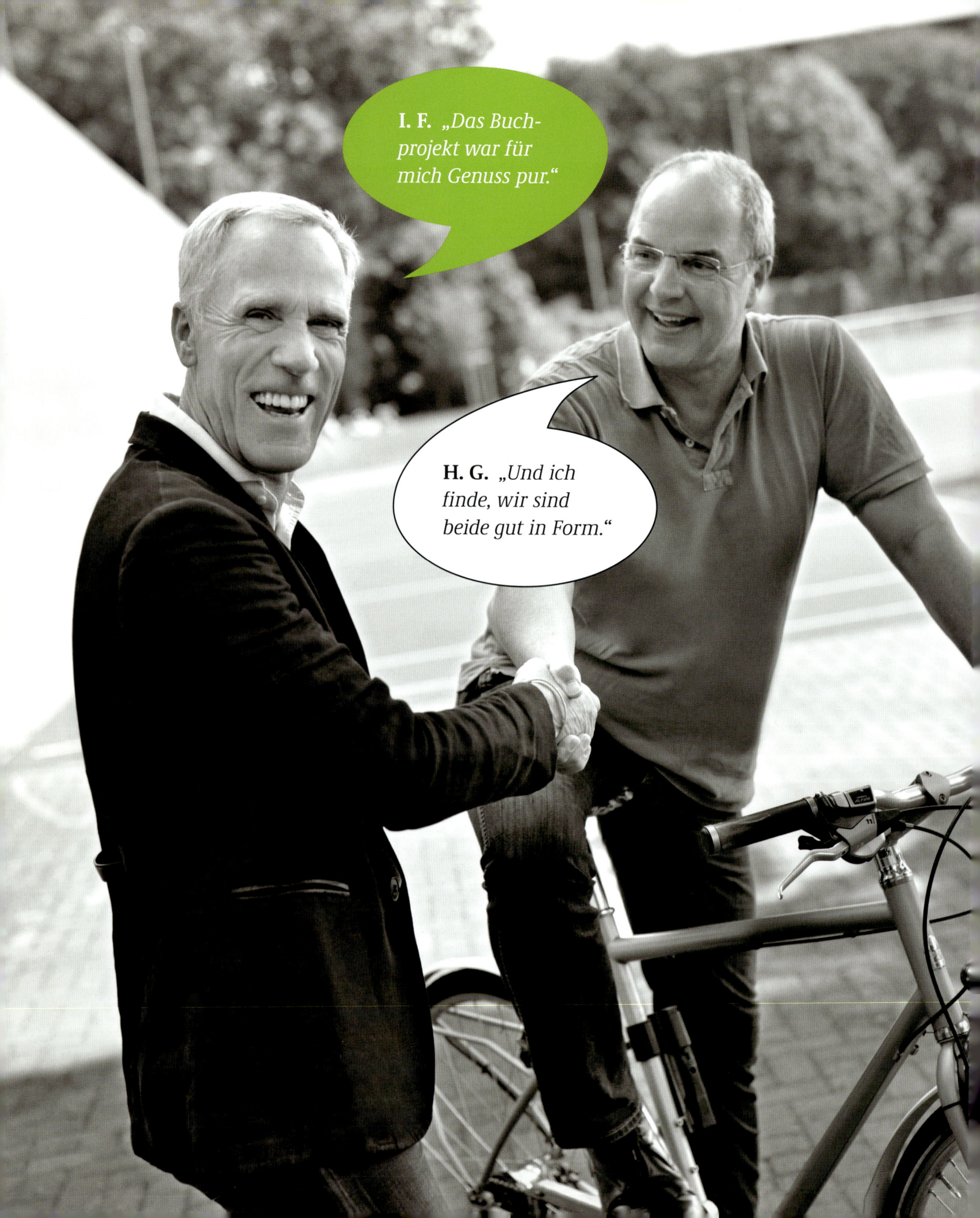

ZU GUTER LETZT: JETZT ABER RAN AN DEN SPECK!

Genießen Sie von nun an bewusst und achten Sie dabei auf das richtige Maß. Setzen Sie dazu auf etwas mehr Bewegung ohne Leistungsdruck. Mehr ist gar nicht nötig!

Die meisten Menschen, Hand aufs Herz, hadern mit einzelnen oder auch Dutzenden von Kilos zu viel. Aber bevor Sie jetzt mit dem tatsächlich leckersten Diätprogramm der Welt dem Abnehmwahn verfallen, halten Sie bitte noch mal kurz inne und überlegen, ob Sie nicht doch genau richtig sind, wie Sie sind.

Was landläufig als leicht pummelig bezeichnet wurde, gilt heute aus Sicht der Lebensversicherer als die Figur mit den besten Aussichten auf ein hohes Lebensalter. Ärgern Sie sich in diesem Fall nicht, dieses Buch jetzt zu besitzen, sondern nutzen Sie es einfach als Genusskochbuch, was es tatsächlich auch ist.

Wenn Sie abnehmen wollen und Sie gegen all Ihre bestinformierten Freunde und Bekannten ankämpfen müssen, sollten Sie eines aus dem Buch mitnehmen: Abnehmen mit Hungerkuren ist Schnee von gestern. Heute genießt man, ernährt sich gesund und lecker und findet langsam, aber dafür sicher und ohne Schaden für den Körper sein Wunschgewicht. Völlig stressfrei, bei vollem Genuss – nein, sogar bei gesteigertem Genuss. Das muss man erst mal verarbeiten, nach 50 Jahren Diätwahn. Und wenn Ihnen jemand das Gegenteil erklären will, fragen Sie ihn einfach, warum es dann immer mehr Dicke gibt denn je zuvor.

Schon morgen wird es die nächsten Kuren geben, die immer nur unser Stoffwechselgleichgewicht stören und neue Notfallprogramme im Körper auslösen, auf dass unser Körper nach weiteren Fettreserven schreit.

Steigen Sie einfach aus aus diesem Wahnsinn, versuchen Sie das krasse Gegenteil: Genießen Sie von morgens bis abends, aber mit etwas Disziplin! Entwickeln Sie Freude am bewussten Essen, am bewussten Einkaufen, fangen Sie an, sich mehr zu bewegen, ohne Stress, aber kontinuierlich. Werden Sie dabei täglich besser, wie ein Sportler, der sich auf einen Marathon vorbereitet. Mit einem Ziel vor Augen und dem Wissen, dass der Weg lang wird, aber dass am Schluss das erreichte Ziel steht. Vergessen Sie dabei nicht: Schon der Weg dahin wird Spaß und ein echtes Plus an Genuss bringen.

Deshalb haben Ingo Froböse und ich dieses Buch geschrieben: Wir wissen, dass es so geht, und das wollen wir Ihnen zeigen. In diesem Sinne: Ran an den Speck!

INDEX

IMPRESSUM

Die Autoren, der Fotograf und der Verlag danken allen Beteiligten, die durch ihre Mithilfe und Unterstützung zum Gelingen dieses Buches beigetragen haben.
Für die unermüdlichen Bemühungen um die außerordentliche Qualität dieses Buches danken wir als Verlag unseren Mitarbeitern Johanna Hänichen, Anne Krause, Justyna Krzyżanowska, Ellen Schlüter, Melanie C. Müller-Illigen, Philine Anastasopoulos, Katharina Staal, Christine Zimmer, Valerie Mayer und Katerina Stegemann.

Originalausgabe Becker Joest Volk Verlag GmbH & Co. KG
Bahnhofsallee 5, 40721 Hilden, Deutschland
© 2015 – alle Rechte vorbehalten
1. Auflage September 2015
ISBN 978-3-95453-082-3

Autoren: Helmut Gote, Prof. Dr. Ingo Froböse
Rezepte von: Helmut Gote
Foodfotografie: Klaus Arras
Foodstyling: Katja Briol
Porträtfotografie: Justyna Krzyżanowska
Projektleitung: Johanna Hänichen
Typografische Konzeption: Dipl.-Des. Justyna Krzyżanowska
Layout und Satz: Dipl.-Des. Anne Krause
Bildbearbeitung und Lithografie:
Ellen Schlüter und Makro Chroma Joest & Volk OHG, Werbeagentur
Lektorat Rezepte: Bettina Snowdon
Lektorat: Doreen Köstler
Druck: Westermann Druck Zwickau GmbH

Praktisch: Die Einkaufslisten zu den Rezepten aus diesem Buch können Sie unter www.bjvvlinks.de/1012 für die gewünschte Personenzahl berechnen und für Ihren Einkauf ausdrucken.

Bildnachweis: StockFood: S. 42: Charlotte Tolhurst; S. 45 oben links: Geoff Lung, oben rechts: Crystal Cartier; unten links: Jalag/Julia Hoersch; unten rechts: B.&.E.Dudzinski; S.202 oben links: PhotoCuisine/Natacha Nikouline; oben und unten rechts: Michael Wissing; unten links: Mikkel Adsbol

**BECKER
JOEST
VOLK
VERLAG**

www.bjvv.de